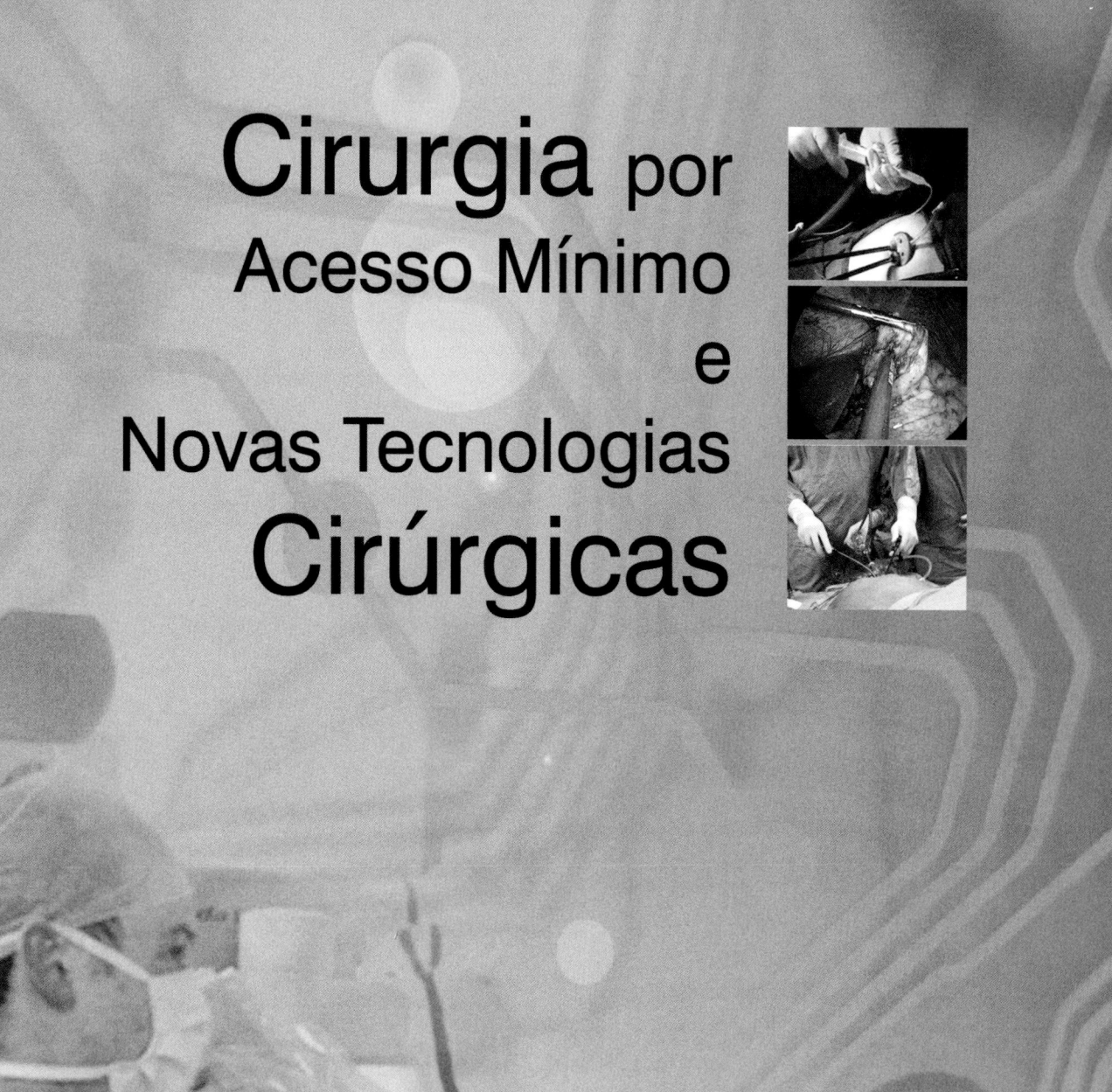

Cirurgia por Acesso Mínimo e Novas Tecnologias Cirúrgicas

Cirurgia por Acesso Mínimo e Novas Tecnologias Cirúrgicas

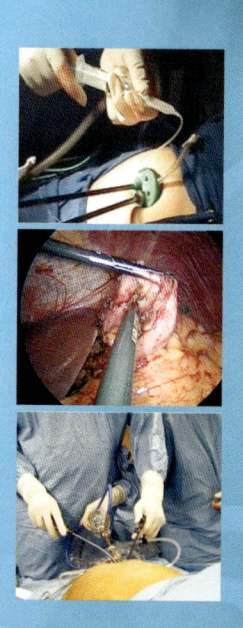

JAMES SKINOVSKY
Mestrado e Doutorado em Clínica Cirúrgica pela Universidade Federal do Paraná
Professor Titular de Clínica Cirúrgica e Cirurgia Ambulatorial do
Curso de Medicina da Universidade Positivo – Curitiba, PR
Titular do Colégio Brasileiro de Cirurgiões, SOBRACIL, *European Association for Endoscopic Surgery* e *European Hernia Society*
Supervisor do Programa de Residência Médica em Cirurgia Geral do
Hospital Universitário Cruz Vermelha – Universidade Positivo – Curitiba, PR

SÉRGIO ROLL
Mestrado e Doutorado em Cirurgia pela Universidade de São Paulo
Presidente da *American Hernia Society*
Professor Emérito da Pós-Graduação da Universidade Positivo – Curitiba, PR

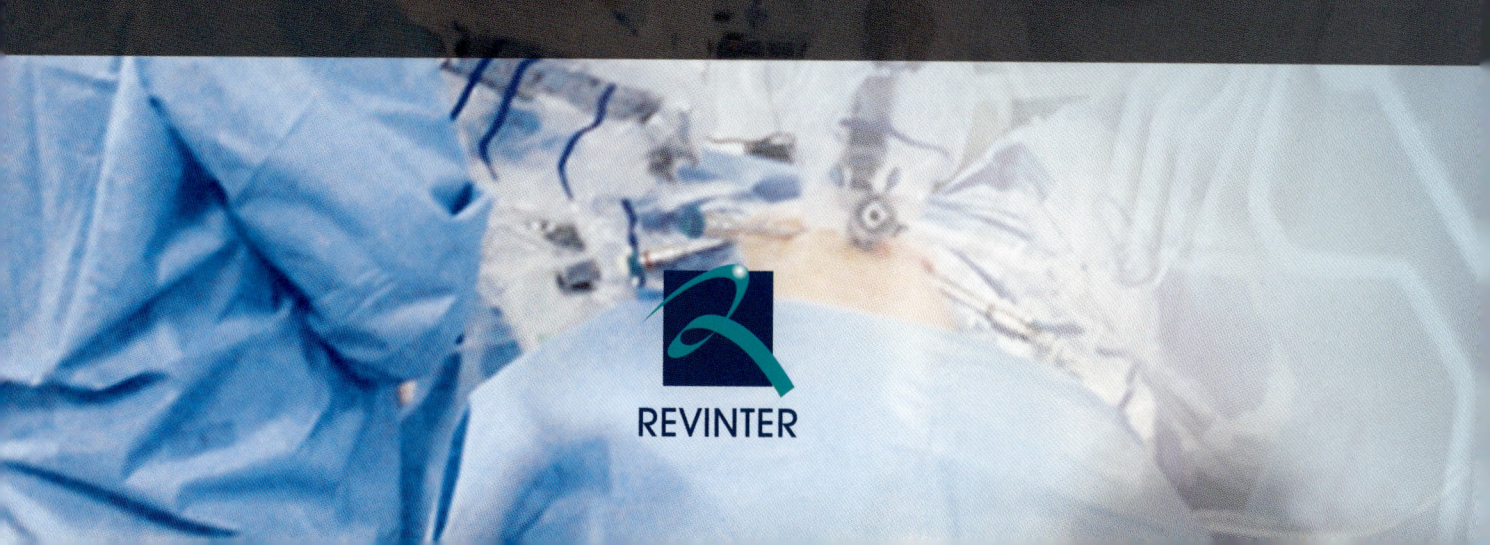

REVINTER

Cirurgia por Acesso Mínimo e as Novas Tecnologias Cirúrgicas
Copyright © 2011 by Livraria e Editora Revinter Ltda.

ISBN 978-85-372-0394-1

Todos os direitos reservados.
É expressamente proibida a reprodução
deste livro, no seu todo ou em parte,
por quaisquer meios, sem o consentimento
por escrito da Editora.

Contato com os autores:
JAMES SKINOVISKY
skinovsky@gmail.com

SÉRGIO ROLL
sroll@uol.com.br

CIP-BRASIL. CATALOGAÇÃO-NA-FONTE
SINDICATO NACIONAL DOS EDITORES DE LIVROS, RJ

S639c

Skinovsky, James
    Cirurgia por acesso mínimo e novas tecnologias cirúrgicas / James Skinovsky, Sérgio Roll. - Rio de Janeiro : Revinter, 2011.
      il.

    Inclui bibliografia e índice
    ISBN 978-85-372-0394-1

    1. Cirurgia laparoscópica. 2. Laparoscopia. 3. Inovações médicas. I. Roll, Sérgio. II. Título.

11-2298.   CDD: 617.05
                             CDU: 615.45

A precisão das indicações, as reações adversas e as relações de dosagem para as drogas citadas nesta obra podem sofrer alterações.
Solicitamos que o leitor reveja a farmacologia dos medicamentos aqui mencionados.
A responsabilidade civil e criminal, perante terceiros e perante a Editora Revinter, sobre o conteúdo total desta obra, incluindo as ilustrações e autorizações/créditos correspondentes, é do(s) autor(es) da mesma.

Livraria e Editora REVINTER Ltda.
Rua do Matoso, 170 – Tijuca
20270-135 – Rio de Janeiro – RJ
Tel.: (21) 2563-9700 – Fax: (21) 2563-9701
livraria@revinter.com.br – www.revinter.com.br

Aos meus queridos pais Leiba e Mathilde Skinovsky, que do outro lado continuam a iluminar meu caminho nesta existência.

Aos meus amados esposa e filhos Giannini, Lucas e Thiago, fonte de energia e inspiração.

Aos meus queridos irmãos Luiz, Rosane e Rejane, que prepararam atalhos para a nossa trilha evolutiva.

Aos colegas que emprestaram seu conhecimento para abrilhantar esta obra.

James Skinovsky

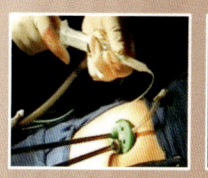

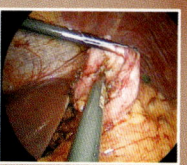

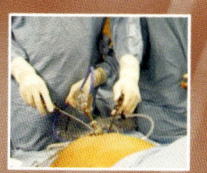

PREFÁCIO

A partir do advento da laparoscopia ou da cirurgia minimamente invasiva (MIS), tem ocorrido tentativas contínuas para o aperfeiçoamento e a melhora deste extraordinário avanço na arte e na ciência da cirurgia. Com o amadurecimento da cirurgia laparoscópica, esta abordagem revolucionária tornou-se o padrão-ouro nos procedimentos minimamente invasivos, mas novas invenções e abordagens operatórias precisam ainda demonstrar uma melhora palpável na assistência ao paciente, especialmente no que tange a sua segurança e satisfação, mas também deve abordar as questões de facilidade de uso e condições satisfatórias na relação custo-eficácia. Juntamente com a realização desta obra, tem surgido uma série de desafios para a abordagem laparoscópica MIS, tendo destaque dentre estas alternativas a minilaparoscopia, a cirurgia robótica, a cirurgia por orifícios naturais (NOTES) e a cirurgia por acesso único e seus sinônimos (tais como SILS, TUES, SPAS etc.).

A fim de dar clareza ao atual estado da arte a partir destas abordagens, o Professor James Skinovsky reuniu um conjunto de especialistas internacionais para lançar o seu olhar crítico para a variedade de abordagens técnicas da MIS e para explorar a ciência básica e o potencial de futuras direções. Mas a grande força deste livro é a documentação da grande variedade clínica e técnica. Não somente desfilam nesta obra a amostragem ampla da variedade de abordagens técnicas acima mencionadas, mas também as aplicações clínicas em cirurgia geral (colecistectomia, apendicectomia, RGE e cirurgia bariátrica), cirurgia ginecológica e cirurgia endoluminal. Uma contribuição particularmente útil é o capítulo do Professor Ricardo Zorron, que traz os dados criticamente importantes dos estudos clínicos, podendo ser utilizados para salientar o valor da NOTES.

Este livro é uma introdução valiosa e a compilação dos diversos procedimentos hoje praticados, mas o mais importante é um "instantâneo no tempo", que captura um período único na história da cirurgia, em que as forças da criatividade e da invenção estão interagindo para redefinir o que realmente compreende a essência da cirurgia. Ela mostra os pontos fortes e fracos das várias técnicas e aplicações em cirurgia minimamente invasiva, revelando os pontos fortes e as vulnerabilidades subjacentes destes pioneiros. As futuras gerações de cirurgiões serão capazes de olhar para trás e compreender não só a tecnologia que deu origem a esta revolução, mas também a percepção íntima das pessoas que fizeram isto acontecer.

Richard M. Satava, MD FACS
Seattle, Washington, USA

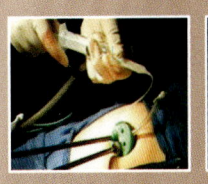

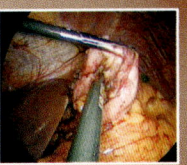

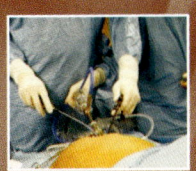

PREFÁCIO

"A história da civilização é a história de construir sobre o que já se aprendeu. É a evolução da escrita cuneiforme em pedra até a imprensa moderna e internet. É a evolução do pensamento, da ciência, da arte e da tecnologia sempre baseados no que nossos antepassados desenvolveram com enorme dificuldade e esforço."

Roberto Civita

Não há como negar o progresso da Medicina desde que Hipócrates a retirou do campo da superstição para trazê-la para a luz da ciência. É notória a sua evolução.

Quando realizamos a primeira colecistectomia videolaparoscópica, em 1990, não poderíamos prever que muitos destes procedimentos videoendoscópicos tornar-se-iam padrão-ouro na prática diária do cirurgião em pouco tempo. A dimensão da evolução técnica desta via de acesso foi extraordinária e sem precedentes na cirurgia moderna.

Como a inovação continua, a cirurgia no século XXI foi acrescida de uma técnica de acesso abdominal utilizando uma única incisão ou portal.

Desde o início, o Prof. Dr. James Skinowsky e seus colaboradores têm-se empenhado na mudança deste paradigma. Seu esforço em informar, treinar e capacitar cirurgiões nesta nova via de acesso tem sido compensado com o envolvimento de outros cirurgiões e, certamente, esta publicação irá proporcionar o entendimento do conceito, assim como as ferramentas atualmente disponíveis para a realização da técnica.

Um princípio rapidamente desenvolvido pela cirurgia laparoscópica foi o conceito da triangulação, que era necessário para a adequada exposição do campo operatório, enquanto uma posição ergonomicamente favorável era mantida para o cirurgião e os assistentes. Assim, o umbigo surgiu como uma localização central para muitos procedimentos laparoscópicos.

Pode-se argumentar que este princípio dogmático teria sido um fator limitante para muitos que pensaram em adotar esta nova ideia conceitual em seu arsenal cirúrgico.

Porém, com o desenvolvimento das ópticas longas ou anguladas e dos novos portais de acesso e instrumentos articulados, os cirurgiões começaram a se familiarizar com a técnica e encontraram uma nova ergonomia cirúrgica, a qual se adequou de forma igual ou melhor que a usada desde o início da cirurgia laparoscópica.

Além disto, com o recente interesse nos procedimentos endoluminares e técnicas através de orifícios naturais, a nova tendência do uso de um único portal veio em linha com esta revolução tecnológica, assim como rapidamente tornou-se aceitável e em moda pelos pacientes.

Desde o início do desenvolvimento desta nova tecnologia e via de acesso, um princípio fundamental estabelecido foi o da proteção aos pacientes e a garantia de que a resolução cirúrgica seria a mesma já alcançada e bem definida pela cirurgia laparoscópica realizada com múltiplos portais.

O zelo e a capacidade do Dr. James resultaram em um trabalho caracterizado por uma clara exposição de todos os princípios desta nova tecnologia, que permitirá um rápido desenvolvimento desta nova via de acesso, assegurando, assim, que bons resultados sejam obtidos.

Após 22 anos da realização da primeira colecistectomia videolaparoscópica no mundo, esta obra apresenta aos leitores uma nova era na área da cirurgia, oferecendo a todos um grande potencial para o futuro.

Este livro reflete o esforço e a dedicação dos editores que conseguiram reunir um grupo multidisciplinar de talentosos cirurgiões comprometidos com a divulgação do método e do conhecimento.

Foi um imenso prazer e uma honra apresentar esta publicação, que será objeto de consulta obrigatória a todos que buscam atualização sobre o tema.

Desejo que todos se beneficiem com as páginas que se abrem a seguir.

Sérgio Roll

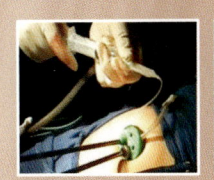

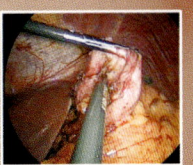

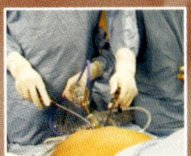

Colaboradores

ALCIDES JOSÉ BRANCO FILHO
Cirurgião-Geral do Hospital da Cruz Vermelha – Curitiba, PR

ALESSANDRO BRAWERMAN
PhD, Computer Engineering, Georgia Institute of Technology, USA
Professor de Engenharia da Computação da Universidade Positivo e
Universidade Federal do Paraná – Curitiba, PR

ALMINO CARDOSO RAMOS
Mestrado em Cirurgia Digestiva pela Universidade de Campinas – UNICAMP
Diretor-Geral da Gastro Obeso Center – São Paulo, SP

ANDRÉ VICENTE BIGOLIN
Acadêmico de Medicina da Universidade Luterana do Brasil – Canoas, RS

ANÍBAL WOOD BRANCO
Médico-Urologista do Hospital da Cruz Vermelha – Curitiba, PR

DJALMA ERNESTO COELHO NETO
Doutorado em Cirurgia pela Universidade Federal do Rio de Janeiro
Professor de Cirurgia da Universidade Estácio de Sá – Rio de Janeiro, RJ
Fellow in Therapeutic Endoscopy and Surgery – University of Louisville, USA

EDUARDO JULIANO ALBERTI
Engenheiro da Computação pela Universidade Positivo – Curitiba, PR

FERNANDA KEIKO TSUMANUMA
Cirurgiã do Serviço de Cirurgia Geral do Hospital da Cruz Vermelha –
Universidade Positivo – Curitiba, PR

FERNANDO CREBS CIRNE LIMA
Mestrado em Cirurgia pela Universidade Federal do Rio Grande do Sul
Titular do Colégio Brasileiro de Cirurgiões
Instrutor de Cirurgia da 10ª Enfermaria do Complexo Hospitalar da
Santa Casa de Porto Alegre, RS

FLÁVIO AUGUSTO MARTINS FERNANDES JR.
Mestrando em Cirurgia pela Universidade Federal de Pernambuco
Especialização em Cirurgia Geral e Videolaparoscopia pela Universidade Federal de Pernambuco

GIOVANNI DAPRI
Professor-Assistente de Cirurgia do Departamento de Cirurgia Gastrointestinal da
European School of Laparoscopic Surgery, Saint-Pierre University Hospital – Bruxelas, Bélgica

GUSTAVO CARVALHO
Mestrado e Doutorado em Cirurgia pela Universidade Federal de Pernambuco e pela
Universidade Keio, Japão
Professor de Cirurgia da Universidade Federal de Pernambuco
Membro da SOBRACIL, CBC, ELSA (Board of Governors Member), SAGES e ALACE

JAMES SKINOVSKY
Mestrado e Doutorado em Clínica Cirúrgica pela Universidade Federal do Paraná
Professor Titular de Clínica Cirúrgica e Cirurgia Ambulatorial do Curso de Medicina da
Universidade Positivo – Curitiba, PR
Titular do Colégio Brasileiro de Cirurgiões, SOBRACIL, European Association for
Endoscopic Surgery e European Hernia Society
Supervisor do Programa de Residência Médica em Cirurgia Geral do Hospital Universitário
Cruz Vermelha – Universidade Positivo – Curitiba, PR

JEFFREY M. MARKS
Professor-Associado do Departamento de Cirurgia e
Diretor de Cirurgia Endoscópica do
University Hospitals, Case Western Reserve University School of Medicine – Cleveland, USA

JOSEMBERG MARINS CAMPOS
Doutorado em Cirurgia Geral pela Universidade Federal de Pernambuco
Diretor-Geral da NeoGastro – Recife, PE
Diretor da Gastro Obeso Center – São Paulo, SP

LEANDRO TOTTI CAVAZZOLA
Mestrado e Doutorado em Cirurgia pela Universidade Federal do Rio Grande do Sul
Pós-Doutorado em Cirurgia Minimamente Invasiva e NOTES –
Case Western Reserve University – Cleveland, Ohio, EUA
Professor Adjunto de Morfologia e Técnica Operatória da Universidade Luterana do Brasil
Professor Adjunto de Anatomia Humana da Universidade Federal de Ciências da Saúde de
Porto Alegre e da Universidade Federal do Rio Grande do Sul
Titular do Colégio Brasileiro de Cirurgiões e do Colégio Brasileiro de Cirurgia Digestiva

LUIZ ALBERTO DE CARLI
Chefe do Serviço de Cirurgia Geral da 10ª Enfermaria do
Complexo Hospitalar Santa Casa de Porto Alegre
Coordenador do Centro de Ensino e Pesquisa em Videocirurgia do CHSCPA
Ex-presidente da SOCIGERS e da SOBRACIL, Capítulo Rio Grande do Sul

MANOEL GALVÃO NETO
Mestrado em Cirurgia Digestiva pela Faculdade de Medicina da Universidade de São Paulo
Coordenador Científico da Gastro Obeso Center – São Paulo, SP

MARCO CEZÁRIO DE MELO
Chefe da Equipe Cirúrgica da DIGEST (Recife) e Chefe do Centro de Treinamento em Videocirurgia do Recife, PE
Editor Assistente da Brazilian Journal of Videoendoscopic Surgery
Ex-Chefe da Equipe de Cirurgia Geral do Hospital dos Servidores de Pernambuco (aposentado)
Ex-Membro da Equipe Cirúrgica do Serviço de Cirurgia Geral do HC – UFPe (aposentado)
Membro Titular da SOBRACIL, CBC e CBCD.

MARCOS DIAS FERREIRA
Mestrado e Doutorado em Cirurgia pela Universidade Federal do Rio Grande do Sul – Porto Alegre, RS
Post-Doctoral Research Fellow in Robotic and Minimally Invasive Surgery, Harvard Medical School, USA

MARCOS TANG
Instrutor de Cirurgia da 10ª Enfermaria do Complexo Hospitalar Santa Casa de Porto Alegre, RS

MARCUS VINÍCIUS DANTAS DE CAMPOS MARTINS
Mestrado em Cirurgia pela Universidade Federal do Rio de Janeiro
Professor de Cirurgia da Universidade Estácio de Sá – Rio de Janeiro, RJ
Editor Nacional Adjunto da Revista Brasileira de Videocirurgia, Atual Brazilian Journal of Videoendoscopic Surgery

MAURICIO CHIBATA
Mestrado em Clínica Cirúrgica pela Universidade Federal do Paraná
Professor de Clínica Cirúrgica do Curso de Medicina da Universidade Positivo - Curitiba, PR

MIGUEL PRESTES NÁCUL
Coordenador de Videocirurgia do Serviço de Cirurgia do Trauma do Hospital de Pronto Socorro de Porto Alegre, RS
Coordenador do Curso de Extensão em Cirurgia Videolaparoscópica do Hospital Parque Belém do Curso de Pós-Graduação em CMMI do Instituto de Educação e Pesquisa do Hospital Moinhos de Vento – Porto Alegre, RS e do Curso de Pós-Graduação em CMMI da UNICETREX/Faculdades JK – Brasília, DF
Editor Nacional Adjunto da Revista Brasileira de Videocirurgia, Atual Brazilian Journal of Videoendoscopic Surgery
Membro Titular da SOBRACIL e do Colégio Brasileiro de Cirurgia Digestiva

MÔNICA TESSMANN ZOMER
Médica-Ginecologista do Hospital da Cruz Vermelha e do Centro Médico-Hospitalar Sugisawa – Curitiba, PR

NICOLAS BOURDEL
Médico-Ginecologista do Departamento de Cirurgia Ginecológica do CHU Estaing – Clermont-Ferrand, França

RAFAEL WILLIAM NODA
Cirurgião-Geral e Médico-Endoscopista do Hospital da Cruz Vermelha – Curitiba, PR

RICARDO ZORRÓN
Mestrado e Doutorado em Medicina pela Universidade Federal do Rio de Janeiro
Professor Titular e Chefe do Departamento de Cirurgia da Faculdade de Medicina de Teresópolis, RJ
Professor-Associado, Universidade de Strassbourg, França
Membro Internacional do SAGES (Society of American Gastroenterologic and Endoscopic Surgeons), do Colégio Brasileiro de Cirurgiões e da SOBRACIL
Diretor da Unidade Intermediária do Hospital Municipal Miguel Couto – Rio de Janeiro, RJ

RICARDO ZUGAIB ABDALLA
Doutorado em Cirurgia pela FMUSP
Cirurgião-Assistente da Clínica Cirúrgica II do Hospital das Clínicas da FMUSP
Cirurgião do Hospital Sírio-Libanês - São Paulo, SP
Chefe do Serviço de Cirurgia Robótica do Hospital Sírio-Libanês - São Paulo, SP
Membro Titular do Colégio Brasileiro de Cirurgiões

RICHARD SATAVA
Professor de Cirurgia da University of Washington Medical Center Seattle – Washington, USA

RODRIGO BISCUOLA GARCIA
Cirurgião do Hospital Sírio-Libanês - São Paulo, SP
Membro Adjunto do Colégio Brasileiro de Cirurgiões

ROGÉRIO AUGUSTO CAVALLIÉRE
Cirurgião do Serviço de Cirurgia Geral do Hospital da Cruz Vermelha – Curitiba, PR

SÉRGIO ROLL
Mestrado e Doutorado em Cirurgia pela Universidade de São Paulo
Presidente da American Hernia Society
Professor Emérito da Pós-Graduação da Universidade Positivo - Curitiba, PR

WILLIAM KONDO
Médico-Ginecologista e Cirurgião-Geral do Hospital da Cruz Vermelha e do Centro Médico-Hospitalar Sugisawa – Curitiba, PR
Ex-Fellow do Departamento de Cirurgia Ginecológica do CHU Estaing – Clermont-Ferrand, França

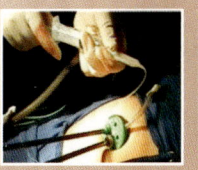

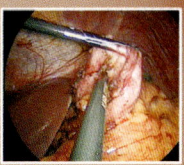

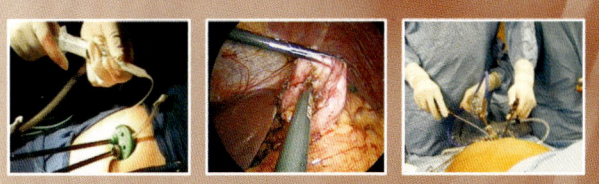

SUMÁRIO

1 Cirurgia por Acesso Mínimo (CAM) 1
James Skinovsky ■ Sérgio Roll
  Introdução 1
  Novas Abordagens e Tecnologias Cirúrgicas 1
  Comentários Finais 2
  Referências Bibliográficas 3

2 NOTES – Experiência Clínica e Perspectivas Futuras 5
Ricardo Zorrón
  Evolução do Conceito NOTES 5
  Desenvolvimento das Aplicações Clínicas 7
  Resultados da Experiência Clínica em NOTES 14
  Recomendações Gerais 15
  Resumo de Resultados de Aplicações Clínicas 17
  Referências Bibliográficas 17

3 Cirurgia NOTES Híbrida 21
Luiz Alberto de Carli ■ Marcos Tang ■ Fernando Crebs Cirne Lima ■ André Vicente Bigolin
  Introdução 21
  Procedimento de Escolha e Via de Acesso 22
  Técnica Cirúrgica 23
  Resultados e Fatores Preponderantes 25
  Próximos Passos 26
  Considerações Finais 27
  Referências Bibliográficas 28

4 Cirurgia Endoscópica Transluminal através de Orifícios Naturais (NOTES) em Ginecologia 31
William Kondo ■ Alcides José Branco Filho ■ Aníbal Wood Branco
Rafael William Noda ■ Mônica Tessmann Zomer ■ Nicolas Bourdel
  Introdução 31
  Estudos em Animais 32

Estudos em Cadáveres.. 34
Estudos em Humanos.. 35
Contraindicações.. 37
Dificuldades.. 39
Prós e Contras do Acesso Endoscópio Transvaginal............. 39
Considerações Finais... 40
Referências Bibliográficas.. 40

5 Cirurgia por Acesso Único 43
James Skinovsky ▪ Marcus Vinícius Dantas de Campos Martins
Mauricio Chibata ▪ Rogério Augusto Cavalliére

Introdução... 43
Cirurgia por Acesso Único – A Evolução......................... 43
Considerações.. 48
Referências Bibliográficas.. 51

6 Colecistectomia SITRACC – *Single Trocar Access* – A Técnica 53
James Skinovsky ▪ Marcus Vinícius Dantas de Campos Martins
Djalma Ernesto Coelho Neto ▪ Mauricio Chibata ▪ Fernanda Keiko Tsumanuma

Introdução... 53
Técnica.. 53
Comentários.. 58
Referências Bibliográficas.. 59

7 Colecistectomia Laparoscópica por Acesso Único Transumbilical com Instrumentos Curvos Reutilizáveis 61
Giovanni Dapri

Introdução... 61
Técnica.. 61
Discussão... 64
Referências Bibliográficas.. 65

8 Apendicectomia Laparoscópica por Acesso Único Transumbilical com Instrumentos Curvos Reutilizáveis 67
Giovanni Dapri

Introdução... 67
Técnica.. 67
Discussão... 70
Referências Bibliográficas.. 71

9 Gastrofundoplicatura de Nissen Laparoscópica por Acesso Único Transumbilical 73
Giovanni Dapri

Introdução... 73
Técnica.. 73
Discussão... 77
Referências Bibliográficas.. 78

10 Cirurgia de Portal Único e Cirurgia Bariátrica – Perspectivas Atuais 79
Manoel Galvão Neto ▪ Almino Cardoso Ramos ▪ Josemberg Marins Campos

BGA... 80
Sleeve Gastrectomy.. 80

Bypass Gástrico 81
Considerações Finais – Perspectivas 81
Referências Bibliográficas 81

11 Minilaparoscopia – Estado da Arte 83
Gustavo Carvalho ▪ Flávio Augusto Martins Fernandes Jr. ▪ Leandro Totti Cavazolla

Introdução. 83
Justificativa da Minilaparoscopia 84
Colecistectomia Minilaparoscópica 85
Apendicectomia Minilaparoscópica 90
Técnica de Apendicectomia Minilaparoscópica 90
Hérnia Inguinal Minilaparoscópica 91
Descrição da Técnica 91
Resultados 92
Simpatectomia Minitoracoscópica 92
Conclusões. 94
Referências Bibliográficas 94

12 Cirurgia Endoluminal – Perspectivas Atuais 97
Jeffrey M. Marks

Endoscopia e a Tecnologia da Imagem 97
Técnicas Endoscópicas Terapêuticas 102
Referências Bibliográficas 106

13 Procedimentos Endoluminais – Opções de Tratamento para a Obesidade Mórbida 109
Sérgio Roll

Introdução. 109
Procedimentos Endoscópicos Primários 109
O Futuro da Cirurgia Bariátrica 115
Referências Bibliográficas 115

14 Cirurgia Robótica – Estado Atual 117
Ricardo Zugaib Abdalla ▪ Rodrigo Biscuola Garcia

Introdução. 117
Interação Robótica na Arte Operatória 117
Referências Bibliográficas 121

15 Realidade Virtual e o Ensino em Videocirurgia 123
James Skinovsky ▪ Sérgio Roll

Introdução. 123
Realidade Virtual e a Arte Operatória 123
Aplicações Atuais da Realidade Virtual em Cirurgia 124
Olhando para o Futuro 126
Referências Bibliográficas 127

16 Treino e Simulação – Como Ensinar as Novas Tecnologias Cirúrgicas . . . 129
Miguel Prestes Nácul ▪ Marco Cezário de Melo ▪ Marcos Dias Ferreira

Introdução. 129
Ensino de Novas Tecnologias 131

Limites Individuais e as Novas Abordagens 135
Conclusão 136
Referências Bibliográficas 136

17 O Ensino Médico-Cirúrgico e a Era da Internet. 139
Alessandro Brawerman ▪ *Eduardo Juliano Alberti*

Telemedicina e Casos de Uso 139
Referências Bibliográficas 148

Índice Remissivo 150

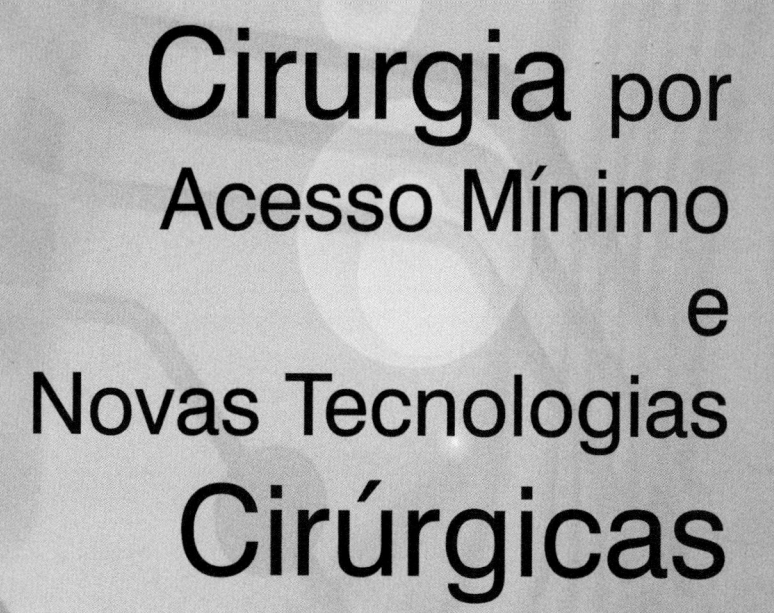

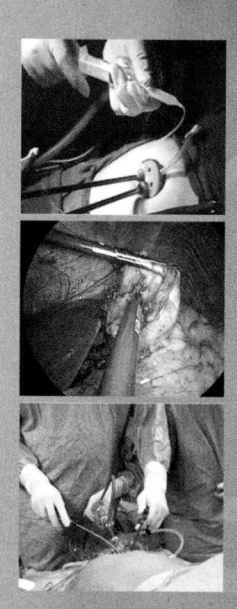

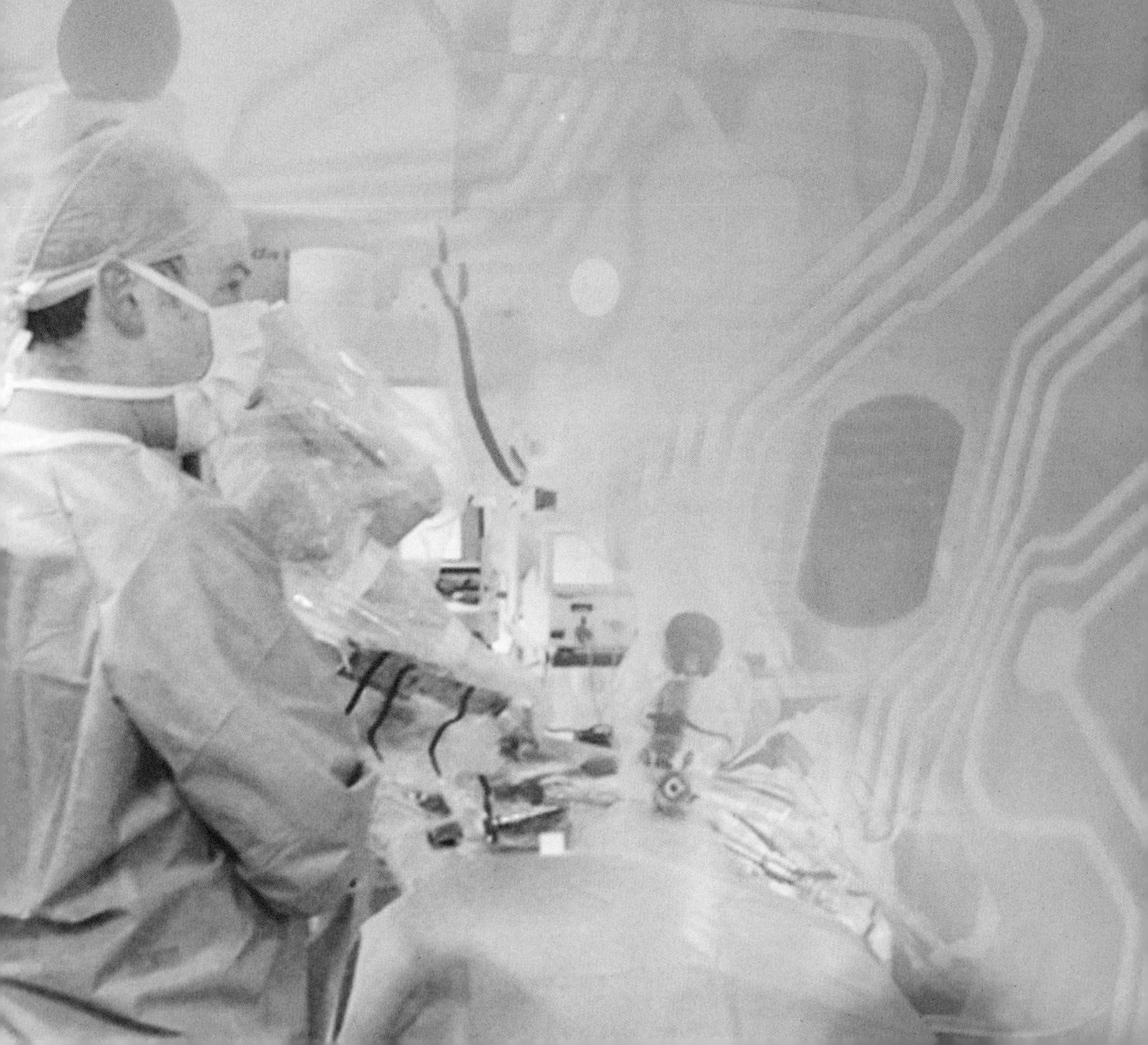

Cirurgia por Acesso Mínimo e Novas Tecnologias Cirúrgicas

1

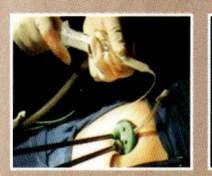

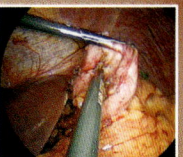

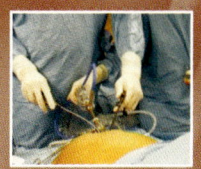

CIRURGIA POR ACESSO MÍNIMO (CAM)

James Skinovsky
Sérgio Roll

INTRODUÇÃO

O ano de 1987 marcou o início da videocirurgia, representando uma completa mudança do paradigma vivido e ensinado, até então, no meio cirúrgico global. O trauma e as alterações fisiopatológicas ocasionadas pelos procedimentos cirúrgicos em si sofreram notável regressão, tendo como resultado menos dor e retorno laboral mais rápido, assim como resultados cosméticos mais satisfatórios.

O rápido e contínuo aprimoramento do sistema óptico, bem como do instrumental utilizado na videocirurgia, permitiram que procedimentos cada vez mais complexos pudessem ser realizados por esta abordagem. No início, estágios agudos de doenças cirúrgicas, como a colecistite aguda, eram citadas como proibitivas para a resolução videolaparoscópica, assim como patologias neoplásicas. Uma a uma as barreiras para a dita cirurgia minimamente invasiva foram sendo derrubadas, até que nos tempos atuais grandes operações, como a gastroduodenopancreatectomia, são realizadas com segurança por este método.

A reboque do aparecimento da videocirurgia e do paralelo desenvolvimento tecnológico relacionado, novos equipamentos e abordagens surgiram e vêm sendo testados ao redor do mundo.

Toda a nova tecnologia médico-cirúrgica deve responder, em sua fase de emprego precoce, a 3 perguntas, que devem pautar a continuidade ou não de seu emprego:

- É viável?
- É segura?
- Vale a pena?

Todas as abordagens que agora permanecem sob o guarda-chuva da cirurgia por acesso mínimo, ou seja, NOTES *(natural orifices translumenal endoscopic surgery),* minilaparoscopia e cirurgia por acesso único, tentam neste momento responder a estes questionamentos.

NOVAS ABORDAGENS E TECNOLOGIAS CIRÚRGICAS

O investimento tecnológico maciço vem permitindo o avanço da cirurgia efetivada no interior de órgãos ocos, denominada cirurgia endoluminal, assim como da NOTES.[1] Esta última abordagem ainda necessita ultrapassar algumas barreiras, para que nos tempos vindouros possa transformar-se em efetiva opção para a aplicação clínico-cirúrgica diária. Mesmo que no futuro este método não possa ser aplicado rotineiramente da maneira classicamente proposta, a estupenda evolução dos aparelhos endoscópicos, bem como do instrumental correlato, já tem aumentado barbaramente o arsenal para as cirurgias endoluminais, que variam desde a retirada de tumores submucosos do trato gastrintestinal alto e/ou baixo até as cirurgias bariátricas realizadas por via intragástrica, que ainda engatinham, mas que certamente ocuparão o seu lugar de acordo com a evolução tecnológica.

A evolução da internet super-rápida vem permitindo o sonho ainda precoce da realização de cirurgias a distância (telecirurgia), já realizada de maneira inicial, mas que pode no futuro permitir o acesso de pacientes em comunidades pobres e isoladas aos procedimentos cirúrgicos necessários e até então inalcançáveis, seja pela distância e/ou por questões econômicas.

A cirurgia robótica é uma realidade, mas ainda não pode ser efetivada de maneira corriqueira pelo mundo em razão de seu custo e complexidade técnica; porém todas as tecnologias iniciaram-se assim e, no seu devido tempo, tiveram seu custo reduzido e a manipulação de sua tecnologia facilitada pela simplificação. Assim o foi com o telefone, o automóvel e, mais recentemente, com o computador.

A realidade virtual, já utilizada a décadas para o treinamento de pilotos da aviação, mantém a mesma lógica anterior. Diversos estudos já comprovaram seu lugar garantido no ensino médico e cirúrgico, especialmente no que diz respeito ao ensino das novas tecnologias videocirúrgicas.[2-8]

A cirurgia por acesso único, com suas diversas variantes nominais, surgiu como uma alternativa à NOTES; um único dispositivo de introdução ou mais de um trocarte introduzidos por uma única incisão são efetivadas, por onde instrumental especializado é posicionado para a operação proposta. Diversas modalidades cirúrgicas já estão sendo realizadas por esta abordagem, desde colecistectomias até cirurgias bariátricas.[9,10]

A chamada minilaparoscopia também vem alcançando seu lugar no arsenal operatório. A utilização de instrumental de menor raio traz o consequente menor trauma, tanto da parede abdominal quanto dos órgãos internos, levando a consequências metabólicas sabidamente benéficas já comentadas. Grandes séries cirúrgicas, especialmente no que tange a colecistectomia minilaparoscópica, já estão a disposição na literatura.[11,12]

Todas as abordagens cirúrgicas relatadas acima: NOTES, cirurgia por acesso único, minilaparoscopia e cirurgia robótica têm como características semelhantes o trauma ínfimo e as mínimas alterações fisiopatológicas e todas elas podem ser caracterizadas dentro do jargão "cirurgia com cicatriz mínima" *(scarless surgery)*. Pelos potenciais benefícios comuns a estas abordagens, todas podem ser encaixadas na terminologia cirurgia por acesso mínimo (CAM), reunindo-as em uma única denominação, pois são autocomplementares, misturando conceitos e abordagens com um único objetivo: o benefício dos pacientes.

Os métodos e instrumentos podem ser mixados de acordo com o procedimento e com o estágio da doença. A possibilidade da utilização conjunta de várias tecnologias instrumentais, sejam articulados distalmente, rígidos e/ou flexíveis, abre um leque de oportunidades muito grande, permitindo a escolha certa para cada paciente, único em sua anatomia e em sua doença.

O desenvolvimento futuro dos procedimentos NOTES terminarão por completar esta integração, levando à *performance* de verdadeiras cirurgias híbridas, quando portais multicanal serão utilizados por acesso único, ajudados por portais e instrumental de 2 mm e, quando necessário, auxiliado por endoscópios e instrumentos especiais via orifícios naturais.

Não podemos esquecer que, a tudo isto, em breve será agregada a nanotecnologia, com cápsulas endoscópicas dirigidas e minirrobôs, facilitando o diagnóstico e o tratamento por acesso mínimo.

COMENTÁRIOS FINAIS

Não importa se o cirurgião irá realizar os procedimentos utilizando NOTES, cirurgia por acesso único ou minilaparoscopia, de maneira pura ou híbrida. O que importa é que a CAM faz parte de um grande arsenal cirúrgico, que se inicia pelas cirurgias a céu aberto, passa pela clássica videocirurgia e chega até a tecnologia de ponta, talvez futuramente sem nenhuma cicatriz visível no exterior do corpo humano. Cada paciente é único, assim como sua doença. Depende do cirurgião determinar qual é a melhor escolha terapêutica para alcançar um *mix* entre o melhor resultado cosmético e os resultados operacionais seguros e efetivos.

REFERÊNCIAS BIBLIOGRÁFICAS

1. Kalloo A, Singh VK, Jagannath SB *et al.* Flexible transgastric peritoneoscopy: a novel approach to diagnostic and therapeutic interventions in the peritoneal cavity. *Gastrointest Endosc* 2004;60(1):114-7.
2. Satava RM. Robotics, telepresence and virtual reality: a critical analysis of the future of surgery. *Minimally Invas Ther* 1992;1:357-63.
3. Soler L, Ayach N, Nicolau S *et al.* Virtual reality, augmented reality and robotics in digestive surgery. World Scientific, 2004. p. 476-84.
4. Raibert M, Playter R, Krummel TM. The use of a virtual reality haptic device in surgical training. *Acad Med* 1998;73:596-97.
5. Ota D, Loftin B, Saito T *et al.* Virtual reality in surgical education. *Comput Bio Med* 1995;25(2):127-37.
6. Ahlberg G, Heikkinen T, Leijonmarck CE *et al.* Does training in a virtual reality simulator improve surgical performance? *Surg Endosc* 2002;16(1):126-29.
7. Grantcharov TP, Rosenberg J, Pahle E *et al.* Virtual reality computer simulation. *Surg Endosc* 2001;15(3):242-44.
8. Kallo NA, Sibgh VK, Jagannath SB *et al.* Flexible transgastric peritoneoscopy: a novel approach to diagnostic and therapeutic interventions. *Gastrointest Endosc* 2004;60:114-17.
9. Martins MVD, Skinovsky J, Coelho DE *et al.* Cholecystectomy by single trocar access – SITRACC: The first multicenter study. *Surg Innov* 2009 Dec.; on line - sri.sagepub.com.
10. Saber AA, Elgamal MH, Itawi EA *et al.* Single incision laparoscopic sleeve gastrectomy (SILS): a novel technique. *Obes Surg* 2008;18:1338-42.
11. Carvalho GL, Silva FW, Cavalcanti CH *et al.* Colecistectomia minilaparoscópicas em utilização de endoclipes: técnica e resultados em 719 casos. *Rev Bras Videocir* 2007;5(1):5-11.
12. Carvalho GL, Silva FW, Silva JS *et al.* Needlescopic clipless cholecystectomy as an efficient, safe, and cost-effective alternative with diminutive scars: the first 1000 cases. *Surg Laparosc Endosc Percutan Tech* 2009 Oct.;19(5):368-72.

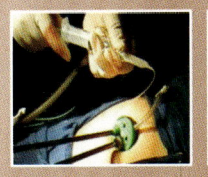

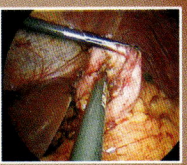

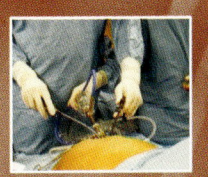

NOTES – Experiência Clínica e Perspectivas Futuras

Ricardo Zorrón

EVOLUÇÃO DO CONCEITO NOTES

A partir de 2007, aplicações NOTES *(natural orifices translumenal endoscopic surgery)* em seres humanos têm sido cada vez mais relatadas na literatura, embora o início tenha sido lento em razão da concentração de pesquisas sobre o acesso transgástrico antes de outras possibilidades, da dificuldade de obtenção de aprovação pelos Comitês de Ética em Pesquisa e da falta de tecnologia específica para a cirurgia flexível. Desde 2004, depois do fundamental trabalho experimental bem-sucedido do Apollo Group, juntamente com as apresentações de Rao e Reddy de casuística clínica em reuniões científicas, houve um estímulo à pesquisa em todo o mundo em direção a uma mudança de paradigma cirúrgico,[1,2] trazendo curiosidade à comunidade cirúrgica e um vislumbre do futuro próximo da cirurgia.

O conceito de NOTES representa a evolução da cirurgia para a meta de procedimentos menos invasivos, e as novas abordagens endoscópicas podem demonstrar factibilidade e segurança, mesmo para os acessos transgástrico, colônico, uretral ou vaginal. A ideia de NOTES principiou-se pela evolução dos procedimentos endoscópicos mais invasivos nos últimos anos. Precursores do uso dos orifícios naturais para cirurgias foram, sem dúvida, o desempenho dos procedimentos mais avançados de endoscopistas invasivos e cirurgiões, com a evolução da colangiopancreatografia retrógrada endoscópica (CPRE), gastrostomia endoscópica percutânea (PEG), drenagem de pseudocistos pancreáticos, *transanally endoscopic microsurgery* (TEM), ressecções endoscópicas de mucosa (EMR) para câncer de estômago e cólon e endoscopia intervencionista atual. Além disso, a extração de espécimes maiores por via transorificial foram relatados em cirurgia laparoscópica desde 1993.[3-5] Seifert, em 2000, relatou o desbridamento endoscópico transgástrico de necrose do pâncreas em 3 pacientes com uma cesta de Dormia, e também a remoção do baço necrótico em um destes pacientes.[6]

O entusiasmo crescente na comunidade médica levou à formação do grupo de trabalho NOSCAR *(natural orifice surgery consortium for assessment and research)* em 2006. O grupo era formado por um time de gastroenterologistas e cirurgiões que representa as 2 sociedades: ASGE *(American Society for Gastrintestinal Endoscopy)* e SAGES *(Society of American Gastrintestinal Endoscopic Surgeons)*. A principal responsabilidade era supervisionar o desenvolvimento deste campo para as aplicações clínicas em humanos de uma maneira cuidadosa e científica com poucos erros evitáveis. O resultado das discussões foi publicado como *white paper*, na conferência internacional sobre NOTES realizada anualmente desde 2005.[7] O Registro do NOSCAR sobre casuística humana em NOTES, nos EUA, foi iniciada em 2008 com o apoio das sociedades locais. Para evitar complicações nas aplicações iniciais em humanos, o grupo sugeriu questões a serem resolvidas para a introdução segura das novas técnicas. No entanto, tais recomendações se aplicavam principalmente com o preconizado acesso transgástrico, não levando em conta que grupos internacionais mais criativos já avançavam na via mais segura transvaginal, utilizando equipamento disponível.[8-14] Trabalhos experimentais importantes foram iniciados em estudos sobre a fisiologia de cirurgia por orifícios naturais, infecção, visualização e orientação. Entrada e fechamento seguros da ferida visceral foram as pesquisas-chave técnicas realizadas por cirurgiões e técnicos da indústria para permitir a NOTES. No ano seguinte, em todo o mundo, pesquisas superaram os problemas com a criatividade, em vez de novas tecnologias, utilizando a abordagem vaginal (que dispensa tecnologias para abertura e fechamento) e pelo uso de adaptação dos instrumentos disponíveis. No entanto, a curva de aprendizado da cirurgia flexível no treinamento experimental frustrou muitos pesquisadores, levando-os a concentrar esforços para o caminho mais fácil da laparoscopia umbilical ou cirurgia de portal único *(single port surgery)*.

Até o momento, existem 256 casos humanos de NOTES publicados na literatura desde 2007, e mais 362 casos como os resultados preliminares do estudo IMTN[15] (*International Multicenter Trial on Clinical NOTES*), um registro internacional multi-institucional iniciados pelo Brazilian NOTES Research Group, resultando em uma casuística de 617 casos, listados no Quadro 2-1.

Quadro 2-1 Casuística humana em NOTES disponível na literatura

Estudo	# Casos	Procedimentos	Complicações (N, %)	Tempo PO (min)	Estado pós-operatório (horas)
NOTES TRANSVAGINAL					
Branco et al. (2007)	1	TV colecistectomia	0	150	24
Bessler et al. (2007)	1	TV colecistectomia	0	210	24
Marescaux et al. (2007)	1	TV colecistectomia	0	180	48
Zornig et al. (2007)	1	TV colecistectomia	0	85	
Zorron et al. (2007)	1	TV colecistectomia	0	66	48
Zorron et al. (2008)	4	TV colecistectomia	0	45-115	48
Ramos A et al. (2008)	32	TV colecistectomia	0	38	6
Branco AW et al. (2008)	1	TV nefrectomia	0	170	12
Zorron et al. (2008)	1	TV *cancer staging*	0	105	48
DeCarli L et al. (2008)	1	TV colecistectomia	1/1	85	72
Forgione et al. (2008)	3	TV colecistectomia	0	136	48
Noguera et al. (2009)	15	TV colecistectomia	1/15	89,62	12-24
DeCarli L et al. (2009)	12	TV colecistectomia		125,8	48
Gumbs et al. (2009)	4	TV colecistectomia	0	209	23
Davila et al. (2009)	1	TV colecistectomia	0	ND	24
Sousa et al. (2009)	4	TV colecistectomia	0	210	24
Zornig et al. (2009)	68	TV colecistectomia	1/51	51	48-144
Palanivelu et al. (2009)	8	TV colecistectomia	1/8	148,5	96
IMTN *Multicenter Study Group* (2009)	362	TV colecistectomia TV apendicetomia TV *sleeve gastrect* TV nefrectomia TV colectomia TG *appendectomy* TG colecistectomia	32/362	99-111	45,01

NOTES – Experiência Clínica e Perspectivas Futuras

Quadro 2-1 Casuística humana em NOTES disponível na literatura (Cont.)

Estudo	# Casos	Procedimentos	Complicações (N, %)	Tempo PO (min)	Estado pós-operatório (horas)
Palanivelu et al. (2008)	1	TV appendectomy	0	103,5	48
Bernhardt et al. (2008)	1	TV appendectomy	0	ND	72
Lacy et al. (2008)	1	TV colectomia	0	150	96
Burghardt et al. (2008)	1	TV colectomia	0	ND	ND
Ramos et al. (2008)	4	TV sleeve gastrect	0	95	48
Fischer et al. (2009)	1	TV Sleeve Gastrect	0	ND	ND
Zorron et al. (2009)	1	TV Retroperitoneoscopia	1/1	210	96
NOTES TRANSGÁSTRICO					
Rao & Reddy (2005)	14	TG appendectomy TG tubal ligation TG colecistectomia TV colecistectomia	2/14	ND	ND
Marks et al. (2007)	1	TG PEG rescue	0	ND	ND
Hazey et al. (2008)	10	TG cancer staging	2/10	ND	ND
Horgan et al. (2009)	11	TG appendectomy TV colecistectomia	0	78-165	24-48
Dallemagne et al. (2009)	5	TG colecistectomia	0	150	ND
Auyiang et al. (2009)	4	TG colecistectomia	0	ND	ND
Salinas et al. (2009)	39	TG colecistectomia TV colecistectomia	18/39	140	8,2
NOTES TRANSVESICAL					
Gettman et al. (2007)	1	TU peritoneoscopia	0	40	24
NOTES TRANSCOLÔNICO					
Zorron et al. (2009)	1	TC colectomia	0	350	144
TOTAL	617	–	59 (9,6%)	–	–

ND = não documentado.

DESENVOLVIMENTO DAS APLICAÇÕES CLÍNICAS

NOTES TRANSVAGINAL (TV)

De longe o acesso NOTES mais realizado é a cirurgia abdominal transvaginal que representa uma aplicação verdadeira e possivelmente mais segura dos novos métodos. Diferente de acessos transgástrico e transcolônico, a abordagem transvaginal tem uma longa história de tratamentos de rotina pelo acesso em intervenções por ginecologistas. Konrad Langenbeck realizou a 1ª histerectomia transvaginal em 1813; em 1901, Dimitri von Ott descrevia pela 1ª vez a peritoneoscopia por meio de colpotomia. Anos mais tarde, em 1942, Albert Decker inventou o que é conhecido como o culdoscópio Decker, realizando procedimentos transvaginais com ar ambiente.[16,17] Bueno relatou, em 1949, o 1ª caso bem-sucedido de apendicectomia vaginal incidental durante histerectomia vaginal, e atualmente muitas operações foram descritas para a cirurgia aberta transvaginal, incluindo séries maiores de apendicectomia.[18,19] Usando um procedimento híbrido, Tsin et al. publicaram colecistectomia transvaginal e outras cirurgias simultâneas após histerectomia vaginal com um trocarte e instrumentos laparoscópicos formais através da parede abdominal anterior, denominando a técnica como "culdolaparoscopia".[20] Estes estudos, utilizando cirurgias por acesso vaginal (potencialmente contaminadas) para realizar procedimentos abdominais (estéreis), apresentaram baixas taxas de complicações infecciosas. Aparentemente, o acesso não parece representar um risco para a fertilidade das pacientes, na maioria das séries, porquanto o método transvaginal de culdoscopia também é frequentemente indicado para a investigação da infertilidade de origem pélvica. No entanto, a maioria das séries ainda evita o procedimento em nulíparas.

Colecistectomias NOTES via transvaginal em casos humanos foram realizadas por diferentes grupos pioneiros em 2007. Zorron *et al.*,[8,9] Branco *et al.*,[10] Marescaux *et al.*[11] e Bessler *et al.*[14] realizaram NOTES híbrida usando uma agulha ou trocarte umbilical para obter retração hepática e utilizando instrumentos endoscópicos flexíveis para realizar dissecção, clipagem na casuística inicial (Fig. 2-1). Zornig *et al.*[12] descreveram colecistectomia transvaginal utilizando uma combinação de câmera laparoscópica rígida transvaginal e retração por um trocarte longo transvaginal, e de trocarte de 5 mm umbilical, utilizando-se o último para realizar a dissecção, clipagem e corte. Com mais experiência, a maioria dos grupos abandonaram a prática do uso de clipes endoscópicos, preferindo instalar clipes por via endovaginal com clipadores laparoscópicos longos, ou recorrendo a procedimentos mais híbridos por meio de um trocarte umbilical.

A utilização da assistência laparoscópica em NOTES representa sem dúvida um procedimento híbrido, mas encurtou o tempo operatório e permitiu a melhora da segurança, da retração e da visualização. A deficiência em tecnologia de instrumentos adequados também pode ser superada por meio da utilização de técnicas híbridas, e representa uma alternativa para iniciar a curva de aprendizado para a cirurgia flexível. Outros grupos que realizaram ensaios clínicos sobre NOTES transvaginal estão usando os processos híbridos como um passo para uma mais rápida e segura transição

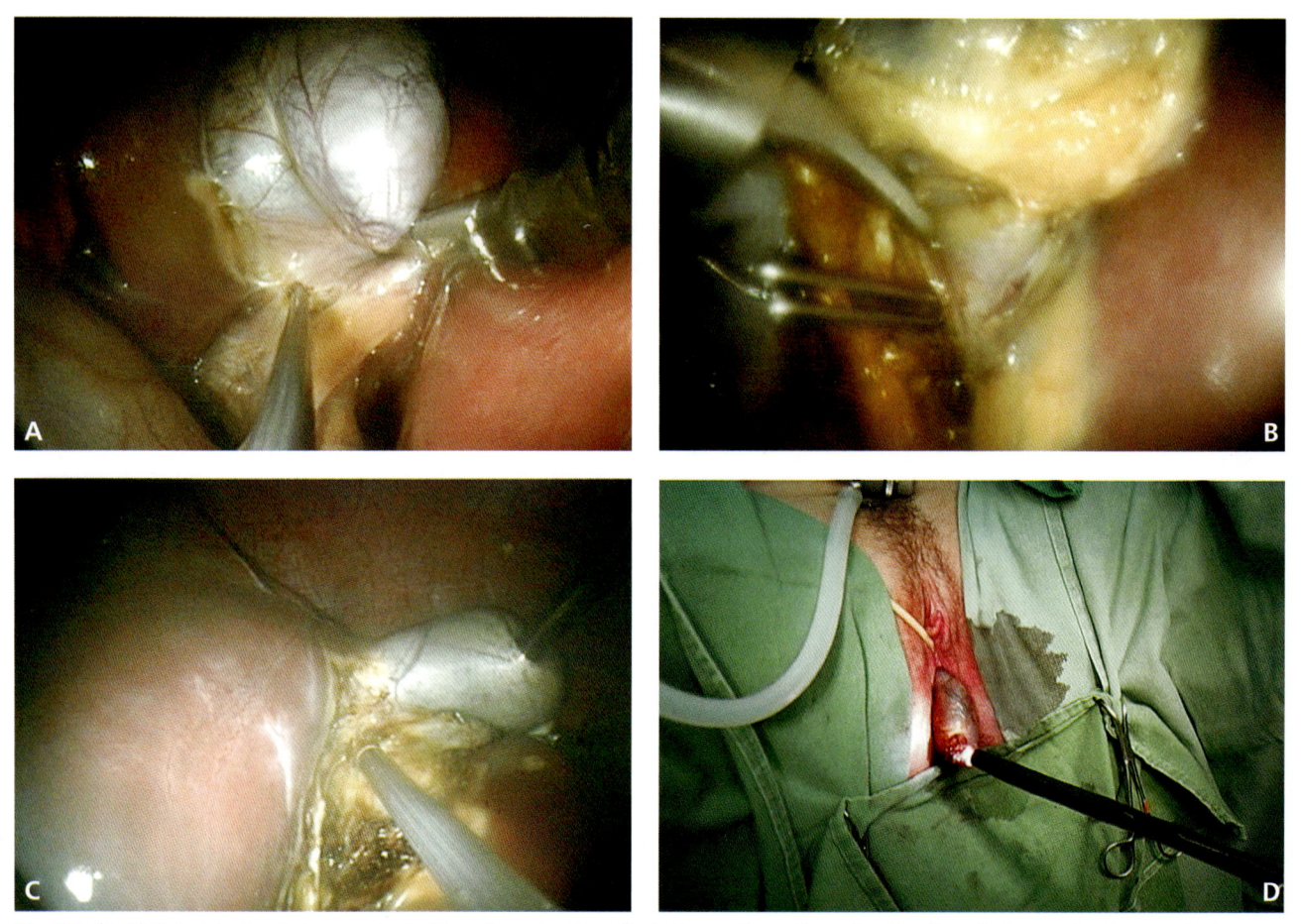

Fig. 2-1. (**A-D**) Colecistectomia transvaginal utilizando endoscópio flexível para dissecção e visualização, e instrumentos transvaginais para retração. (Cortesia Zorron *et al.*, Rio de Janeiro, Brasil.)

para NOTES.[21-33] O conceito de *totally* NOTES foi alcançado em 2009 por Sousa *et al.*,[26] utilizando 2 endoscópios flexíveis endovaginais, e por Gumbs *et al.*[27] e Davila *et al.*,[28] utilizando apenas instrumentos rígidos e endoscópio flexível via transvaginal. O mesmo conceito utilizando endoscópio flexível foi aplicado pela 1ª vez à apendicectomia transvaginal por Palanivelu *et al.*[29] e mais tarde Bernhardt *et al.*.[30] e Lacy *et al.*[31] descreveram o 1º caso de sigmoidectomia híbrida transvaginal em uma paciente com câncer de cólon sigmoide, usando uma combinação de instrumentação rígida transvaginal e instrumentos minilaparoscópicos, nomearam a técnica como MA-NOS. Burghardt *et al.*[32] aplicaram NOTES transvaginal para a colectomia direita. As vantagens de usar uma combinação da extração de peça via transvaginal é evidente, e espécimes colorretais mais volumosos podem ser adequadamente extraídos por esta via. No entanto, estes grupos também vislumbraram que o caminho futuro pode ser na utilização de NOTES transcolônica na cirurgia colorretal, que poderia contribuir, significativamente, para evitar incisões auxiliares em ambos os sexos, sendo uma evolução evidente da cirurgia minimamente invasiva colorretal.

Ramos e Galvão, do grupo Gastrobeso Center, em São Paulo, apresentaram uma 1ª série de gastrectomia *sleeve* por NOTES transvaginal[33] (Fig. 2-2). Quatro pacientes foram submetidas à técnica usando visualização transvaginal flexível, dissecção e extração combinada com grampeamento transumbilical, reconhecendo a limitação do tamanho e a forma de *staplers* e os instrumentos para permitir a plena utilização da via vaginal em vez de assistência umbilical. Fischer *et al.* descreveram também um caso usando técnica similar.[34]

Na maioria dos casos, um acesso transvaginal direto pode ser conseguido por dissecção simples do fundo-de-saco vaginal posterior. Visualização laparoscópica umbilical inicial é usada depois da insuflação peritoneal por muitos grupos para instalar inicialmente um trocarte vaginal usando câmera vaginal rígida ou flexível. O fechamento da ferida vaginal não representa um problema da abordagem e é realizada externamente sob visão direta com fios absorvíveis por instrumentos convencionais. As abordagens por NOTES transvaginal têm menor potencial de complicações como peritonite e fístula que outros acessos translumenais.[34] Desvantagens potenciais da cirurgia transvaginal são o necessário uso de antibióticos e a sondagem vesical, a preocupação com a dispareunia e a infertilidade, e ainda o tempo operatório mais longo que na laparoscopia formal.

Fig. 2-2. Gastrectomia *sleeve* transvaginal – detalhe da extração vaginal de grande espécime. (Cortesia Ramos *et al.*, Gastrobeso Center, São Paulo, Brasil.)

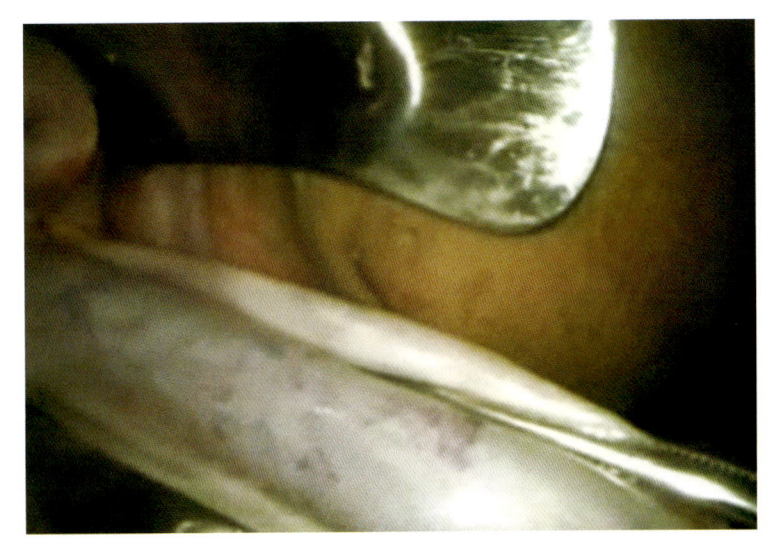

NOTES TRANSGÁSTRICA

O fechamento seguro do acesso transgástrico ainda representa um problema para as séries publicadas, e a maioria dos procedimentos só pôde ser realizada utilizando assistência laparoscópica. O acesso gástrico foi realizado sob visualização laparoscópica, e o fechamento realizado usando 1 ou 2 trocartes laparoscópicos, ou novas tecnologias como o G-Prox (USGI, San Clemente, CA), T-Tags (Ethicon, Cincinnati, OH), ou Overstich (Apollo Endosurgery, Austin, TX). As séries iniciais de Rao e Reddy sugeriram a utilização de clipes endoscópicos para fechar o acesso gástrico, mas este conceito não foi seguido pelos grupos seguintes por representar apenas a aposição de mucosas. Historicamente, o acesso gástrico foi usado inicialmente em séries experimentais e humanas antes da abordagem transvaginal por muitas razões. Como o cirurgião experiente sabe, a pélvis "hostil" devida a aderências prévias, infecções pélvicas e endometriose são mais comuns do que um abdome superior "hostil", possivelmente tornando o acesso transgástrico mais atraente, especialmente para o cirurgião geral com experiência em endoscopia digestiva alta. No entanto, a extração de espécimes volumosos não deverá ser resolvida por esta via, uma vez que o esôfago permite apenas um instrumental de diâmetro máximo de cerca de 2 cm. Complicações relatadas em estudos iniciais sugerem que o uso de *overtubes* no esôfago pode ser benéfico para evitar hematomas e lacerações.

Até a presente data, apenas 7 grupos relataram clinicamente cirurgia transgástrica para colecistectomia, apendicectomia e estadiamento do câncer com bons resultados em pequeno número de casos.[1,25,35-40] Rao e Reddy, da Índia, descreveram uma série pioneira humana inicialmente aplicando cirurgia transgástrica flexível para 9 casos de apendicectomia e outras aplicações.[1] Resgate bem-sucedido de gastrostomia endoscópica (PEG), por esta, via foi descrito por Marks *et al.*,[37] e aplicação humana inicial para o estadiamento do câncer de pâncreas via transgástrica também foi relatada por Hazey *et al.*[38] Horgan *et al.* relataram um caso de apendicectomia transgástrica em 11 casos de NOTES em sua publicação utilizando endoscopia híbrida flexível.[25] Eles reconheceram a necessidade do uso de clipes laparoscópicos, em lugar dos endoscópicos, por razões de segurança e, no caso, o fechamento gástrico foi tentado com um novo dispositivo de sutura (G-prox), mas houve a necessidade de reforçar as suturas laparoscopicamente. Esta foi também a experiência de Auyang *et al.*, em 4 casos de colecistectomia transgástrica, nos quais a gastrotomia foi fechada por via intraluminal, mas também ressuturada laparoscopicamente.[40]

D'Allemagne *et al.* utilizaram a orientação de câmera laparoscópica para a abertura do acesso gástrico, uma combinação de endoscópio de duplo canal flexível e instrumentos laparoscópicos em 5 pacientes.[39] O fechamento gástrico foi realizado por meio de sutura interrompida usando um laparoscópio de 2 mm e um porta-agulhas de 3 mm colocados lado a lado. Salinas *et al.*, de Lima, Peru, relataram uma série de 27 casos de colecistectomia NOTES transgástrica com assistência laparoscópica.[36] Diferente das últimas técnicas transgástricas aqui descritas, juntamente com 12 casos via transvaginal, eles relataram uma taxa de 20% de complicações pós-operatórias, incluindo reoperações. Perceberam complicações relacionadas com a curva de aprendizado, uma vez que a taxa diminuiu após o 1º ano de experiência.

Ainda assim, o entusiasmo inicial em torno do acesso transgástrico foi contido pelas limitações da tecnologia, que teve uma evolução lenta para as necessidades cirúrgicas, para a abertura e o fechamento gástricos seguros, juntamente com o espaço limitado de instrumentos para trabalhar no diâmetro do esôfago, e a visualização e orientação confusa no início, agravado pela necessidade de retroflexão espacial do aparelho para o abdome superior. Entretanto, o acesso transgástrico ainda parece ter possibilidades futuras, uma vez que ela pode ser usada em ambos os sexos, e o desenvolvimento de mais tecnologia é esperado (Fig. 2-3).

NOTES TRANSESOFÁGICA (TE) E TRANSVESICAL (TVES)

Embora o acesso promissor sugerido pela publicação de trabalhos experimentais, a casuística clínica dos acessos NOTES transesofágica torácica e do mediastino para diagnóstico e terapêutica ainda não foi publicada. Um procedimento inovador para realizar a terapia para acalasia foi recentemente proposto e executado por endoscopia flexível transmural. Os métodos consistem em uma perfuração da mucosa do esôfago inferior, confecção de um túnel submucoso protegido e, finalmente, esfincterotomia endoscópica das fibras circulares do esfíncter inferior do esôfago. Apresentações de resumos em reuniões recentes relatam casos humanos dos centros da Venezuela e do Japão, com bons resultados iniciais.[41]

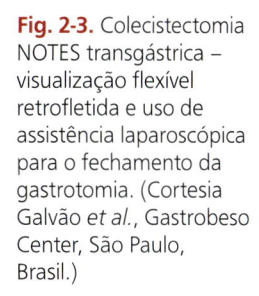

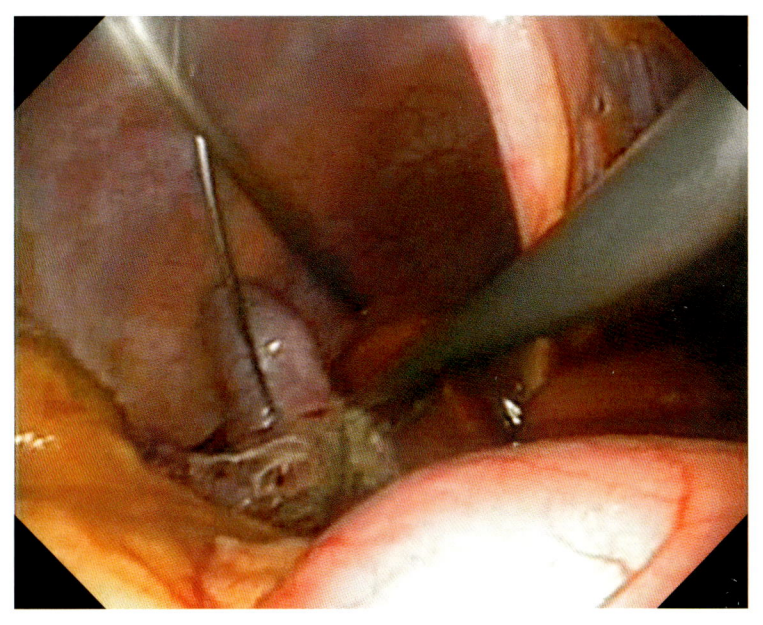

Fig. 2-3. Colecistectomia NOTES transgástrica – visualização flexível retrofletida e uso de assistência laparoscópica para o fechamento da gastrotomia. (Cortesia Galvão *et al.*, Gastrobeso Center, São Paulo, Brasil.)

A realização de cirurgia NOTES por via transuretral (transvesical) em animais mostrou as possibilidades de futuras aplicações, mas apenas um relato humano foi registrado até o momento. Gettman e Blute relataram em 2007 o 1ª caso de peritoneoscopia transvesical com instalação de cistostomia suprapúbica durante a prostatectomia robótica.[42] Com a ajuda de orientação laparoscópica, punção transvesical e entrada na cavidade peritoneal foram realizadas usando um cistoscópio rígido, seguidas pela inserção de um ureteroscópio flexível, sendo realizada peritoneoscopia completa. O orifício resultante não foi fechado, mas ocluído pela inserção do tubo de cistostomia. Apesar da falta de preocupações com a infecção e a facilidade de acesso e fechamento, os principais problemas foram reconhecidos para o acesso transvesical, por limitação da tecnologia e do diâmetro do espaço de trabalho, inviabilizando o uso de instrumentação mais robusta.

NOTES VIA TRANSCOLÔNICA (TC)

NOTES transcolônica foi objeto de poucos estudos experimentais recentes, sugerindo que o acesso poderia ser uma opção atraente para o tratamento de doenças do cólon e abdominais 3-8. *Transanally endoscopic microsurgery* (TEM), desenvolvido e descrito por Buess *et al.* no início dos anos 1980, é atualmente uma alternativa minimamente invasiva para a maioria das lesões benignas do reto e constitui um esforço pioneiro no campo da cirurgia por orifícios naturais.[43] No entanto, como no acesso transgástrico, as vantagens da utilização do acesso transcolônico aos órgãos-alvo extracolônicos, como vesícula, estômago e outros, acabaria demonstrando poucas vantagens, com relação a todos os potenciais riscos envolvidos. Os obstáculos técnicos, como o risco de infecção, a entrada segura na cavidade abdominal e o fechamento seguro do acesso colônico, dificultaram a indicação desta via no mesmo período em que foi possível a aplicação clínica dos acessos vaginal e transoral. Zorron *et al.*, em 2010, efetivamente desenvolveram novas técnicas flexíveis de estudos em conjunto transcolônico animal, e um acesso transcolônico perirretal foi projetado para permitir o acesso e o tratamento na cavidade abdominal e retroperitoneal e empregados na experiência humana.[44,45] A técnica desenvolvida por este grupo, e testado em modelo animal de sobrevida, *perirectal NOTES access* (PNA), foi utilizado para iniciar aplicações clínicas. Este estudo descreve o procedimento NOTES transcolônica na 1ª vez na literatura, utilizando instrumentos flexíveis endoscópicos em um caso de retossigmoidectomia e TME para câncer retal. Em um paciente de 54 anos de idade com um adenocarcinoma retal, a ressecção total do mesorreto e uma retossigmoidectomia com linfadenectomia foram realizadas utilizando um acesso posterior transcolônico próximo da borda anal. A dissecção do mesorreto foi conseguida com o uso de um colonoscópio flexível e instru-

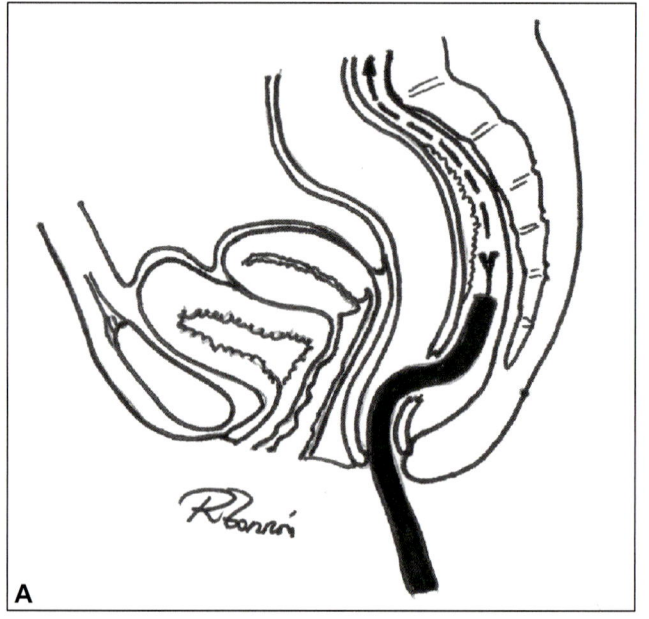

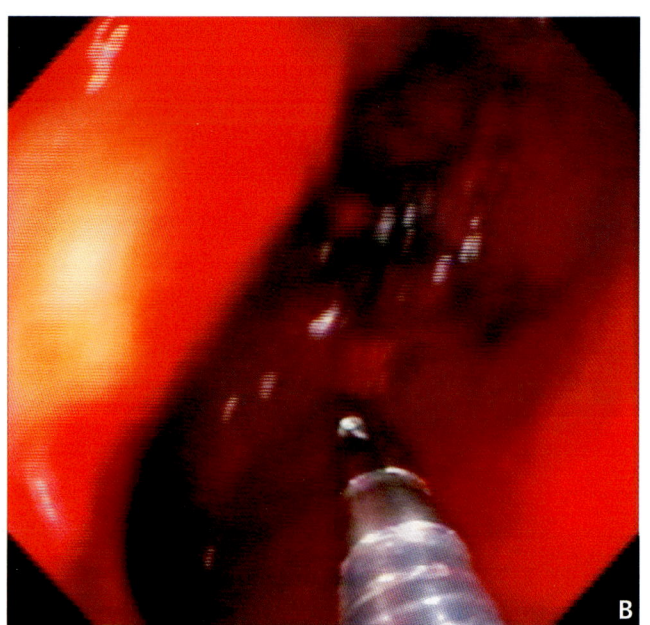

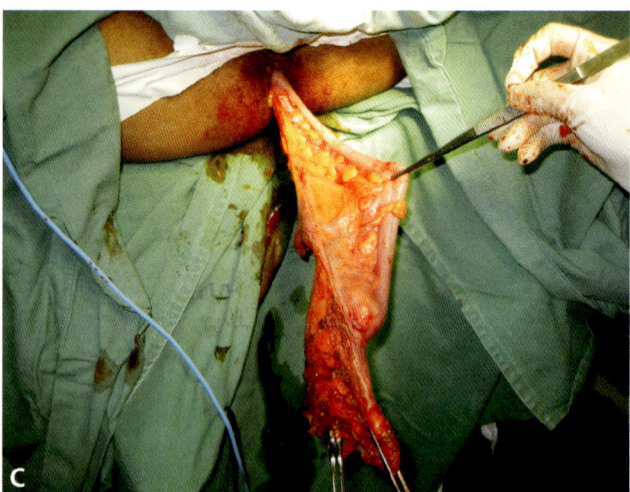

Fig. 2-4. (**A**) Retossigmoidectomia transcolônica utilizando *perirectal NOTES access* (PNA). Uma entrada baixa no reto permite a realização de anastomose para neoplasias de reto médio e superior. Esquema da dissecção do mesorreto por endoscópio flexível.
(**B**) Dissecção endoscópica para excisão mesorretal total.
(**C**) Extração transcolônica do espécime.

mentação endoscópica e assistência laparoscópica. O espécime extraído via transanal e foi realizada anastomose transorificial com estoma proximal (Fig. 2-4).

Certamente, o acesso transretal suscita preocupações de controle de infecção e ainda exige a necessidade do fechamento seguro do cólon. No entanto, um ponto de entrada de baixo, como descrito no referido estudo, utilizando um túnel retroperitoneal em vez de uma punção da junção retossigmoide e o fechamento prévio do reto proximal, permitiu um campo relativamente isolado que pode ser adequadamente desinfetado, evitando assim o preparo intestinal. Apesar da necessidade de uma perfuração colorretal, a escolha do ponto de entrada na linha exata da anastomose minimiza o receio de viscerotomia desnecessária.

APLICAÇÕES ESPECIAIS DE NOTES

ESTADIAMENTO DO CÂNCER

Trabalhos clínicos anteriores sobre o uso da cirurgia por orifícios naturais para câncer foi descrita por Hazey *et al.* utilizando um acesso transgástrico para avaliar a ressecabilidade de câncer pancreático,[38] e Zorron *et al.* pela via transvaginal para executar biópsias do fígado, peritoneais, grande omento e do ovário para avaliar carcinomatose[46] (Fig. 2-5). No 1º, uma avaliação NOTES transgástrica mos-

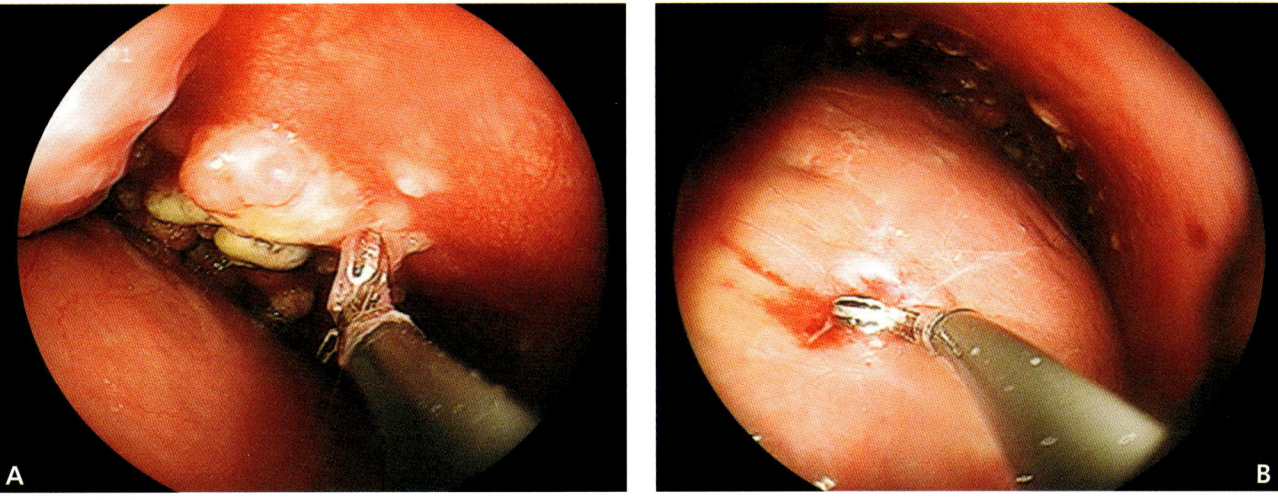

NOTES – Experiência Clínica e Perspectivas Futuras

Fig. 2-5. (**A**) Estadiamento de neoplasia abdominal via NOTES transvaginal com endoscópio flexível. Biópsia de diafragma. (**B**) Biópsia hepática NOTES transvaginal.

trou precisão no estadiamento em 9 dos 10 pacientes. A determinação de ressecabilidade foi decidida com base no diagnóstico laparoscópico e pela NOTES transgástrica por examinadores independentes uns dos outros, o que demonstrou a viabilidade da exploração da cavidade endoscópica transgástrica. Na pequena casuística atual sobre NOTES para cirurgia de câncer, a implantação do tumor ainda não foi descrita, mas é uma questão de preocupação realizar ressecções oncológicas.

CIRURGIA UROLÓGICA E RETROPERITONEAL

Os acessos transvesical, transvaginal e transcolônicos têm sido defendidos pela investigação experimental como sendo mais adequados para o acesso abdominal superior a estruturas que poderiam ser mais difíceis de trabalhar com a utilização de um procedimento transgástrico. Em 2007, Branco *et al.* realizaram uma nefrectomia transvaginal pela NOTES híbrida usando o endoscópio pelo acesso vaginal e 2 adicionais de 5 mm no abdome[47] (Fig. 2-6). O paciente teve pós-operatório sem intercorrências e recebeu alta 12 horas após o procedimento. Também em 2007, Gettman e Blute descreveram peritoneoscopia transvesical utilizando instrumentos-padrão rígidos e flexíveis.[42] Retroperitoneoscopia NOTES transvaginal na experiência clínica foi primeiramente descrita por Zorron *et al.* para acessar o rim esquerdo diretamente por um túnel vaginal-retroperitoneal utilizando um colonoscópio flexível, com insuflação endoscópica de CO_2.[48]

Fig. 2-6. Nefrectomia NOTES transvaginal. (Cortesia Branco *et al.*, Curitiba, Brasil.)

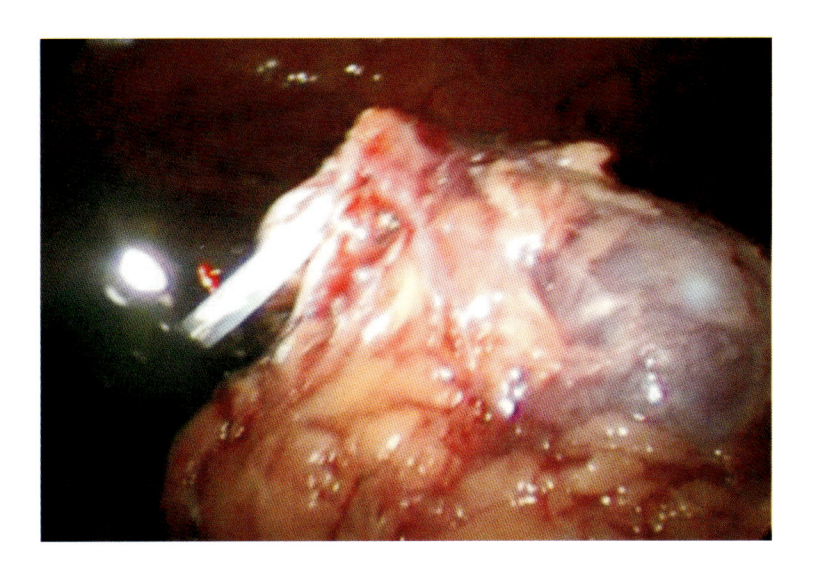

RESULTADOS DA EXPERIÊNCIA CLÍNICA EM NOTES

ESTUDO INTERNACIONAL MULTICÊNTRICO IMTN

O recente estudo internacional multicêntrico IMTN (International Multicenter Trial on Clinical NOTES) iniciou-se com um registro prospectivo em julho de 2007,[15] no Brazilian NOTES Research Group, aceitando gradualmente outros centros participantes, com a necessidade de avaliar os resultados pós-operatórios da casuística de diversos procedimentos em NOTES, além de registrar as melhoras técnicas. A inclusão dos centros foi condicionada à aprovação em Comitê de Ética em Pesquisa ou equivalente, laboratório experimental com recursos adequados, experiência endoscópica flexível e equipe multidisciplinar disponível. Os resultados preliminares relatados serão acompanhados durante o período mínimo de 6 anos, e os resultados parciais serão publicados em intervalos de 2 anos.

TEMPO OPERATÓRIO

Antes de as plataformas adequadas para NOTES tornarem-se disponíveis, o tempo operatório permanecerá mais longo do que se a técnica laparoscópica padrão for utilizada. Apesar da falta de tecnologia adequada para a cirurgia por orifício natural, a cirurgia *totally NOTES* (T-Notes) foi descrita pela 1ª vez na literatura por Sousa *et al.*,[26] utilizando uma técnica de inserção de 2 endoscópios vaginais, e por Gumbs *et al.*[27] e Davila *et al.*[28] utilizando instrumentação transvaginal rígida. Curiosamente, se T-NOTES é utilizado sem apoio laparoscópico o tempo operatório é significativamente maior que com qualquer tipo de assistência por via laparoscópica para a retração ou a visualização. A triangulação desejada não é possível utilizando o endoscópio e as técnicas de dissecção *in line*, semelhante à endoscopia digestiva que era frequentemente descrita pelos centros. As dificuldades em aplicar a tração, a falta de instrumentação multiplanar e o tamanho limitado dos canais de trabalho do endoscópio são outros obstáculos.

Nos resultados preliminares do estudo IMTN, colecistectomia NOTES transgástrica e NOTES transvaginal tiveram uma média de 96,1 min e 110,9 min, respectivamente, e apendicectomia NOTES transgástrica e transvaginal, respectivamente, 135,5 min e 60,5 min.[15] O tempo diminuiu significativamente no caso da introdução de 1 ou mais trocartes para a retração ou dissecção, mostrando claramente que os desenvolvimentos técnico e instrumental são necessários para os procedimentos futuros. Orientação e visualização não foram questões importantes, uma vez que todos os grupos multidisciplinares tiveram técnicas anteriores testadas no conjunto dos estudos ou nos treinamentos experimentais em animais. A cirurgia híbrida com assistência laparoscópica foi necessária em muitos casos de procedimentos mais avançados, e em todos os casos de cirurgia transgástrica. O acesso inicial por gastrotomia utilizando o endoscópio foi acompanhada pela visualização laparoscópica com segurança e permitiu a baixa incidência de acidentes de punção. O fechamento da gastrotomia foi sempre realizado por sutura laparoscópica e às vezes com métodos inovadores, utilizando apenas 2 trocartes (3 mm para óptica e 5 mm para sutura com nó externo), garantindo a recuperação segura, sem comprometer a cosmética, até que outros métodos eficazes e seguros sejam universalmente aprovados. Apesar de um episódio de peritonite pós-operatória ter ocorrido após a cirurgia TG, não foi relacionada com o fechamento inadequado ou fístulas, e nenhum caso TV tornou-se infectado.

ANALGESIA PÓS-OPERATÓRIA

O uso de analgésicos é uma área importante de pesquisa para NOTES em estudos clínicos, uma vez que pode indicar melhores resultados que a terapia por vias laparoscópica e aberta-padrão. Estudos não randomizados comparando colecistectomia laparoscópica em reuniões científicas demonstraram resultados de menos dor e necessidade menor de analgésicos pós-operatório que a via laparoscópica.[49] A absorção de CO_2 medida pelo CO_2 *tidal* final também pode representar tendência e diferenças em outros estudos. Outros relatos publicados sugerem uma menor pressão intra-abdominal necessária para NOTES com relação à laparoscopia. Em alguns casos, os procedimentos foram possíveis utilizando 5 a 6 mmHg de CO_2, possivelmente pela menor necessidade de exposição e insuflação.[46] Embora estes resultados possam também contribuir para a diminuição das necessidades de analgesia em cirurgia por orifícios naturais, estas sugestões ainda não foram confirmadas.

COMPLICAÇÕES OPERATÓRIAS

No total, houve 59 complicações registradas em 617 casos em casuística humana na literatura (9,6%). No estudo IMTN, a taxa de complicações intraoperatórias foi 5,48% e taxa pós-operatória de 2,87%. Procedimentos NOTES transvaginais tiveram menos complicações grau I-II e grau III-IV do que as cirurgias NOTES transgástricas. Não houve óbitos nos estudos publicados, no entanto houve pelo menos um paciente com possibilidade de evolução pós-operatória fatal causada por perfuração do esôfago e mediastinite. Complicações grau III-IV foram observadas em 10 pacientes (2,76%), representadas por hemorragia intraoperatória, lesão intestinal (reconhecida e tratada intraoperatoriamente), fístula biliar e lesão de esôfago. Peritonite pós-operatória por *S. faecalis* ocorreu após um caso de colecistectomia transgástrica, embora sem vazamento do *site* do fechamento gástrico. Fístulas biliares ocorreram em 2 pacientes após cirurgia transvaginal, mas não ocorreram por falha de clipes endoscópicos, que não foram utilizados nos casos. O escape biliar foi causado pelo fechamento laparoscópico ineficiente do ducto cístico por clipes ou suturas. Não houve nenhuma lesão iatrogênica da via biliar. A infecção é uma preocupação desde o início do conceito experimental da cirurgia por orifícios naturais,[50] mas foi raramente relatada na literatura humana. Métodos estabelecidos para as desinfecções gástrica e vaginal, a esterilização dos instrumentos e a desinfecção de alto nível dos endoscópios flexíveis provaram ser satisfatória neste início da casuística em evitar a infecção cirúrgica.

Nas maiores séries de colecistectomia laparoscópica, lesões biliares iatrogênicas são encontradas em 0,2 a 3% da literatura, mas a maioria dos centros individualmente relatou uma taxa média de 0,3%.[51-55] Complicações maiores são relatadas em 2-4% e complicações menores em 5-7% para colecistectomia laparoscópica. A taxa de mortalidade para a colecistectomia laparoscópica é estimada em menor que 0,1%.[56]

A curva de aprendizado mais longa para a cirurgia transgástrica é esperada. Pela falta de instrumentos adequados para realizar dissecção e retração, a necessidade de retroflexão, competência em endoscopia flexível e as pequenas dimensões da luz esofágica certamente contribuem para o aumento dos tempos operatórios e das complicações que NOTES transvaginal. O uso de *overtubes* gastroesofágicos pode prevenir lesões esofágicas, bem como evitar as dificuldades técnicas para a recuperação de espécime, mas o instrumental e as plataformas a serem propostos pela indústria terão mais restrições de tamanho e de forma do que os acessos vaginal e colônico.

RECOMENDAÇÕES GERAIS

Com base nos resultados das séries publicadas, as sugestões de recomendações gerais de futuros ensaios clínicos são:

- *Taxonomia para procedimentos NOTES: totally* NOTES (T-Notes) são procedimentos realizados através de qualquer orifício natural sem assistência percutânea. NOTES híbrido implica no uso da laparoscopia para a retração e a visualização, mas ainda com dissecção significativa realizada pelo orifício natural. Laparoscopias NOTES-assistidas são operações realizadas por laparoscopia com a contribuição de instrumentação por um orifício natural baixo (retração ou visualização), como culdolaparoscopia. NOSE *(natural orifice specimen extraction)* refere-se à extração de espécime por orifício natural tal como anteriormente publicado.[57] A diferenciação entre NOTES realizadas por endoscopia flexível (FLEX-NOTES) e aqueles realizados por instrumentos rígidos (RIG-NOTES) parece ser importante para registro de dados, uma vez que instrumentos flexíveis não são aceitos universalmente como arsenal cirúrgico intra-abdominal, e por suas dificuldades na esterilização confiável.

- *Estudos humanos:* os ensaios clínicos para as abordagens transgástrica, transcolônica e transvaginal devem ter a aprovação no Comitê de Ética em Pesquisa Local, pois ainda são consideradas procedimentos no âmbito de avaliação clínica, sendo preferencialmente realizadas por uma equipe multidisciplinar com endoscopista qualificado e extensa experiência anterior em modelo animal. Os acessos transesofágico e transuretral ainda não são adequados para os estudos clínicos, pois faltam dados experimentais e de desenvolvimento técnico para a sua utilização segura em ensaios. A cirurgia NOTES transvaginal, no entanto, já possui séries maiores publicadas por diversos centros internacionais, não sendo mais considerada experimental.

- *Cirurgia de acesso único:* cirurgia laparoscópica umbilical, ou LESS (*Laparoendoscopic Single Site Surgery*), SAS (*Single Access Surgery*), SPA (*Single Port Access*), não é considerada cirurgia por orifício natural, uma vez que o umbigo é uma cicatriz natural, não orifício, e produz dor somática à incisão em vez da dor visceral encontrada em NOTES. Relativo a este conceito em evolução, potenciais vantagens em NOTES sobre a prevenção de complicações relacionadas com a incisão e também com a diminuição da dor somática pós-operatória estão ausentes na cirurgia de acesso umbilical único.

- *Factibilidade e segurança:* procedimentos básicos transgástricos e transvaginais são factíveis com os instrumentos disponíveis, tendo possivelmente tempo operatório mais longo que a laparoscopia até que surjam novas tecnologias endoscópicas. A cirurgia transvaginal é factível e segura para as indicações simples, embora a cirurgia transgástrica necessite da evolução da tecnologia para uma mais ampla aplicação clínica. O acesso de gastrotomia ainda precisa de fechamento por sutura laparoscópica e lavagem gástrica pré-operatória com antissépticos para a segurança do paciente. O uso de *overtubes* para realizar NOTES transgástrica poderá minimizar complicações esofagianas. O acesso transcolônico pode ser realizado com segurança para a cirurgia do cólon com o local da punção para a realização da anastomose colônica, mas abordagem transcolônica a outros órgãos ainda está sob avaliação. A determinação da segurança de cada procedimento só pode ser assegurada após as próximas etapas de estudos multicêntricos e randomizados com um maior número de pacientes por procedimento e tempo de acompanhamento mais longo.

- *Curva de aprendizado:* NOTES transgástrica apresentou inicialmente uma mais longa curva de aprendizado e taxa de complicações mais elevada do que a cirurgia vaginal, pela dificuldade de navegação, a orientação espacial, o tamanho pequeno da luz do órgão (esôfago) permitido para manobras de trabalho e a necessidade de entrada e fechamento seguros da parede gástrica. A cirurgia flexível tem uma curva de aprendizado mais dura que NOTES rígido. Estas barreiras possivelmente irão retardar a aceitação e o desenvolvimento da cirurgia transgástrica clínica; como acesso, tem uma limitação de instrumentos e tamanhos de extração de espécime.

- *Esterilização e preparação:* embora a ocorrência de complicações infecciosas seja relativamente baixa em todos os estudos, os esforços devem ser direcionados à produção de endoscópio flexível, capaz de ser esterilizado sob métodos disponíveis e melhora do custo-eficácia dos métodos. Atualmente, alguns grupos ainda aceitam a desinfecção de alto grau, enquanto outros têm os endoscópios esterilizados. Lavagem gástrica intraoperatória com clorexidina e desinfecção vaginal tradicional, juntamente com a profilaxia antibiótica pode reduzir a infecção.

- *Contraindicações:* o processo pré-operatório deve ser bem selecionado e realizado por uma equipe especializada em endoscopia flexível para evitar longos tempos operatórios e orientação incorreta; cirurgia abdominal e pélvica anterior, bem como aderências, são as contraindicações mais importantes. Procedimentos avançados e de emergência devem ser evitados na fase inicial de desenvolvimento tecnológico. Para o acesso transvaginal, pacientes com histerectomia prévia, infecção vaginal, gravidez, endometriose e pacientes virgens constituem contraindicação ao procedimento. Procedimentos oncológicos NOTES ainda não têm embasamento na literatura, mas possivelmente seguirá o mesmo padrão de aceitação como a laparoscopia. Possibilidades de implante do tumor em NOTES é questão para as pesquisas futuras.

- *Indicações:* até o momento, nenhum dos procedimentos realizados em estudos em todo o mundo mostrou-se superior à cirurgia laparoscópica. Vantagens sugeridas, como menor pressão intra-abdominal, menos dor demonstrada por um percentual de pacientes com a não utilização de analgesia pós-operatória e menores complicações incisionais também podem ser consideradas para futuras pesquisas.

RESUMO DE RESULTADOS DE APLICAÇÕES CLÍNICAS

NOTES parece estar evoluindo como uma opção viável, segura e razoável para a cirurgia abdominal, com potencial para evitar completamente as complicações relacionadas com as incisões. No entanto, o cuidado é necessário para as complicações enfrentadas durante os primeiros dias da cirurgia laparoscópica não se repetirem. Apesar de longos tempos operatórios, estes resultados preliminares da literatura demonstraram índices de complicações aceitáveis em todos os centros internacionais, com baixo período de internação, menor dor pós-operatória e bons resultados cosméticos, especialmente para a cirurgia transvaginal. Futuros estudos clínicos prospectivos comparando NOTES com laparoscopia podem ser necessários, para avaliar se as novas tecnologias são eficazes e reprodutíveis.[58] Mais importante do que isso, e talvez crucial para indicar uma vida longa para a cirurgia transluminal, voltará a ser a habilidade de cirurgiões e endoscopistas para substituir os procedimentos cirúrgicos complexos por procedimentos endoscópicos mais simples, bem como a identificação de novos alvos terapêuticos.[59] Portanto, espera-se que mais estudos clínicos possam reproduzir esses resultados e adicionar evolução substancial no atendimento aos pacientes.

REFERÊNCIAS BIBLIOGRÁFICAS

1. Rao GV, Reddy DN, Banerjee R. Notes: Human Experience. *Gastrintest Endoscopy Clin N Am* 2008;18:361-70.
2. Kalloo AN, Singh VK, Jagannath BS *et al.* Flexible transgastric peritoneoscopy: a novel approach to diagnostic and therapeutic interventions in the peritoneal cavity. *Gastrointest Endosc* 2004;60(1):287-92.
3. Delvaux G, Devroey P, De Waele B *et al.* Transvaginal removal of gallbladders with large stones after laparoscopic cholecystectomy. *Surg Laparosc Endosc* 1993;3(4):307-9.
4. Breda G, Silvestre P, Giunta A *et al.* Laparoscopic nephrectomy with vaginal delivery of the intact kidney. *Eur Urol* 1993;24(1):116-17.
5. Zornig C, Emmerman A, von Waldenfels HA *et al.* Colpotomy for specimen removal in laparoscopic surgery. *Chirurg* 1994;65(10):883-85.
6. Seifert H, Wehrmann T, Schmit T *et al.* Retroperitoneal endoscopic debridement for infected peripancreatic necrosis. *Lancet* 2000;19(356):653-55.
7. Rattner D, Kalloo A. ASGE/SAGES working group on natural orifice translumenal endoscopic surgery. *Surg Endosc* 2006;20:329-33.
8. Zorron R, Filgueiras M, Maggioni LC *et al.* Notes transvaginal cholecystectomy: report of the first case. *Surg Innov* 2007;14(4):279-83.
9. Zorron R, Maggioni LC, Pombo L *et al.* Notes transvaginal cholecystectomy: preliminary clinical application. *Surg Endosc* 2008;22(2):542-47.
10. Branco Filho AJ, Noda RW, Kondo W *et al.* Initial experience with hybrid transvaginal cholecystectomy. *Gastrointest Endosc* 2007;66(6):1245-48.
11. Marescaux J, Dallemagne B, Perretta S *et al.* Report of transluminal cholecystectomy in a human being. *Arch Surg* 2007;142:823-26.
12. Zornig C, Emmerman A, von Waldenfels HA *et al.* Laparoscopic cholecystectomy without visible scar: combined transvaginal and transumbilical approach. *Endoscopy* 2007;39(10):913-15.
13. Ramos AC, Murakami A, Galvão Neto M *et al.* Notes transvaginal video-assisted cholecystectomy: first series. *Endoscopy* 2008;40(7):572-75.
14. Bessler M, Stevens PD, Milone L *et al.* Transvaginal laparoscopically-assisted endoscopic cholecystectomy: a hybrid approach to natural orifice surgery. *Gastrointest Endosc* 2007;66(6):1243-45.
15. Zorron R, Palanivelu C, Galvão Neto MP *et al.* International multicenter trial on clinical natural orifice surgery – Notes IMTN Study: preliminary results of 362 patients. *Surg Innov* 2010 June;17(2):142-58. PMID: 20504792.

16. Decker A, Cherry TH. Culdoscopy- a new method in the diagnosis of pelvic disease- preliminary report. *Am J Surg* 1944;64:40-44.
17. Christian J, Barrier BF, Schust D et al. Culdoscopy: a foundation for natural orifice surgery- past, present and future. *J Am Coll Surg* 2008 Sept; 207(3):417-22.
18. Bueno B. Primer caso de apendicectomia por via vaginal. *Tokoginec Pract (Madrid)* 1949;8:152-54.
19. Reiner IJ. Incidental appendectomy at the time of vaginal surgery. *Texas Med* 1980:46-50.
20. Tsin DA, Colombero L, Mahmood D et al. Operative culdolaparoscopy: a new approach combining operative culdoscopy and minilaparoscopy. *J Am Assoc Gynecol Laparosc* 2001;8(3):438-41.
21. DeCarli L, Zorron R, Branco A et al. New hybrid approach for Notes transvaginal cholecystectomy: Preliminary clinical experience. *Surg Innov* 2009;16(20):181-86.
22. Forgione A, Maggioni D, Sansonna F et al. Transvaginal endoscopic cholecystectomy in human beings: preliminary results. *J Laparoendosc Adv Surg Tech A* 2008;18(3):345-51.
23. Noguera J, Dolz C, Cuadrado A et al. Hybrid transvaginal cholecystectomy, Notes, and minilaparoscopy: analysis of a prospective clinical series. *Surg Endosc* 2009;23:876-81.
24. Palanivelu C, Rajan PS, Rangarajan M et al. Transvaginal endoscopic cholecystectomy in humans: preliminary report of a case series. *Am J Gastroenterol* 2009;104(4):843-47.
25. Horgan S, Cullen JP, Talamini MA et al. Natural orifice surgery: initial clinical experience. *Surg Endosc* 2009;23(7):1512-18.
26. Sousa LH, Sousa JAG, Sousa MM et al. Totally Notes (T-Notes) transvaginal cholecystectomy using two endoscopes: preliminary report. *Surg Endosc* 2009. Epub ahead of print. PMID: 19343424. PubMed - as supplied by publisher.
27. Gumbs AA, Fowler D, Milone L et al. Transvaginal natural endoscopic surgery cholecystectomy: early evolution of the technique. *Ann Surg* 2009;249(6):908-12.
28. Davila F, Tsin DA, Dominguez G et al. Transvaginal cholecystectomy without abdominal ports. *JSLS* 2009;13(2):213-16.
29. Palanivelu C, Rajan PS, Rangarajan M et al. Transvaginal endoscopic appendectomy in humans: a unique approach to Notes-world's first report. *Surg Endosc* 2008;22(5):1343-47.
30. Bernhardt J, Gerber B, Schober HJ et al. Notes – Case report of a unidirectional flexible appendectomy. *Int J Colorectal Dis* 2008;23:547-50.
31. Lacy AM, Delgado S, Rojas OA et al. MA-NOS radical sigmoidectomy: report of a transvaginal resection in the human. *Surg Endosc* 2008;22(7):1717-23.
32. Burghardt J, Federlein M, Müller V et al. Minimal invasive transvaginal right hemicolectomy: report of the first complex NOS (natural orifice surgery) bowels operation using a hybrid approach. *Zentralbl Chir* 2008 Dec.;133(6):574-76.
33. Ramos AC, Zundel N, Neto MG et al. Human hybrid Notes transvaginal sleeve gastrectomy: initial experience. *Surg Obes Relat Dis* 2008;4(5):660-63.
34. Fischer LJ, Jacobsen G, Wong B et al. Notes laparoscopic-assisted transvaginal sleeve gastrectomy in humans – Description of preliminary experience in the United States. *Surg Obes Relat Dis* 2009;5(5):633-36.
35. Zorron R. Techniques of transvaginal access for Notes. *Tech Gastrointest Endosc* 2009;11:75-83.
36. Salinas G, Saavedra L, Aqurto H et al. Early experience in human transgastric and transvaginal endoscopic cholecystectomy. *Surg Endosc* 2009 Dec. 8. [Epub ahead of print] PMID: 19997754 [PubMed - as supplied by publisher]
37. Marks JM, Ponsky JL, Pearl JP et al. PEG rescue: a practical Notes technique. *Surg Endosc*. 2007;21(5):816-19.
38. Hazey JW, Narula VK, Renton DB et al. Natural orifice transgastric endoscopic peritoneoscopy in humans: initial clinical trial. *Surg Endosc* 2008;22:16-20.
39. Dallemagne B, Perretta S, Allemann P et al. Transgastric hybrid cholecystectomy. *Br J Surg* 2009;96:1162-66.
40. Auyang ED, Hungness ES, Vaziri K et al. Human Notes cholecystectomy: transgastric hybrid technique. *J Gastrointest Surg* 2009;13(6):1149-50.
41. DDW 2009 Annual meeting - May 30-June 4 2009, Chicago, IL.
42. Gettman MT, Blute ML. Transvesical peritoneoscopy: initial clinical evaluation of the bladder as a portal for natural orifice translumenal endoscopic surgery. *Mayo Clin Proc* 2007 July;82(7):843-45.
43. Buess G, Kipfmüller K, Ibald R et al. Clinical results of transanal endoscopic microsurgery. *Surg Endosc* 1988;2:245-50.
44. Zorron R. Natural orifice surgery applied to colorectal diseases. *World J Gastrointest Surg* 2010;27:2(2):35-38.
45. Zorron R, Coelho D, Flach L et al. Cirurgia por orificios naturais transcolônica: Acesso Notes Peri-retal (PNA) para excisão mesorretal total. *Rev Bras Coloproct* 2010;30(1):14-22.

46. Zorron R, Soldan M, Filgueiras M *et al.* Notes transvaginal for cancer diagnostic staging: Preliminary clinical application. *Surg Innov* 2008;15(3):161-65.
47. Branco AW, Branco Filho AJ, Condo W *et al.* Hybrid transvaginal nephrectomy. *Eur Urol* 2008;53(6):1290-94.
48. Zorron R, Goncalves L, Leal D *et al.* Transvaginal hybrid natural orifice transluminal endoscopic surgery retroperitoneoscopy- the first human case report. *J Endourol* 2009 Dec. 29. [Epub ahead of print]PMID: 20039826 [PubMed - as supplied by publisher].
49. Zorron R. Human work to date, an international perspective [oral presentation]. In: Update on Notes. *The SAGES Annual Meeting,* April 10, 2008.
50. Kantsevoy SV. Infection prevention in Notes. *Gastrintest Endoscopy Clin N Am* 2008;18:291-96.
51. Larson G, Vitale G, Casey J *et al.* Multipractice analysis of of laparoscopic cholecystectomies in 1,093 patients. *Am J Surg* 1992;163:221-26.
52. Rossi R, Shirmer W, Braasch J *et al.* Laparoscopic bile duct injuries: risk factors, recognition and repair. *Arch Surg* 1992;127:596-601.
53. MacMahon AJ, Fullarton G, Baxter JN *et al.* Bile duct injury and bile leakage in laparoscopic cholecystectomy. *Br J Surg* 1995;82:307-13.
54. Quinn S, Sangster W, Standale B *et al.* Biliary complications related to laparoscopic cholecystectomies: radiologic diagnosis and management. *Surg Laparosc Endosc* 1992;2:279-86.
55. Strasberg SM, Hertl M, Soper NJ *et al.* An analysis of the problem of biliary injury during laparoscopic cholecystectomy. *J Am Coll Surg* 1995;180:101-25.
56. Steiner CA, Bass EB, Talamini MA *et al.* Surgical rates and operative mortality for open and laparoscopic cholecystectomy in Maryland. *N Engl J Med* 1994;330:403-8.
57. Palanivelu C, Rangarajan M, Jategaonkar PA *et al.* An innovative technique for colorectal specimen retrieval: a new era of "natural orifice specimen extraction" (NOSE). *Dis Colon Rectum* 2008;51(7):1120-24.
58. Sodergreen MH, Clark J, Athanasiou T *et al.* Natural orifice translumenal endoscopic surgery: critical appraisal of applications in clinical practice. *Surg Endosc* 2009;23(4):680-87.
59. Pasricha PJ, Krummel TM. Notes and other emerging trends in gastrointestinal endoscopy and surgery: The change that we need and the change that is real. *Am J Gastroenterol* 2009;104:2384-86.

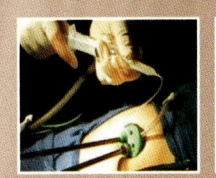

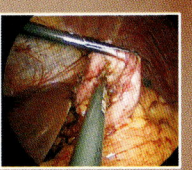

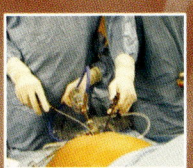

Cirurgia NOTES Híbrida

Luiz Alberto de Carli
Marcos Tang
Fernando Crebs Cirne Lima
André Vicente Bigolin

"*Fear not for the future, Weep not for the past.*"
Percy Bysshe Shelley, 1792–1822

INTRODUÇÃO

Per se, cirurgia e cirurgiões buscam inovação e aprimoramento em suas técnicas. Com a influência da evolução tecnológica tornou-se possível, no final dos anos 1980, a idealização de uma nova técnica cirúrgica – a videolaparoscopia (VLP).[1] Juntamente com o surgimento das promessas de melhores resultados, veio à tona a urgente necessidade de adaptação e aprendizado dos então cirurgiões abdominais. Como idealizada por seus pacientes, a "cirurgia a *laser*" iniciou uma cadeia de experimentos em animais e estudos de aplicabilidade inicial com o objetivo de reduzir a curva de aprendizado e superar as limitações ainda impostas pelo uso inexperiente do laparoscópio. A perda da percepção de profundidade, da sensação tátil e a restrição no movimento instrumental foram superadas e as vantagens da VLP são, agora, apreciadas e consideradas *standard* em uma gama de procedimentos.[2,3]

Quando se imaginava que um novo paradigma cirúrgico não pudesse surgir com o mesmo impacto, Kalloo e Kantsevoy (2000) apresentaram sua experiência com gastrojejunostomia transgástrica em modelo animal.[3] Quatro anos após, este mesmo autor plantou um marco na cirurgia endoscópica por orifícios naturais (NOTES) com a publicação inicial de peritoneoscopia transgástrica.[4] A desconfiança e o caos na corrida científica durante esse período não foram as únicas semelhanças com o surgimento da VLP. Os obstáculos a serem transpostos não eram significativamente diferentes.

Surgiu assim a NOSCAR (*Natural Orifice Consortium of Assessment and Research Committee*), um grupo de membros, formado por cirurgiões e endoscopistas que por meio destes 3 focos se voltam à evolução da NOTES: 1. pesquisa; 2. educação; 3. criação e manutenção de um registro. Próximo a criação deste grupo foi produzido o chamado *White paper*, fruto de trabalho de duas sociedades e que serve de parâmetro para o desenvolvimento da NOTES.[5,6]

As vantagens teóricas da NOTES (Quadro 3-1) são extremamente promissoras; porém, é necessária a quebra de algumas barreiras para sua prática clínica (Quadro 3-2). A falta de costume com o acesso por orifícios naturais e a restrita disponibilidade de materiais flexíveis adequados são considerados fatores preponderantes dentre as causas de dificuldade na aplicação da NOTES.

> **Quadro 3-1** Vantagens teóricas da NOTES[5,6]
>
> - Diminuição de infecções de parede abdominal
> - Menor formação de aderências
> - Menor íleo adinâmico
> - Recuperação mais rápida
> - Menos dor
> - Ausência de hérnias abdominais incisionais
> - Cirurgia de perfeito aspecto cosmético
> - Menos invasiva

> **Quadro 3-2** Barreiras potenciais para a prática clínica da NOTES[5,6]
>
> - Acesso à cavidade peritoneal
> - Fechamento gástrico (intestinal)
> - Prevenção de infecções
> - Desenvolvimento de dispositivos de sutura
> - Orientação espacial
> - Controle de hemorragia intraperitoneal
> - Manejo de complicações intraperitoneais iatrogênicas
> - Eventos fisiológicos inconvenientes
> - Síndromes compressivas
> - Treinamento

Surge então a necessidade de realizar uma cirurgia endoscópica auxiliada, porém, por instrumentais adequados, com análise direta do procedimento, ampliação da visão bidimensional, melhor triangulação, precisão a cada movimento e assim menor curva de aprendizado. Esta seria a ponte necessária na transição entre os experimentos laboratoriais e a aplicação clínica propriamente dita da NOTES. Frente a esse cenário, a criatividade do cirurgião prevaleceu e assim foi criada uma técnica híbrida, que combina o uso de um endoscópio por um orifício natural com o auxílio do instrumental videolaparoscópico.[7]

PROCEDIMENTO DE ESCOLHA E VIA DE ACESSO

Em modelos animais uma imensa variedade de procedimentos já foi realizada, dentre as quais a criação de anastomose, apendicectomia, ligadura tubária, linfadenectomia e esplenectomia.[2,8-11] Em uma revisão sistemática da literatura, até o ano de 2007, 5 estudos relataram a realização de colecistectomia em animais, com um percentual de sucesso variando entre 33 e 100%.[10,12-16] Em humanos, outra semelhança com relação ao surgimento da VLP é encontrada quando nos referimos ao procedimento de maior difusão na NOTES, a colecistectomia. O costume do cirurgião com este procedimento e também o fácil acesso ao sítio cirúrgico são fatores que estimulam esta predileção. Outros procedimentos já foram realizados em humanos, como a nefrectomia descrita por Branco *et al.*[17]

Contudo, não basta escolhermos de forma aleatória o procedimento a ser executado e a via de acesso à cavidade abdominal. Apesar do uso de técnicas de endoscopia de alto nível, como retroflexão e rotação, muitos acessos tornam difícil a visualização de estruturas e a realização de procedimentos. A realização de manobras com o equipamento nos quadrantes abdominais superiores pode trazer algumas dificuldades quando o acesso transgástrico é utilizado. A necessidade de lateralização e inversão da imagem limitam os movimentos e distorcem a orientação espacial. Contudo, quando o portal de acesso é o cólon, estas dificuldades parecem intensificar-se.[18]

A dificuldade de tracionar e manipular órgãos durante a NOTES também é afetada pelo local de acesso assim como pela proximidade do órgão a este local.[19] A peculiaridade da colecistectomia, por exigir a retração do lobo hepático assim como a exposição do trígono de Callot, exige uma disposição do endoscópio na cavidade que possibilite a maior mobilidade possível na realização das manobras.

A escolha do orifício de acesso à cavidade peritoneal ainda esbarra na limitação imposta pelos materiais endoscópicos utilizados para a síntese do mesmo. Apesar da idealização inicial da NOTES ser pela abordagem transgástrica, quanto ao fechamento desta, diversas técnicas têm sido demonstradas, porém nenhuma parece fornecer a segurança adequada. Dentre elas, já foram utilizados clipes, rebites, suturas endoscópicas e até *endoloops*.[14,20-22]

Swanstrom *et al.* demonstraram um índice de fechamento completo da gastrostomia de 93%; contudo, apenas 17% dos fechamentos demonstraram eficácia quando testados após a cirurgia.[16] Alguns autores, após utilizar a via gástrica, encontraram a formação de abscesso e cultura positiva de bactérias na cavidade peritoneal causada pelo mau fechamento do orifício.[19,22] No estudo de Sumiyama *et al.*, dois animais necessitaram ser sacrificados em razão do peritonite por conteúdo gástrico.[16]

O fechamento de um orifício natural pela endoscopia é considerado um procedimento de alta complexidade. Pham *et al.* relataram que a porcentagem de sucesso do fechamento de colostomia em animais está diretamente relacionada com a experiência do endoscopista responsável pelo procedimento.[24] A utilização de instrumentais videolaparoscópicos pode ser a solução inicial do fechamento dos orifícios naturais até materiais adequados serem desenvolvidos e provarem sua efetividade.

Grande parte da mortalidade relatada nos estudos em modelo experimental é referida à falha no fechamento da viscerotomia. Estes resultados são sugestivos de uma relação direta entre o mau fechamento do orifício de entrada e um prognóstico desfavorável. Contudo, alguns estudos relatam desfechos favoráveis sem fechamento, o que poderia ser explicado apenas pelas peculiaridades da fisiologia do animal utilizado.[12]

Os estudos preliminares em humanos utilizaram o acesso mais plausível e sensato para a aplicação clínica da NOTES, o acesso transvaginal.[25-27] Com os resultados apresentados por estes autores e também com a tecnologia vigente até o momento, acredita-se que uma técnica híbrida para a realização de colecistectomia que combine não só com a visão, mas também com o uso pinças endoscópicas e com o auxílio da VLP, deva ser o procedimento considerado de escolha para transição e adaptação à NOTES. O acesso via vaginal possibilita o fechamento do orifício pela visualização direta e, assim, a quebra de inúmeras barreiras referentes à inabilidade dos instrumentais de síntese. Este acesso, que já foi descrito e extensamente explorado pelos ginecologistas, caracteriza-se por um menor risco de contaminação bacteriana, boa distensibilidade para a passagem de materiais de grosso calibre e plataformas, assim como boas condições ergonômicas de operabilidade ao cirurgião, fatores relatados por Stark e Benhidjeb.[28] Dessa forma a técnica cirúrgica descrita a seguir é direcionada para a realização de colecistectomia transvaginal em humanos e foi desenvolvida pelos autores para a aplicação preliminar da NOTES em 20 casos.

TÉCNICA CIRÚRGICA

São descritas 2 formas de NOTES híbrida. A cirurgia pode ser realizada pela visão laparoscópica, por meio de óptica introduzida por trocarte na parede abdominal, e assim utilizar os instrumentais endoscópicos flexíveis para os procedimentos. A 2ª opção, referida como de preferência dos autores, utiliza a visão endoscópica e os instrumentais da VLP de uso já consagrado para a execução cirúrgica.[7]

As pacientes devem ser submetidas à anestesia geral e posicionadas na posição de Loyd-Davies. Como antibioticoprofilaxia é utilizado *bolus* único de 2 g de cefazolina e 400 mg de metronidazol. A antissepsia é realizada abrangendo todo o abdome, a região perineal e a vagina. O pneumoperitônio é iniciado por punção com agulha de Verres e a pressão intra-abdominal mantida em 13 mmHg. Nos últimos casos, a insuflação da cavidade foi realizada diretamente pelo portal vaginal, sem a necessidade de punção umbilical. O cirurgião deve ficar posicionado entre as pernas da paci-

Capítulo 3

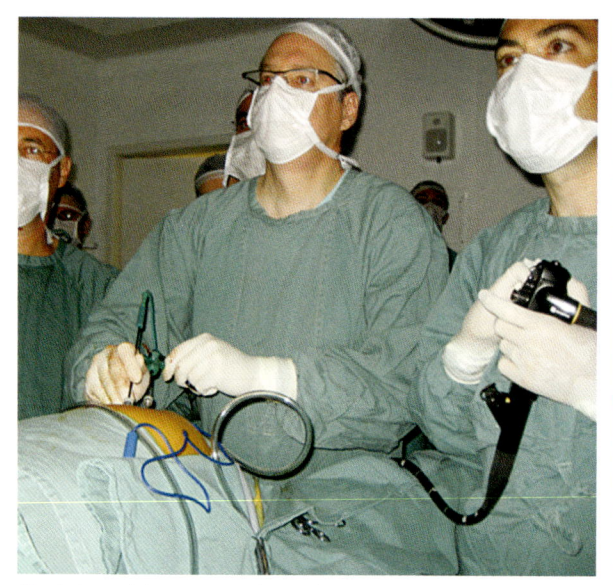

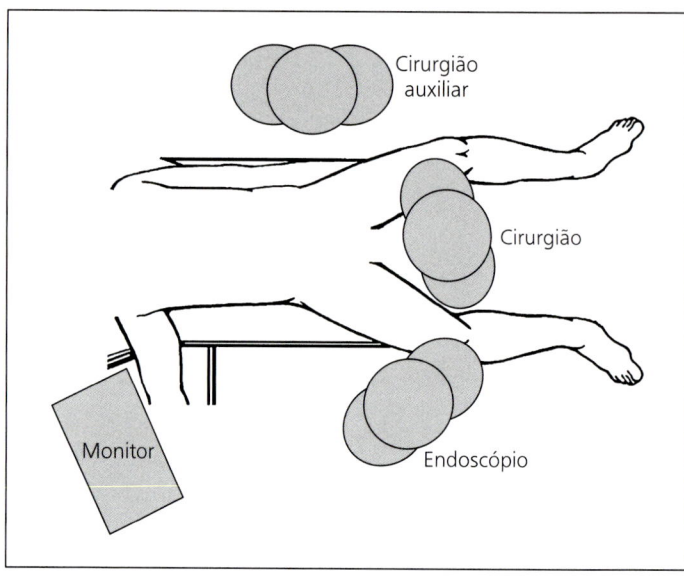

Fig. 3-1. Posicionamento da equipe cirúrgica.

ente, enquanto seus auxiliares se colocam um de cada lado (Fig. 3-1). Após estabelecido o pneumoperitônio, é realizada a colpotomia posterior com o auxílio de válvulas ginecológicas e sob visão direta. Após sua realização, um endoscópio de duplo canal, devidamente esterilizado, deve ser introduzido na cavidade abdominal. A entrada do endoscópio pode ser facilitada pela realização da posição de Trendelemburg. Sob visão endoscópica deve ser realizada a colocação de 2 portais umbilicais de 3 mm e outro de 10 mm colocado por via vaginal e paralelo ao endoscópio (Fig. 3-2). Este trocarte foi especialmente desenvolvido pelos autores em conjunto com o setor de engenharia do Complexo Hospitalar Santa Casa de Porto Alegre, sendo aumentado o seu comprimento para 30 cm, o que possibilita a entrada e a saída de instrumentais com minimização dos riscos de lesão de alças

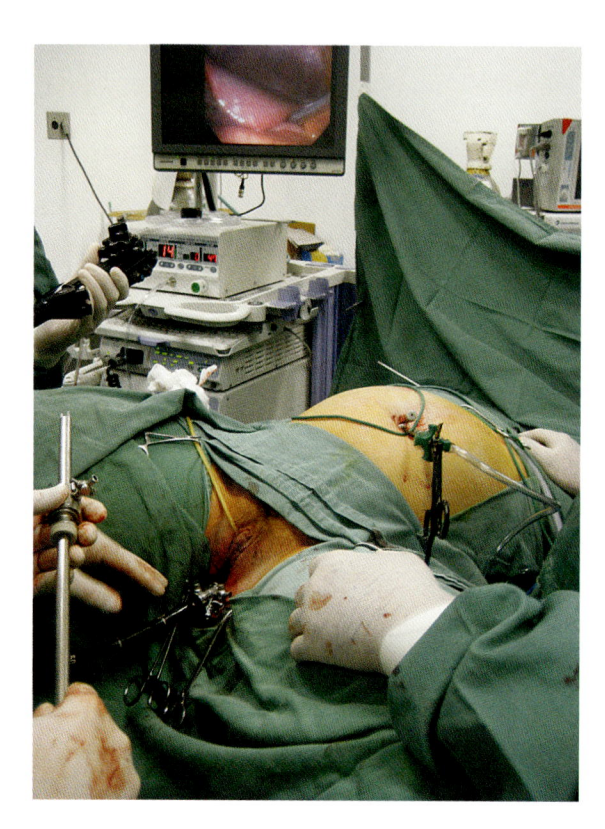

Fig. 3-2. Portais abdominais de 3 mm inseridos na cicatriz umbilical combinados com o acesso transvaginal para o aparelho endoscópico. Posicionamento em Trendelemburg durante a realização do procedimento.

Fig. 3-3. Trocarte desenvolvido (abaixo) para a realização de NOTES híbrida transvaginal em comparação com o trocarte laparoscópio tradicional de 10 mm (acima).

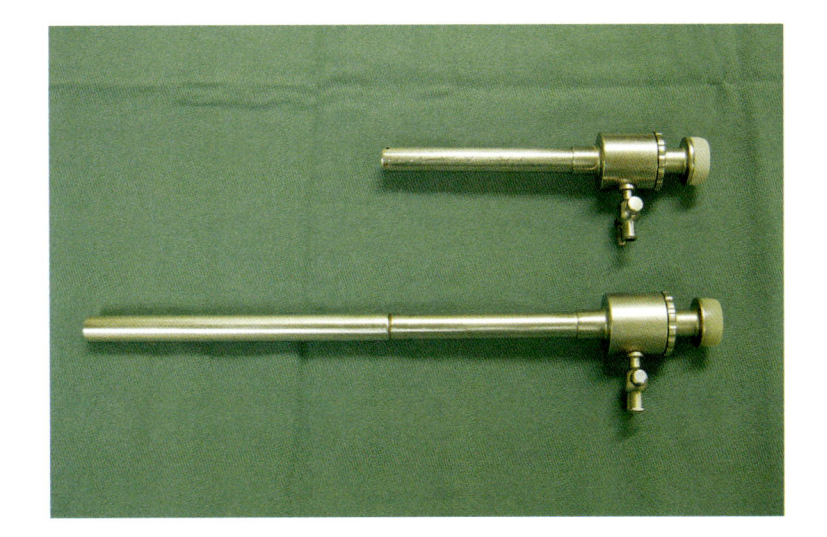

intestinais (Fig. 3-3). A dissecção do trígono de Callot deve ser realizada pelas pinças umbilicais de 3 mm com o auxílio de instrumentais endoscópicos como *graspers*, *hot-biopsy* e outros instrumentos flexíveis. O clipamento do ducto cístico e da artéria cística são realizados por clipes laparoscópicos por intermédio da passagem de um clipador laparoscópico longo (42 cm, 10 mm) pelo portal vaginal. A entrada da pinça na cavidade foi observada pela retroflexão do aparelho endoscópico e facilitada pela troca do decúbito para Trendelemburg. Depois de seccionar ducto e artéria, a vesícula é descolada do leito biliar com o uso de gancho laparoscópico (3 mm) e endoscópico (2 mm). Após a revisão da hemostasia, a peça cirúrgica é retirada pelo orifício vaginal sem uso de saco protetor. A complacência do acesso vaginal possibilita a retirada da vesícula mesmo com cálculos de maiores diâmetros sem a necessidade de ampliação da incisão. O fechamento da colpotomia é realizado por sutura sob visualização direta com fio absorvível.

Não é utilizada a terapia antibiótica de rotina no pós-operatório. A necessidade de internação varia conforme o protocolo de pesquisa, sendo a alta hospitalar recomendada nas primeiras 48 horas.

RESULTADOS E FATORES PREPONDERANTES

Os autores referem que a técnica descrita proporcionou a execução de todos os procedimentos com alto grau de segurança. Os resultados obtidos reforçam as expectativas iniciais de pouca dor, recuperação rápida, decréscimo do tempo cirúrgico proporcional à curva de aprendizagem e boa aceitabilidade por parte das pacientes.

Alguns fatores merecem ser mencionados neste capítulo, já que, sobre estes, pouco é destinado nas publicações de experiências iniciais.

- *Treinamento animal:* as recomendações do NOSCAR preconizam a realização de experimentos animais antes da aplicação clínica da NOTES. Sem dúvida, esta pauta deve ser seguida com muito rigor. Durante a fase de experimento, os autores puderam relatar a baixa efetividade dos clipes endoscópicos na abordagem do ducto e da artéria cística. Estes dados fizeram com que fosse utilizado nos casos humanos um clipador laparoscópico longo através do acesso vaginal. Esta conduta forneceu maior segurança e familiaridade na abordagem destas estruturas. Outras técnicas podem ser utilizadas até que materiais apropriados sejam desenvolvidos, como os *endoloops* de polipropileno 2.0 utilizados por Zorron et al.[25] O treinamento propicia a familiarização dos cirurgiões com o equipamento endoscópico e, como principal fato, acentua as reais condições e os limites da técnica.
- *Orientação espacial e imagem:* assim com na VLP, realizar uma cirurgia em 3 dimensões através de uma visão bidimensional é uma condição a ser compensada pela habilidade cirúrgica. A flexibili-

dade do endoscópio permite criar uma sensação de profundidade ao fornecer imagens por diversos ângulos e que podem, assim, ser recriadas na imaginação do cirurgião. A imagem endoscópica é referida como de ótima qualidade quanto a visualização e discriminação das estruturas. O potencial de autolimpeza das lentes do aparelho permite que o mesmo não necessite ser removido da cavidade até o final do procedimento ou extração do espécime. Algumas manobras podem facilitar a orientação na cavidade peritoneal. A exemplificar, durante a entrada do endoscópio pela colpotomia posterior, o posicionamento em Trendelemburg pode ser de grande auxílio; já a posição inversa deve ser adotada auxiliando na remoção das alças intestinais que se interpõem no acesso ao abdome superior. A retroversão do endoscópio possibilita a visualização da passagem de instrumentais laparoscópicos pelo orifício natural, assim como se pode fiscalizar a inserção de portais abdominais. A aproximação da óptica ao sítio cirúrgico e as mudanças em sua angulação permitem um menor grau de pressão no pneumoperitônio que o exigido pela VLP.

- *Retração e exposição:* a VLP já demonstrou suas vantagens quanto à exposição do sítio cirúrgico quando comparada com a cirurgia aberta, em que quanto mais exposição é requerida mais a incisão é ampliada. Se levarmos em consideração a capacidade de aumento da imagem pelo laparoscópio, a delicadeza dos movimentos e o auxílio do pneumoperitônio compreenderemos esta diferença. Estas vantagens são automaticamente transferidas à NOTES. Contudo, neste, o portal entrada de instrumental é o mesmo para o afastamento, a dissecção e a síntese. Dessa forma, a triangulação dos instrumentais é inviável e o trabalho simultâneo complicado. Neste ponto, a técnica híbrida quebra mais uma barreira, pois permite que com o auxílio dos instrumentais rígidos de VLP a plataforma endoscópica seja utilizada de forma específica – ora para dissecção, ora para tração e simultaneamente para visualização. Esta continuará como opção até que uma plataforma endoscópica com instrumentais flexíveis e passíveis de triangulação seja desenvolvida.

- *Efeitos álgicos e imunológicos:* a utilização de um orifício natural visa à obtenção de um procedimento minimamente invasivo e com isso à redução do trauma tecidual e dos estímulos a fatores inflamatórios e receptores álgicos. Apesar de ser considerada subjetiva a aferição da dor pós-operatória, pode ser um parâmetro diretamente relacionado com a intensidade da lesão tecidual. Os dados referentes à dor nos pacientes operados por NOTES demonstram a efetividade da técnica quanto a este parâmetro. Estes podem ser considerados passíveis de viés por serem relatados com euforia pela aplicação desta nova abordagem. Dessa forma, estudos tentam, em modelo animal, comprovar pela análise de fatores imunológicos qual o padrão de alteração inflamatória causado pela NOTES. Os estudos de McGee *et al.* e Bingener *et al.* têm como hipótese que esta abordagem possa provocar um maior insulto ao sistema imunológico pela contaminação bacteriana associada ao sítio de acesso.[29,30] Contudo, seus resultados são consistentes apenas quanto ao afirmar que na NOTES não provoca uma hiperestimulação da fase inflamatória inicial. Sendo que esta estaria associada a possíveis efeitos adversos, como o intenso crescimento bacteriano, a falência de múltiplos órgãos, a síndrome da resposta inflamatória sistêmica e a maior mortalidade. É válido lembrar que estes experimentos têm limitações inerentes ao modelo experimental, mas que também compararam as técnicas utilizando apenas a peritoneoscopia, o que desfavorece a técnica endoscópica que necessita de menos ou nenhum portal auxiliar na execução de outros procedimentos. Assim, é necessário que estudos em humanos sejam realizados e que, principalmente, o papel da imunodepressão pós-operatória tardia seja estabelecido e dessa forma, possibilite a mensuração dos efeitos da NOTES como deletérios ou não ao sistema imune. A abordagem com a técnica híbrida pode auxiliar a redução da contaminação peritoneal por garantir a efetividade no fechamento da viscerotomia.

PRÓXIMOS PASSOS

As próximas etapas a serem trilhadas são bastante promissoras para a NOTES híbrida; porém, o embasamento científico deve prevalecer. Após o relato do 1º caso de NOTES híbrida em paciente obeso mórbido, um novo campo abriu-se para esta técnica.[31] Os materiais flexíveis utilizados neste caso propiciaram uma abordagem efetiva da vesícula biliar e, assim, apresentaram-se à comunidade cirúrgica como um novo aliado na superação das limitações impostas pelas particularidades do paciente obeso. Após este 1º passo, Ramos *et al.* relataram os primeiros casos de gastrectomia por NOTES híbrida.[32] Nesta série de 4 casos, os autores não relataram complicações quanto ao uso desta técnica. Ainda existem limitações quando falamos em evolução deste procedimento para ser realizado pela NOTES pura. Estas barreiras são principalmente referentes à limitação instrumental. Com o desenvolvimento de um *stapler* flexível, o número de portais abdominais pode ser significativamente reduzido e progressivamente direcionar a uma técnica endoscópica pura.

Para manter a curva exponencial de evolução é necessário que estudos sejam bem delineados, conduzidos e embasados em princípios científicos já estabelecidos.[33] Estudos mal realizados podem tornar-se prejudiciais para um determinado campo quando passam a fornecer a impressão de superotimismo. Com isso, podem prejudicar a informação basal e tirar crédito dos novos estudos. A aprovação ética é recomendação imperativa do NOSCAR e deve ser obtida em todos os casos. Quanto aos procedimentos experimentais, como nos casos em questão, é digna a indagação de quanto risco ou desconforto são aceitáveis em prol da evolução científica. O consentimento informado deve ser obtido de todos os pacientes e necessita conter informações sobre os riscos potenciais e técnicas de tratamento opcional. Antes de qualquer mobilização para o início do trabalho com NOTES é imprescindível a organização de um grupo de trabalho.[1,3,5,6] Devem ser inclusos representantes de áreas de veterinária, enfermagem, endoscopia, ginecologia (conforme acesso cirúrgico) e cirurgia. Apenas com esta equipe multiprofissional torna-se possível a execução adequada de um estudo, permitindo desde o treinamento animal até o controle de analgesia, implantação de protocolos e avaliação das condições clínicas gerais do paciente. Na cirurgia aberta, o cirurgião principal coordena o centro da operação e manipula o seu assistente conforme a necessidade de acesso ao sítio cirúrgico. A VLP exige a atuação coordenada de 2 assistentes para uma abordagem precisa. Na NOTES, a dependência é ainda maior, já que temos de considerar que o endoscópio manipulado por um direcionará a atuação das pinças operadas pelo outro profissional. O campo cirúrgico é menor e a disputa de espaço deve ser harmônica. Um maior cuidado deve ser observado quando utilizado mais de um orifício, como na técnica híbrida, já que operar os instrumentais rígidos simultaneamente aos flexíveis pode ser um grande desafio.

CONSIDERAÇÕES FINAIS

A aplicação de uma nova técnica não deve obedecer apenas ao compromisso científico e ao ímpeto inovador dos cirurgiões, mas deve considerar principalmente a opinião de quem será tratado por ela. Swanstrom *et al.* demonstraram que quando pacientes eram questionados sobre a escolha entre a NOTES e a VLP para a realização de suas colecistectomias, eles valorizavam mais o risco de complicações, o tempo para a recuperação e a dor pós-operatória do que os aspectos cosméticos, o custo, o tempo de internação e o tipo de anestesia.[34] Os mais interessados colocam em 2º plano o conceito tão exaltado de cirurgia sem cicatrizes. Ter em mente a NOTES como uma cirurgia sem incisões é uma grande ilusão. As cicatrizes abdominais são substituídas por uma viscerotomia. Durante a evolução da endoscopia flexível e da VLP, seus caminhos colidiram e culminaram no surgimento da NOTES. Contudo, este produto da inovação destas técnicas esbarrou na fisiológica inexperiência e na ausência de materiais de suporte, desviando seu curso e retrocedendo a algo mais palpável, a hibridização da técnica.[35]

VLP e NOTES não devem ser consideradas técnicas inimigas ou competidoras. Cabe aos cirurgiões racionalizar e utilizar o sinergismo destas diferentes abordagens visando o compromisso com o desfecho final do procedimento e não com a técnica cirúrgica a ser empregada.

O uso de acessos através de estômago, cólon e bexiga ainda requer subsídios tecnológicos pouco efetivos atualmente. Os primeiros casos de peritoneoscopia endoscópica transgástrica já foram relatados sem maiores complicações, porém o fechamento da vicetoromia não foi adequadamente avaliado.[19] A via transvaginal engloba as características necessárias, sendo assim o provável procedimento de escolha na transição para a aplicação da NOTES pura.

Mesmo que improvável, se a evolução da NOTES fosse congelada, seu legado à cirurgia moderna já pagaria todo comprometimento e empenho creditado a este. A tendência do uso de materiais flexíveis incrementou a VLP quando possibilitou o surgimento de uma nova técnica: a cirurgia transumbilical por portal único *(single port laparoscopy)*. As plataformas endoscópicas, inalteradas desde a sua introdução há 50 anos, hoje se apresentam em uma nova geração com maior mobilidade e canais de instrumentação.[7] Assim, a inovação acresce ao procedimento e não apenas ao meio, seja ele a VLP, a NOTES ou, melhor, o seu combinado.

REFERÊNCIAS BIBLIOGRÁFICAS

1. Mintz Y, Talamini MA, Cullen J. Evolution of laparoscopic surgery: lessons for Notes. *Gastrointest Endoscopy Clin N Am* 2008;18225-34.
2. Jagannath SB, Kantsevoy SV, Vaughn CA *et al.* Peroral transgastric endoscopic ligation of fallopian tubes with long-term survival in a porcine model. *Gastrointest Endosc* 2005;61(3):449-53.
3. Hawes RH. Transition from laboratory to clinical practice in Notes: role of Noscar. *Gastrointest Endoscopy Clin N Am* 2008;18:333-41.
4. Kalloo A, Singh VK, Jagannath SB *et al.* Flexible transgastric peritoneoscopy: a novel approach to diagnostic and therapeutic interventions in the peritoneal cavity. *Gastrointest Endosc* 2004;60(1):114-17.
5. Rattner D, Kalloo A. ASGE/SAGES working group on natural orifice translumenal endoscopic surgery October 2005. *Surg Endosc* 2006;20(2):329-33.
6. Kalloo A, Datlner D. ASGE/SAGES working group on natural orifice translumenal endoscopic surgery white paper october 2005. *Gastrointest Endosc* 2006;63(2):199-203.
7. Pearl J, Marks JM, Ponsky JL. Hybrid surgery: combined laparoscopy and natural orifice surgery. *Gastrointest Endoscopy Clin N Am* 2008;18:325-32.
8. Bergstrom M, Ikeda K, Swain P *et al.* Transgastric anastomosis by using flexible endoscopy in a porcine model. *Gastrointest Endos* 2006;63:307-12.
9. Sumiyama K, Gostout CJ, Rajan E *et al.* Pilot study of the porcine uterine horn as an in vivo appendicitis model for development of endoscopic transgastric appendectomy. *Gastrointest Endosc* 2006;64:808-12.
10. Ravens AF, Mosse CA, Ikeda K *et al.* Endoscopic transgastric lymphadenectomy by using EUS for selection and guidance. *Gastrointest Endosc* 2006;63:302-6.
11. Kantsevoy SV, Hu B, Jagannath SB *et al.* Transgastric endoscopic splenectomy – Is it possible? *Surg Endosc* 2006;20:522-25.
12. Della Flora E, Wilson TG, Martin IJ *et al.* A review of natural orifice translumenal endoscopic surgery (Notes) for intra-abdominal surgery. Experimental models, techniques, and applicability to the clinical setting. *Ann Surg* 2008;247:583-602.
13. Swanstrom LL, Kozarek R, Pasricha PJ *et al.* Development of a new access device for transgastric surgery. *J Gastrointest Surg* 2005;9:1129-36.
14. Pai RD, Fong DG, Bundga ME *et al.* Transcolonic endoscopic cholecystectomy: a NOTES survival study in a porcine model. *Gastrointest Endosc* 2006;64:428-34.
15. Park PO, Bergstrom M, Ikeda K *et al.* Experimental studies of transgastric gallbladder surgery: cholecystectomy and cholecystogastric anastomosis. *Gastrointest Endosc* 2005;61:601-6.
16. Sumiyama K, Gostout CJ, Rajan E *et al.* Transgastric cholecystectomy: transgastric accessibility to the gallbladder improved with the SEMF method and a novel multibending therapeutic endoscope. *Gastrointest Endosc* 2007;65:1028-34.
17. Branco AW, Filho AJ, Kondo W *et al.* Hybrid transvaginal nephrectomy. *Eur Urol* 2007 Nov. 5.
18. Fong DG, Pai RD, Thompson CC. Transcolonic endoscopic abdominal exploration: a NOTES survival study in a porcine model. *Gastrointest Endosc* 2007;65:312-18.
19. Hazey JW, Narula VK, Renton DB *et al.* Natural-orifice transgastric endoscopic peritoneoscopy in humans: initial clinical trial. *Surg Endosc* 2007.
20. Hu B, Chung SC, Sun LC *et al.* Transoral obesity surgery: endoluminal gastroplasty with an endoscopic suture device. *Endoscopy* 2005;37:411-14.
21. Hausmann U, Feussner H, Ahrens P *et al.* Endoluminal endosurgery: rivet application in flexible endoscopy. *Gastrointest Endosc* 2006;64:101-3.

22. McGee MF, Marks JM, Onders RP *et al.* Complete endoscopic closure of gastrotomy after natural orifice translumenal endoscopic surgery using the NDO plicator. *Surg Endosc* 2008;22:214-20
23. Wagh MS, Merri.eld BF, Thompson CC Survival studies after endoscopic transgastric oophorectomy and tubectomy in a porcine model. Gastrointest Endosc 2006;63:473-78.
24. Pham BV, Raju GS, Ahmed I *et al.* Immediate endoscopic closure of colon perforation by using a prototype endoscopic suturing device: feasibility and outcome in a porcine model. *Gastrointest Endosc* 2006;64:113-19.
25. Zorron R, Maggioni LC, Pombo L *et al.* Notes transvaginal cholecystectomy: preliminary clinical application. *Surg Endosc* 2007 Nov. 20.
26. Marescaux J, Dallemagne B, Perretta S *et al.* Surgery without scars: report of transluminal cholecystectomy in a human being. *Arch Surg* 2007 Sept.;142(9):823-26.
27. Decarli LA, Zorron R, Branco A *et al.* New hybrid approach for Notes transvaginal cholecystectomy: preliminary clinical experience. *Surg Innov* 2009 June;16(2):181-86.
28. Stark M, Benhidjeb T. The new european surgical academy (NESA). Endoscopic surgery in the 21st century. *Endosc Rev* 2007;12:5-10.
29. Bingener J, Krishnegowda NK, Michalek JE. Immunologic parameters during Notes compared with laparoscopy in a randomized blinded porcine trial. *Surg Endosc* 2009;23:178-81.
30. McGee MF, Schomisch SJ, Marks JM *et al.* Late phase TNF-alpha depression in natural orifice translumenal endoscopic surgery (Notes) peritoneoscopy. *Surgery* 2008;143:318-28.
31. Decarli L, Zorron R, Branco A *et al.* Natural orifice translumenal endoscopic surgery (Notes) transvaginal cholecystectomy in a morbidly obese patient. *Obes Surg* 2008 July;18(7):886-89.
32. Ramos AC, Zundel N, Galvao Neto M *et al.* Human hybrid Notes transvaginal sleeve gastrectomy: initial experience. *Surg Obes Relat Dis* 2008;4:660-63.
33. Romagnuolo J, Cotton P. Designing clinical trials for Notes. *Gastrointest Endoscopy Clin N Am* 2008;18:371-85.
34. Swanstrom LL, Volckmann E, Hungness E *et al.* Patient attitudes and expectations regarding natural orifice translumenal endoscopic surgery. *Surg Endosc* 2009;23:1519-25.
35. Vettoretto N, Arezzo A. Human natural orifice translumenal endoscopic surgery: on the way to two different philosophies? *Surg Endosc* 2010 Feb.;24(2):490-92.

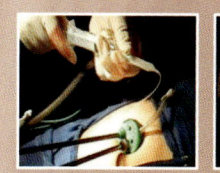

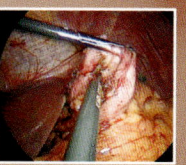

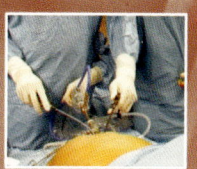

4
CIRURGIA ENDOSCÓPICA TRANSLUMINAL ATRAVÉS DE ORIFÍCIOS NATURAIS (NOTES) EM GINECOLOGIA

William Kondo
Alcides José Branco Filho
Aníbal Wood Branco
Rafael William Noda
Mônica Tessmann Zomer
Nicolas Bourdel

INTRODUÇÃO

Nas últimas décadas, as especialidades cirúrgicas têm experimentado avanços e mudanças, sendo que hoje em dia técnicas cirúrgicas minimamente invasivas têm sido adotadas para reduzir a morbidade às pacientes.[1] O papel da laparoscopia na era moderna da cirurgia já está bem estabelecido. Apesar das dificuldades em termos de curva de aprendizado no início da implantação clínica do método, atualmente quase todas as especialidades cirúrgicas adotam esta via de acesso minimamente invasiva como a técnica padrão-ouro, resultando em um pós-operatório com menos dor, menor tempo de internação, recuperação mais rápida e melhores resultados estéticos.[2-4] Recentemente, uma nova via de abordagem cirúrgica minimamente invasiva tem sido cada vez mais descrita na literatura: a cirurgia endoscópica transluminal por orifícios naturais (do inglês NOTES, *natural orifice transluminal endoscopic surgery*). Trata-se de um acesso à cavidade abdominal sem incisões na parede abdominal (cirurgias sem incisões ou *scarless surgery*), tendo os orifícios naturais como porta de entrada para a cavidade peritoneal. Desta forma, um endoscópio é introduzido na cavidade abdominal através do estômago, da vagina, da bexiga ou do cólon.[5] O 1º relato desta técnica cirúrgica foi de Gettman *et al.*,[6] da Universidade do Texas, em 2002, que demonstrou que a nefrectomia transvaginal em modelo experimental animal era factível. Dois anos mais tarde, Kalloo *et al.*[7] realizaram biópsias hepáticas transgástricas na Universidade Johns Hopkins. Após esses relatos iniciais, vários pesquisadores demonstraram a segurança do acesso transgástrico para a realização de ligadura tubária,[8] colecistectomia,[9] gastrojejunostomia,[10] histerectomia parcial com ooforectomia,[11,12] esplenectomia,[13] redução gástrica,[14] nefrectomia[15] e pancreatectomia,[16] todas com base em estudos experimentais em modelo suíno.

Desde 2007, relatos de casos de colecistectomia,[17-19] nefrectomia[20] e ligadura tubária[21] utilizando a NOTES transvaginal em seres humanos apareceram na literatura. Mais recentemente, algumas séries de casos têm sido publicadas.[22-24] Zorron *et al.*[22] relataram um estudo multicêntrico (16 centros de 9 países) incluindo 362 pacientes submetidos a NOTES transgástrica e transvaginal. Os procedimentos mais frequentemente realizados foram colecistectomia transvaginal (66,3%), apendicectomia transvaginal (10,2%), colecistectomia transgástrica (8,01%) e apendicectomia transgástrica (3,87%), correspondendo a 88,38% do total de procedimentos. A taxa global de complicações foi de 8,84%, incluindo 5,8% de complicações graus I e II e 3,04% de complicações graus III e IV. Durante 14 meses do registro alemão de NOTES,[23] foram operadas 551 pacientes. As colecistectomias corresponderam a 85,3% de todos os procedimentos. Os procedimentos foram realizados em mulheres usando a técnica híbrida transvaginal. Complicações ocorreram em 3,1% das pacientes e conversão para laparoscopia ou cirurgia aberta em 4,9%. Na China,[24] foram realizadas 43 colecistectomias endoscópicas transvaginais assistidas por laparoscopia com sucesso. Nenhuma complicação intra ou pós-operatória foi observada. Todas as pacientes ficaram satisfeitas com os resultados estéticos.

Neste capítulo, abordaremos a aplicação da NOTES em ginecologia.

ESTUDOS EM ANIMAIS

ACESSO ENDOSCÓPICO TRANSGÁSTRICO

Os primeiros procedimentos ginecológicos por NOTES foram descritos utilizando a via transgástrica. Em 2005, Jagannath *et al.*[8] descreveram o 1° caso de ligadura tubária peroral endoscópica transgástrica em modelo suíno. Seis porcas foram submetidas ao procedimento e a trompa de um dos lados foi ligada utilizando *endoloop* da Olympus. Por meio de fluoroscopia foi confirmada a obstrução completa da trompa ligada e a patência preservada da outra trompa, que serviu como controle no estudo. Todos os animais sobreviveram após a cirurgia. Em 2006, Wagh *et al.*[11,12] publicaram seus estudos demonstrando que a ressecção endoscópica transgástrica de órgãos (ooforectomia e histerectomia parcial) era factível. As cirurgias foram realizadas com sucesso em 6 porcas fêmeas Yorkshire e o pós-operatório avaliado por 2 semanas transcorreu sem intercorrências. Recentemente, Freeman *et al.*[25] compararam os benefícios potenciais da NOTES transgástrica com a cirurgia tradicional e laparoscópica. O estudo incluiu 10 cadelas em cada grupo e as variáveis avaliadas foram: complicações, estresse cirúrgico e dor pós-operatória. O tempo operatório mediano foi de 76, 44 e 35 minutos para os procedimentos NOTES, laparoscópico e aberto, respectivamente. Todos os animais sobreviveram sem complicações. Os animais do grupo NOTES apresentaram o maior aumento nos níveis séricos de cortisol em 2 horas, mas não houve diferença nas concentrações de glicose comparadas com os outros grupos. As concentrações séricas de interleucina 6 e de proteína C reativa aumentaram significativamente nos tempos específicos comparadas com as dosagens basais no grupo NOTES, mas não nos grupos laparoscopia e cirurgia aberta. Com base em escores cumulativos de dor, os animais do grupo NOTES demonstraram menos evidência de dor.

ACESSO ENDOSCÓPICO TRANSVAGINAL

A linfadenectomia retroperitoneal por via endoscópica transvaginal em modelo suíno foi inicialmente demonstrada por Nassif *et al.*,[26] em 2009. Eles realizaram 3 linfadenectomias pélvicas e 3 linfadenectomias nas regiões interaortocava, lateroaórtica e laterocaval com sucesso. Nosso grupo de Clermont-Ferrand (CHU Estaing)[27] também avaliou esta via de acesso para a realização de ressecção de linfonodo-sentinela retroperitoneal em 10 porcas. Após injeção de azul de metileno na região paracervical (Fig. 4-1A e B), o endoscópio foi introduzido por uma colpotomia lateral direita. Os vasos ilíacos internos foram visualizados, seguindo-se a identificação dos vasos ilíacos externos bilateralmente, da aorta e da veia cava (Fig. 4-1C-E). Os linfonodos sentinelas corados em azul foram dissecados de maneira romba e removidos (Fig. 4-1F-I). O tempo cirúrgico médio foi de 56 minutos e o número médio de linfonodos removidos por animal foi de 1,75. Após a linfadenectomia por acesso endoscópico transvaginal foi realizada uma laparoscopia que confirmou a remoção de 19 de 20 linfonodos-sentinela. Nenhuma complicação maior ocorreu nos 10 animais. Dos 19 linfonodos-sentinela, 11 estavam localizados no lado esquerdo e 8 no lado direito. Quinze linfonodos foram obtidos dos vasos ilíacos ou da região do promontório e 4 da região aórtica lateral ou pré-aórtica.

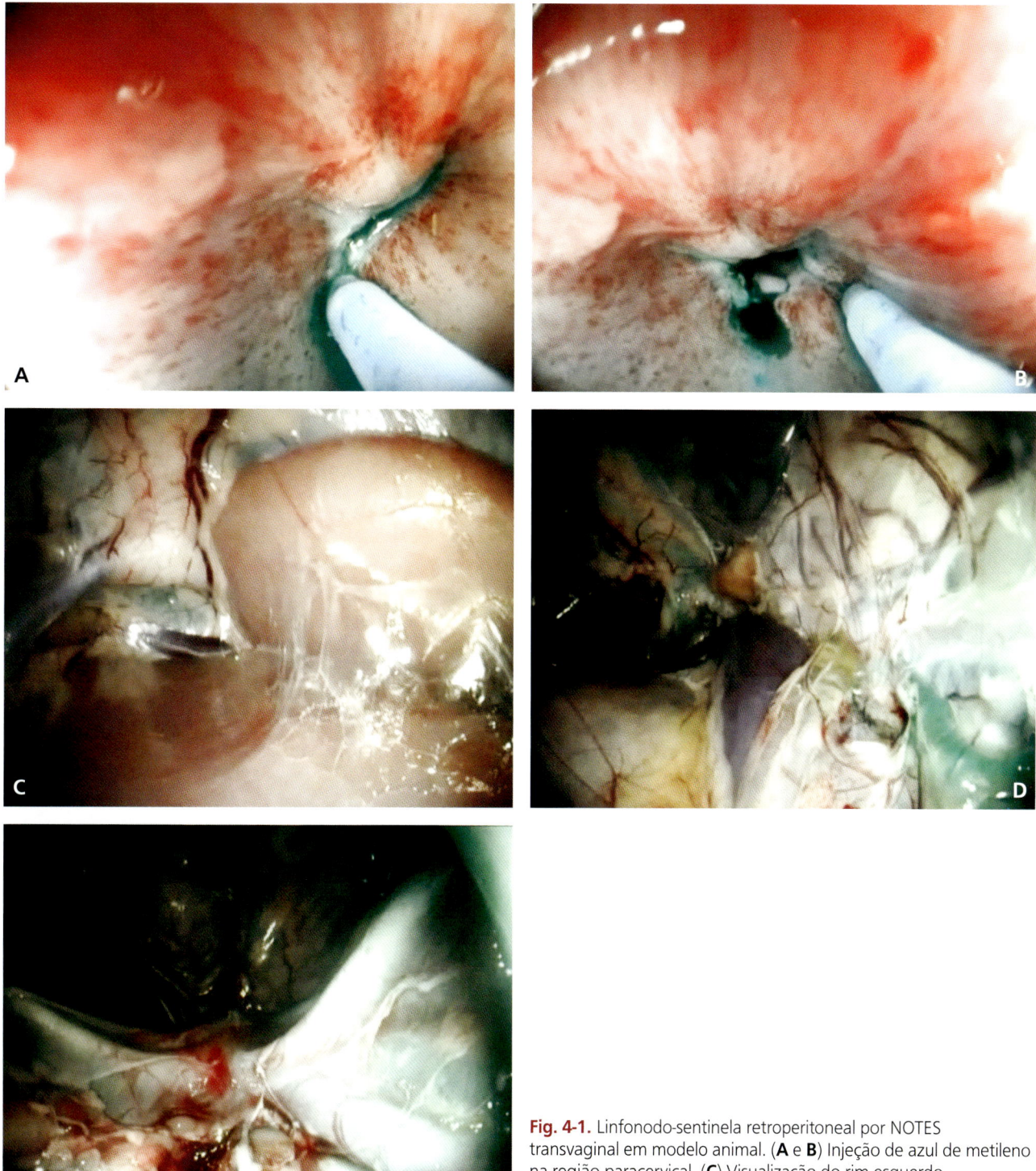

Fig. 4-1. Linfonodo-sentinela retroperitoneal por NOTES transvaginal em modelo animal. (**A** e **B**) Injeção de azul de metileno na região paracervical. (**C**) Visualização do rim esquerdo. (**D**) Identificação do rim direito e da veia cava. (**E**) Bifurcação dos vasos ilíacos. *(Continua.)*

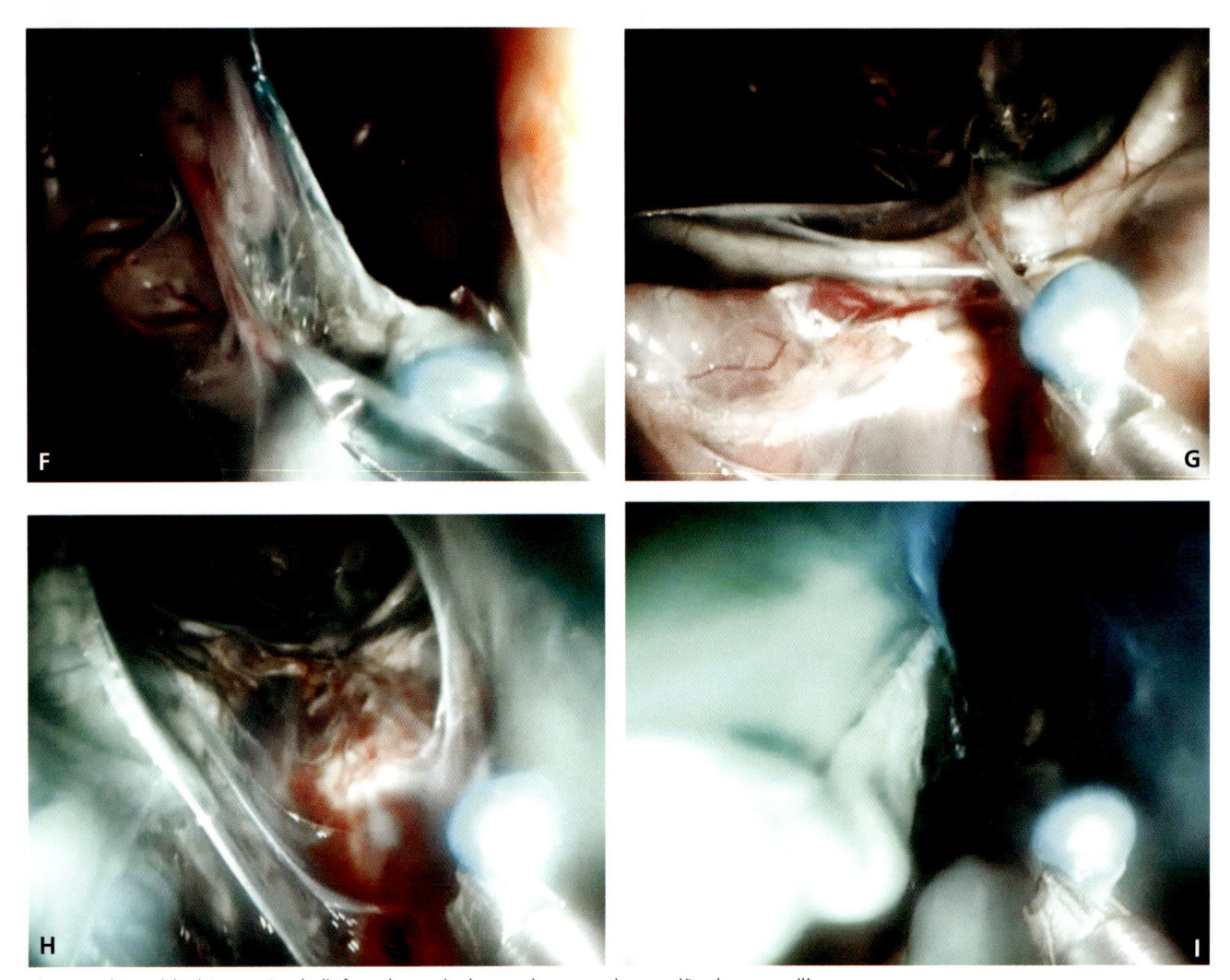

Fig. 4-1. *(Cont.)* **(F-I)** Remoção do linfonodo-sentinela corado em azul na região dos vasos ilíacos.

ESTUDOS EM CADÁVERES

Até o momento não existe nenhum artigo publicado na literatura aplicando a técnica de NOTES transvaginal para procedimentos ginecológicos em cadáveres. Allemann *et al.*[28] descreveram suas experiências com o acesso transvaginal puro para a exploração do retroperitônio em cadáveres para simular eventuais procedimentos de nefrectomia, adrenalectomia e pancreatectomia. Os experimentos foram conduzidos em 3 cadáveres humanos frescos, aquecidos em temperatura ambiente por 12 horas. A colpotomia foi realizada na parede posterior da vagina, aproximadamente 3 cm proximal ao fórnice posterior. Um túnel posterior e lateral esquerdo foi criado sob visão direta, usando instrumentos de cirurgia aberta e de laparoscopia. Após a entrada no espaço pararretal, um endoscópio de 12 mm de duplo canal foi introduzido e o dióxido de carbono foi insuflado através de um dos canais. Os pontos de referência anatômicos identificados foram o nervo e a artéria obturadores internos entrando no canal de Alcock, os nervos sacrais, a artéria retal mediana, os vasos ilíacos externos, a artéria epigástrica inferior esquerda e o polo inferior do rim. O acesso foi realizado corretamente nos 3 cadáveres até os vasos ilíacos. No 1° caso, os tecidos congelados impediram a dissecção completa até o rim. Nos outros 2 cadáveres, o polo inferior do rim foi claramente visualizado. O tempo cirúrgico médio para o acesso foi de 52 minutos.

Nosso grupo de ginecologia de Clermont-Ferrand (CHU Estaing) também realizou o acesso endoscópico transvaginal para a avaliação do retroperitônio em cadáveres, mas os resultados não foram publicados. Os mesmos passos cirúrgicos descritos acima por Allemann *et al.*[28] foram realizados em 3 cadáveres, com um tempo cirúrgico médio de 60 minutos (Fig. 4-2).

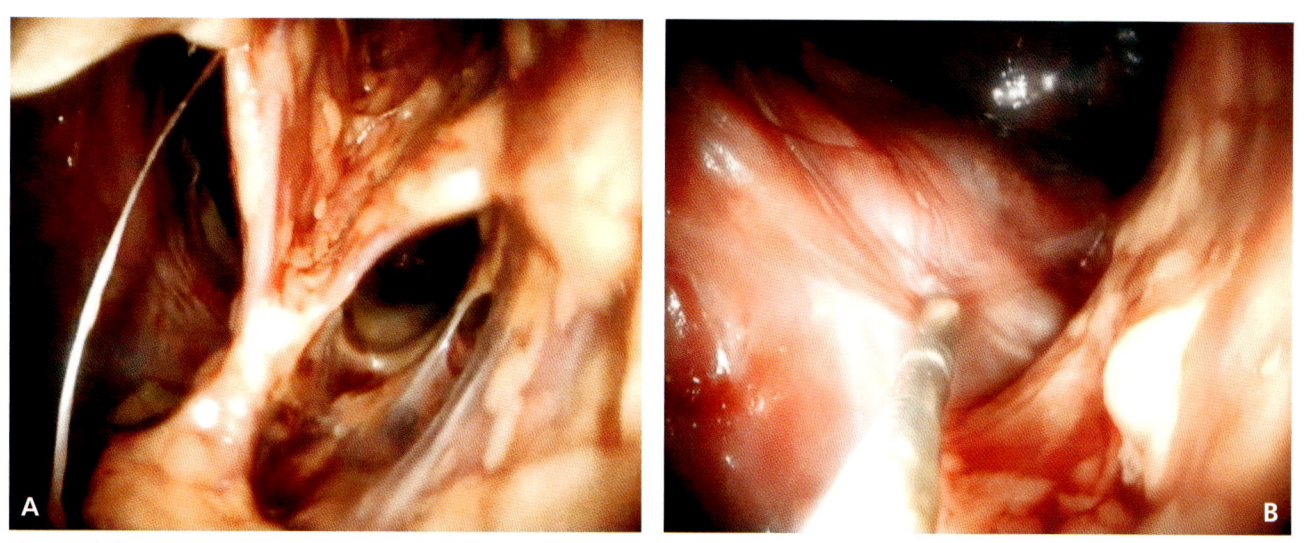

Fig. 4-2. (**A**) Dissecção retroperitoneal anterior ao osso sacral. (**B**) Identificação do promontório e da bifurcação dos vasos ilíacos.

ESTUDOS EM HUMANOS

UTILIZAÇÃO DE ÓPTICA RÍGIDA

O acesso vaginal tem sido utilizado para visualizar os órgãos pélvicos e intra-abdominais desde o início dos anos 1900, quando era chamado de culdoscopia. Em 19 de abril de 1901, o cirurgião russo Dr. Dmitri von Ott descreveu pela 1ª vez a ventroscopia através de colpotomia em posição de Trendelemburg no Encontro da Sociedade de Ginecologia e Obstetrícia de Saint Petersburg.[29] TeLinde,[30] em 1940, foi reconhecido como o autor de uma das primeiras culdoscopias rígidas nos Estados Unidos. Palmer,[31] em 1942, introduziu a culdoscopia rígida transvaginal em posição de decúbito dorsal. No mesmo ano, Albert Decker[32] inventou o que ficou conhecido como o culdoscópio de Decker, um instrumento rígido com uma lâmpada adjacente à lente na extremidade distal. Clyman,[33] em 1963, utilizou um culdoscópio rígido com o qual realizou vários procedimentos, como lise de aderências, biópsias ovarianas e aspirações de cistos.

Em 1999, Watrelot *et al.*[34] descreveram a fertiloscopia, uma técnica minimamente invasiva para a investigação de infertilidade feminina. Ela utiliza um acesso minimamente invasivo transvaginal para acessar os órgãos pélvicos e geralmente combina os seguintes procedimentos diagnósticos: hidrolaparoscopia (ou hidropelviscopia), teste de patência tubária com azul de metileno, salpingoscopia, microssalpingoscopia e histeroscopia. O uso de instrumentos videoscópicos inseridos por via transvaginal para explorar a cavidade peritoneal pélvica é factível e a técnica já foi aplicada em milhares de pacientes com taxas de complicações abaixo de 1%.[35] Nohuz *et al.*[36] avaliaram, retrospectivamente, 229 mulheres com infertilidade primária ou secundária sem nenhuma patologia que justificasse uma laparoscopia e que poderiam beneficiar-se de uma fertiloscopia (Fig. 4-3). Duzentos e três (88,6%) procedimentos foram realizados com sucesso, revelando lesões em 58 casos (28,6%). Cinco complicações (2,5%) foram observadas: 2 lesões retais, 2 complicações hemorrágicas e 1 salpingite pós-operatória. O maior problema do endoscópio rígido é a inabilidade de explorar toda a cavidade peritoneal, especialmente a parede uterina anterior e o peritônio, que recobre a superfície da bexiga e os ligamentos largos.[37]

Em 2010, Hackethal *et al.*[37] testaram 2 novos endoscópios que permitem ângulos ajustáveis de visão para avaliar mulheres utilizando a cirurgia transvaginal com endoscópio rígido: a óptica rígida de 10 mm EndoCAMeleon (Karl Storz, Tuttlingen, Germany) que permite ângulos de visão variando de 0 a 120 graus e o EndoEYE LTF-VH (Olympus, Hamburg, Germany) que tem a ponta flexível e atinge um ângulo de até 100 graus. Eles acreditavam que o uso desses novos endoscópios poderia possibilitar a exploração de toda a pelve feminina. Quatro pacientes com infertilidade (n = 3) e dor

Fig. 4-3. Fertiloscopia.
(**A**) Introdução da óptica de fertiloscopia através do fundo-de-saco posterior.
(**B**) Visualização da parede posterior do útero. (**C** e **D**) Ovário esquerdo com presença de aderência frouxa.
(**E**) Porção fímbrica da trompa esquerda.
(**F**) Porção fímbrica da trompa direita.

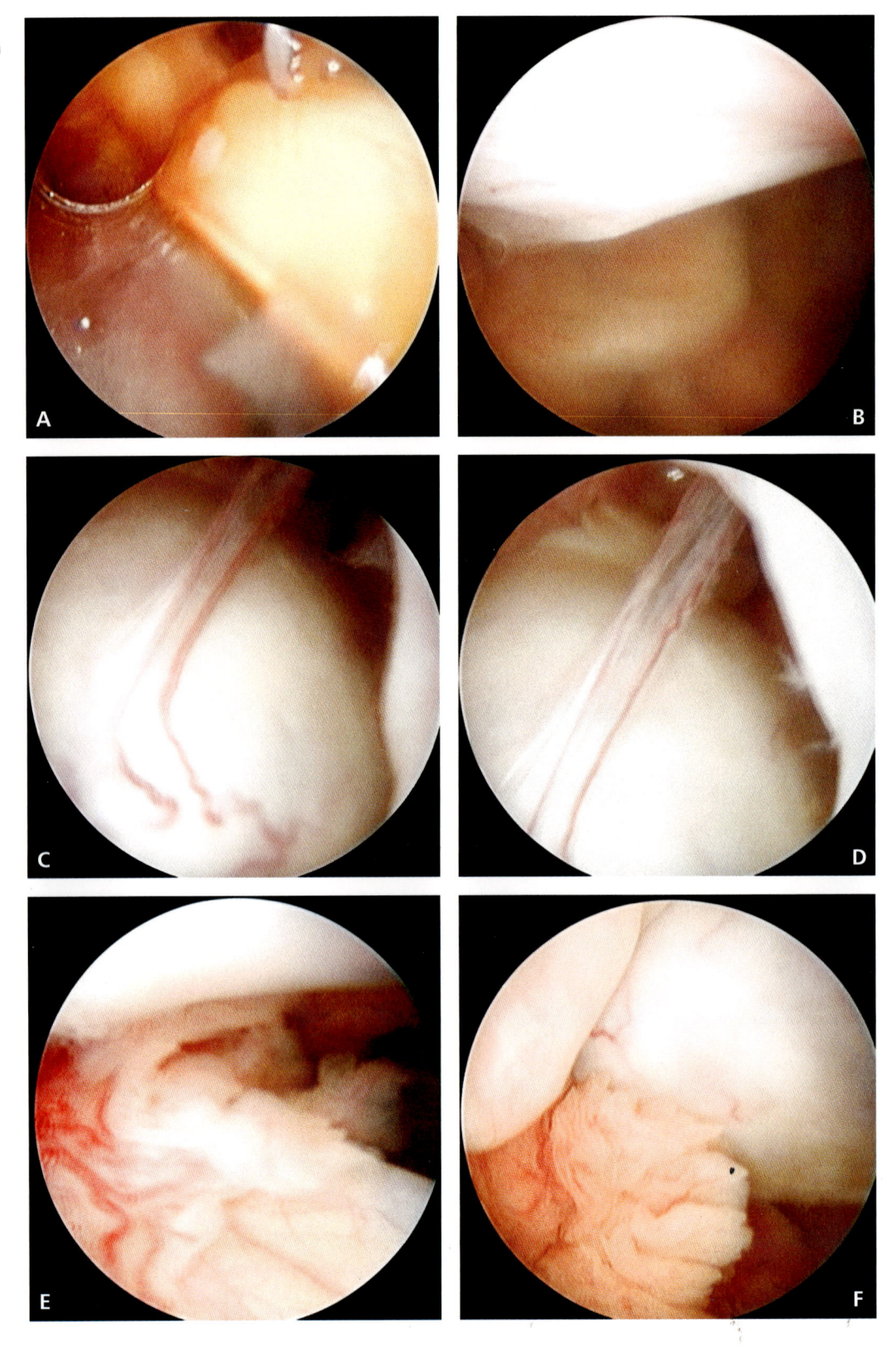

Fig. 4-3. *(Cont.)* (**G** e **H**) Realização de *drilling* ovariano.

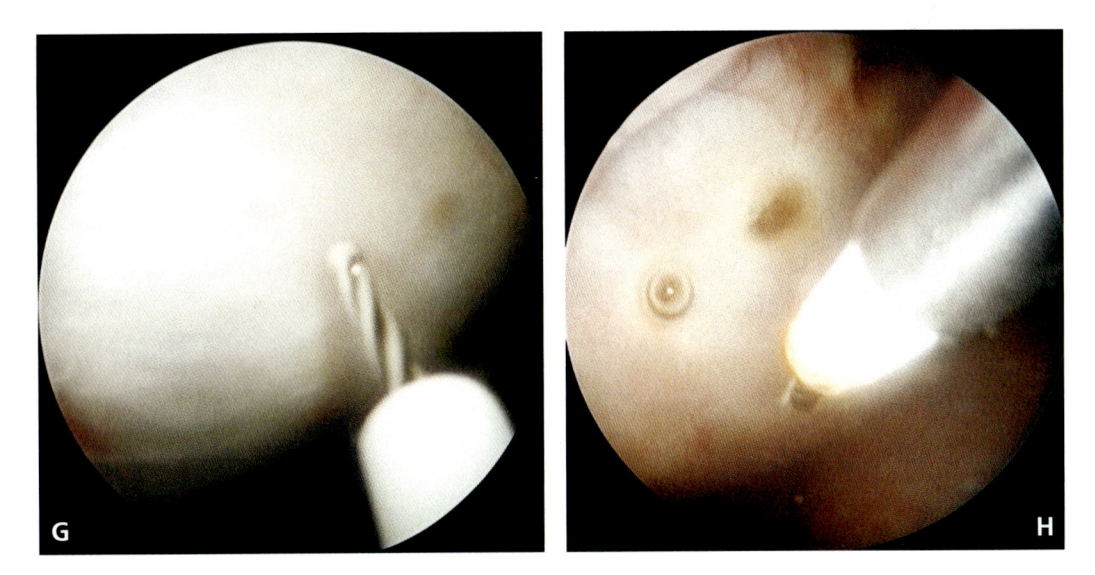

pélvica crônica (n = 1) foram incluídas no estudo. Eles concluíram que esses novos endoscópios não permitem uma visão de boa qualidade da porção anterior da pelve para descartar endometriose ou outras doenças. Para as cirurgias transvaginais com intenção de explorar a cavidade pélvica, endoscópios não rígidos são tão fáceis de manipular quanto os endoscópios rígidos e fornecem boa visualização da anatomia pélvica. As desvantagens óbvias dos endoscópios rígidos e seu eixo fixo de visão não foram superados por esses novos endoscópios. A inabilidade de angular o endoscópio para trás para inspecionar as estruturas pélvicas anteriores compromete o diagnóstico da paciente.

UTILIZAÇÃO DE ENDOSCÓPIO FLEXÍVEL

Em 2009 realizamos em Curitiba[21] o 1º caso de ligadura tubária bilateral por acesso endoscópico transvaginal em humanos. A paciente foi posicionada em Trendelemburg e o fórnice vaginal posterior foi aberto para se acessar a cavidade peritoneal. Um endoscópio flexível com duplo canal de trabalho (Karl Storz Endoskope, Tuttlingen, Germany) foi introduzido na cavidade pélvica e o pneumoperitônio foi insuflado através de uma sonda nasogástrica fixada ao endoscópio (Fig. 4-4A e B). Um manipulador uterino foi posicionado para facilitar a exposição das trompas para o procedimento. As trompas foram coaguladas e seccionadas, e o fórnice vaginal posterior foi suturado com *vicryl* 2-0 (Fig. 4-4C-I).

CONTRAINDICAÇÕES

O acesso endoscópico transvaginal não pode ser aplicado a todas as pacientes. Não existe nenhum trabalho mostrando quais seriam realmente as contraindicações relativas e absolutas ao procedimento, mas com base em nossa experiência, citamos as seguintes situações como possíveis contraindicações:

- *Endometriose profunda:* as pacientes com endometriose profunda normalmente têm suas lesões localizadas posterior ao útero, seja nos ligamentos uterossacros, na região retrocervical ou no septo retovaginal. Isto impossibilita o acesso à cavidade pélvica pelo fórnice posterior da vagina pelo alto risco de lesões iatrogênicas de órgãos adjacentes durante a confecção do acesso à cavidade pélvica e à presença de intenso processo inflamatório/fibrótico decorrente da doença, dificultando o acesso à cavidade.
- *Lesões anexiais suspeitas:* todas as lesões anexiais suspeitas devem ser abordadas com os princípios cirúrgicos oncológicos. A precariedade dos instrumentais endoscópicos ainda faz com que gestos cirúrgicos minuciosos ainda não possam ser realizados utilizando esta via de acesso. Não podemos expor as pacientes ao risco de uma possível ruptura de uma lesão anexial maligna e a consequente contaminação da cavidade pélvica com células tumorais.

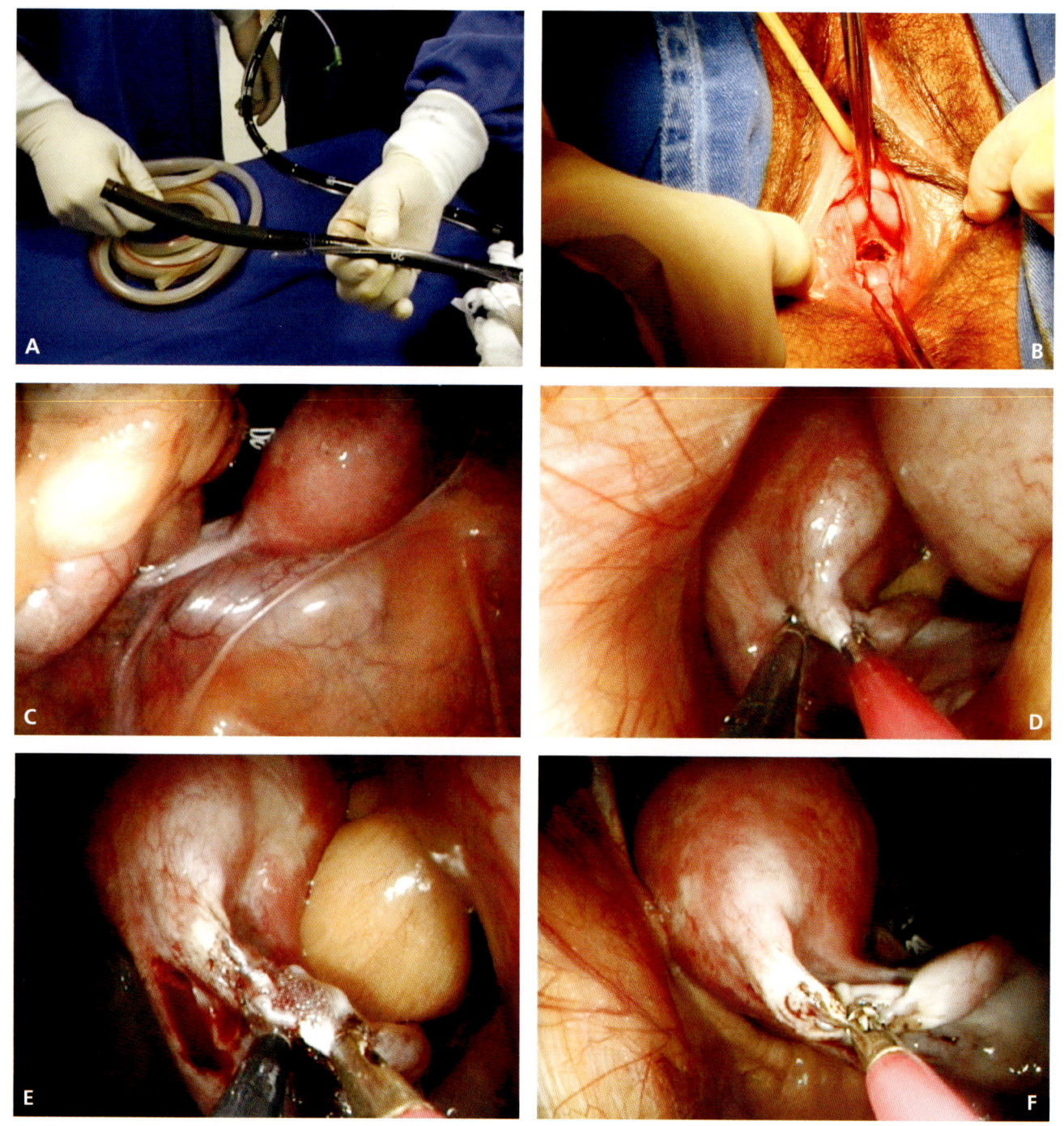

Fig. 4-4. Ligadura tubária bilateral por NOTES transvaginal. (**A**) Preparo do endoscópio fixando uma sonda nasogástrica ao endoscópio de duplo canal, por onde o dióxido de carbono foi insuflado para se obter o pneumoperitônio. (**B**) Abertura do fórnice vaginal posterior. (**C**) Retrovisão demonstrando a área de entrada do endoscópio no fundo-de-saco posterior. (**D-F**) Coagulação da trompa esquerda.

- *Cirurgias pélvicas prévias e história prévia de doença inflamatória pélvica:* procedimentos cirúrgicos prévios na região pélvica e episódios prévios de doença inflamatória pélvica podem acarretar a formação de aderências firmes nesta região e os instrumentais atualmente disponíveis para a realização de cirurgias endoscópicas transvaginais ainda não permitem uma perfeita exposição e dissecção cuidadosa para se acessar a pelves com muita quantidade de aderências.
- *Procedimentos cirúrgicos complexos:* a ausência de triangulação dos instrumentais e a imagem obtida do endoscópio por meio de retrovisão (de cabeça para baixo e em espelho) não permitem que gestos cirúrgicos complexos possam ser realizados.

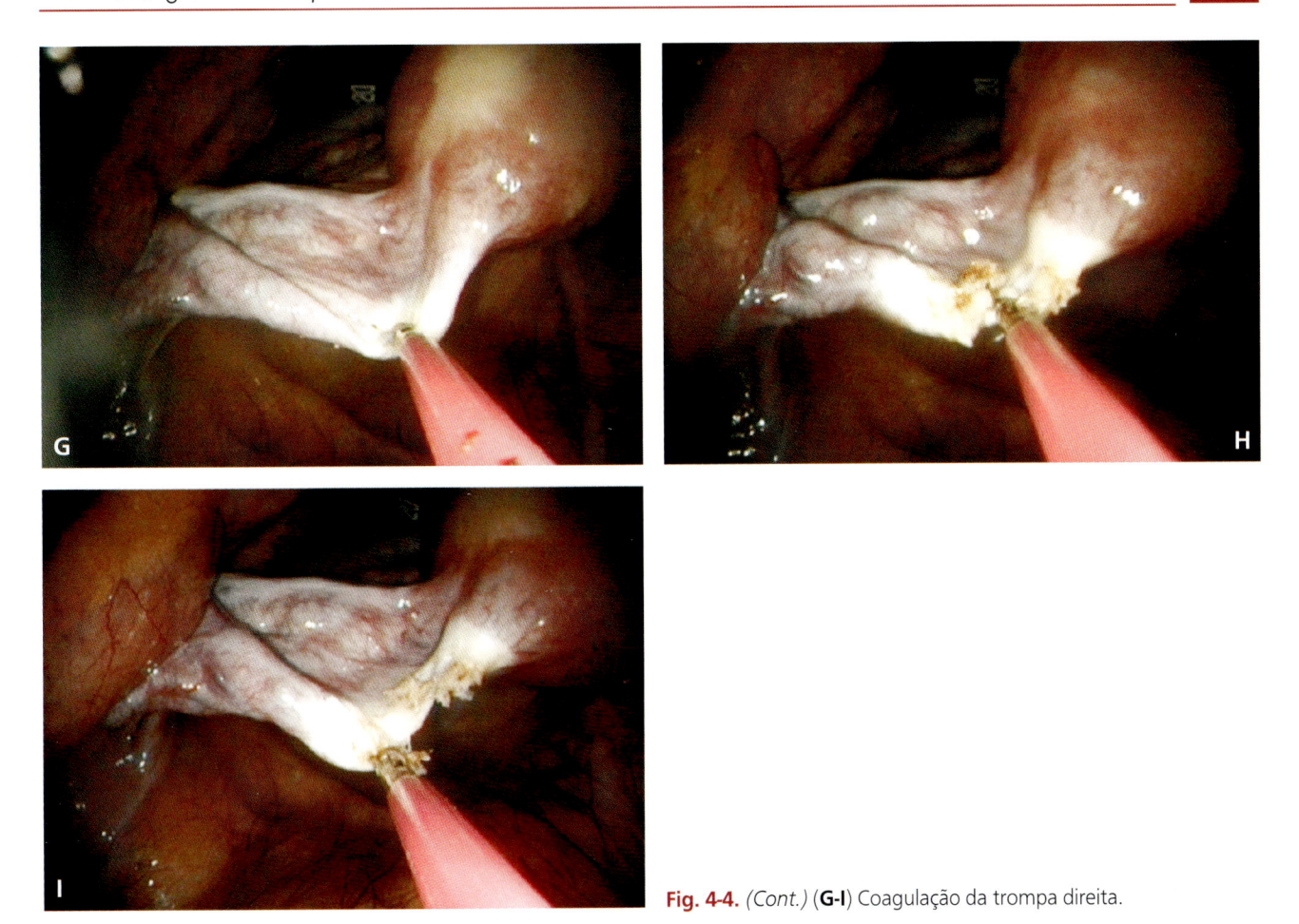

Cirurgia Endoscópica Transluminal através de Orifícios Naturais (NOTES) em Ginecologia | 39

Fig. 4-4. *(Cont.)* **(G-I)** Coagulação da trompa direita.

DIFICULDADES

As dificuldades técnicas da realização de NOTES transvaginal já estão bem demonstradas na literatura[19-21] e incluem:

- *Flexibilidade dos endoscópios convencionais:* limita o controle dos instrumentos durante a cirurgia.
- *Ausência de triangulação:* como os instrumentos são inseridos através dos 2 canais de trabalho do endoscópio flexível, eles chegam à cavidade peritoneal em paralelo, o que limita os movimentos do cirurgião.
- *Ausência de estabilidade do endoscópio:* o endoscópio não se mantém parado no interior da cavidade peritoneal durante a cirurgia, portanto constantemente a exposição cirúrgica ideal é perdida. Além disso, a movimentação dos instrumentos movimenta em conjunto o endoscópio, o que facilita a perda do campo cirúrgico.
- *Retrovisão:* a cirurgia pélvica é realizada com retrovisão, o que implica em uma imagem de ponta-cabeça e invertida, dificultando a noção de movimentos dos instrumentos e mesmo do endoscópio. Nem sempre é obtida uma visão frontal com a retrovisão; muitas vezes a visão obtida é lateral, o que torna o procedimento mais trabalhoso.

PRÓS E CONTRAS DO ACESSO ENDOSCÓPIO TRANSVAGINAL

O acesso endoscópico transvaginal apresenta várias vantagens em potencial: é bem aceito pelas pacientes uma vez que não deixa cicatrizes no abdome, reproduz a cirurgia laparoscópica, é associada a mínima morbidade, permite a visualização de toda a anatomia pélvica, a dor pós-operatória é mínima e o tempo de recuperação pós-operatória é reduzido. Além disso, evita hérnias nos orifícios dos trocartes, podendo inclusive reduzir a formação de aderências intra-abdominais.[38,39]

As desvantagens do método incluem: impossibilidade de aplicação em todas as pacientes, necessidade de longa curva de aprendizado e tempo prolongado de abstinência sexual após o procedimento para a completa cicatrização vaginal.

CONSIDERAÇÕES FINAIS

A cirurgia endoscópica transluminal por orifícios naturais utilizando a vagina como ponto de entrada à cavidade peritoneal é uma técnica bastante promissora e vários procedimentos cirúrgicos têm sido realizados utilizando esta via. Com o desenvolvimento de novos instrumentais e de plataformas que facilitem o manuseio e a estabilização dos endoscópios flexíveis, esta abordagem cirúrgica tende a ter uma grande aplicação clínica no futuro.

REFERÊNCIAS BIBLIOGRÁFICAS

1. Branco AW, Branco Filho AJ, Noda RW et al. New minimally invasive surgical approaches: transvaginal and transumbilical. *Braz J Video-Sur* 2008;1(1):29-36.
2. Kondo W, Rangel M, Tirapelle RA et al. Emprego da laparoscopia em mulheres com dor abdominal aguda. *Rev Bras Videocir* 2006;4(1):3-8.
3. Jin C, Hu Y, Chen XC et al. Laparoscopic versus open myomectomy – a meta-analysis of randomized controlled trials. *Eur J Obstet Gynecol Reprod Biol* 2009 July;145(1):14-21. Epub 2009 Apr. 23.
4. Keus F, Gooszen HG, van Laarhoven CJ. Open, small-incision, or laparoscopic cholecystectomy for patients with symptomatic cholecystolithiasis. An overview of Cochrane Hepato-Biliary Group reviews. *Cochrane Database Syst Rev* 2010 Jan. 20;(1):CD008318.
5. de la Fuente SG, Demaria EJ, Reynolds JD et al. New developments in surgery: natural orifice transluminal endoscopic surgery (Notes). *Arch Surg* 2007 Mar.;142(3):295-97.
6. Gettman MT, Lotan Y, Napper CA et al. Transvaginal laparoscopic nephrectomy: development and feasibility in the porcine model. *Urology* 2002 Mar.;59(3):446-50.
7. Kalloo AN, Singh VK, Jagannath SB et al. Flexible transgastric peritoneoscopy: a novel approach to diagnostic and therapeutic interventions in the peritoneal cavity. *Gastrointest Endosc* 2004 July;60(1):114-17.
8. Jagannath SB, Kantsevoy SV, Vaughn CA et al. Peroral transgastric endoscopic ligation of fallopian tubes with long-term survival in a porcine model. *Gastrointest Endosc* 2005 Mar.;61(3):449-53.
9. Park PO, Bergström M, Ikeda K et al. Experimental studies of transgastric gallbladder surgery: cholecystectomy and cholecystogastric anastomosis (videos). *Gastrointest Endosc* 2005 Apr.;61(4):601-6.
10. Kantsevoy SV, Jagannath SB, Niiyama H et al. Endoscopic gastrojejunostomy with survival in a porcine model. *Gastrointest Endosc* 2005 Aug.;62(2):287-92.
11. Wagh MS, Merrifield BF, Thompson CC. Survival studies after endoscopic transgastric oophorectomy and tubectomy in a porcine model. *Gastrointest Endosc* 2006 Mar.;63(3):473-78.
12. Wagh MS, Merrifield BF, Thompson CC. Endoscopic transgastric abdominal exploration and organ resection: initial experience in a porcine model. *Clin Gastroenterol Hepatol* 2005 Sept.;3(9):892-96.
13. Kantsevoy SV, Hu B, Jagannath SB et al. Transgastric endoscopic splenectomy: is it possible? *Surg Endosc* 2006 Mar.;20(3):522-25. Epub 2006 Jan. 21.
14. Kantsevoy SV, Hu B, Jagannath SB et al. Technical feasibility of endoscopic gastric reduction: a pilot study in a porcine model. *Gastrointest Endosc* 2007 Mar.;65(3):510-13.
15. Lima E, Rolanda C, Pêgo JM et al. Third-generation nephrectomy by natural orifice transluminal endoscopic surgery. *J Urol* 2007 Dec.;178(6):2648-54. Epub 2007 Oct. 22.
16. Matthes K, Yusuf TE, Willingham FF et al. Feasibility of endoscopic transgastric distal pancreatectomy in a porcine animal model. *Gastrointest Endosc* 2007 Oct.;66(4):762-66.
17. Marescaux J, Dallemagne B, Perretta S et al. Surgery without scars: report of transluminal cholecystectomy in a human being. *Arch Surg* 2007 Sept.;142(9):823-26; discussion 826-27.
18. Zorrón R, Filgueiras M, Maggioni LC et al. Notes. Transvaginal cholecystectomy: report of the first case. *Surg Innov* 2007 Dec.;14(4):279-83.
19. Branco Filho AJ, Noda RW, Kondo W et al. Initial experience with hybrid transvaginal cholecystectomy. *Gastrointest Endosc* 2007 Dec.;66(6):1245-48.

20. Branco AW, Branco Filho AJ, Kondo W *et al.* Hybrid transvaginal nephrectomy. *Eur Urol* 2008 June;53(6):1290-94. Epub 2007 Nov. 5.
21. Kondo W, Noda RW, Branco AW *et al.* Transvaginal endoscopic tubal sterilization. *J Laparoendosc Adv Surg Tech A* 2009 Feb.;19(1):59-61.
22. Zorron R, Palanivelu C, Galvão Neto MP *et al.* International multicenter trial on clinical natural orifice surgery – Notes IMTN study: preliminary results of 362 patients. *Surg Innov* 2010 June;17(2):142-58.
23. Lehmann KS, Ritz JP, Wibmer A *et al.* The German registry for natural orifice translumenal endoscopic surgery: report of the first 551 patients. *Ann Surg* 2010 Aug.;252(2):263-70.
24. Niu J, Song W, Yan M *et al.* Transvaginal laparoscopically assisted endoscopic cholecystectomy: preliminary clinical results for a series of 43 cases in China. *Surg Endosc.* 2010 Oct. 7. [Epub ahead of print]
25. Freeman LJ, Rahmani EY, Al-Haddad M *et al.* Comparison of pain and postoperative stress in dogs undergoing natural orifice transluminal endoscopic surgery, laparoscopic, and open oophorectomy. *Gastrointest Endosc* 2010 Aug.;72(2):373-80. Epub 2010 May 26.
26. Nassif J, Zacharopoulou C, Marescaux J *et al.* Transvaginal extraperitoneal lymphadenectomy by natural orifices transluminal endoscopic surgery (Notes) technique in porcine model: feasibility and survival study. *Gynecol Oncol* 2009 Feb.;112(2):405-8. Epub 2008 Nov. 20.
27. Bourdel N, Kondo W, Botchorishvili R *et al.* Assessment of sentinel nodes for gynecologic malignancies by natural orifices transluminal endoscopic surgery (Notes): preliminary report. *Gynecol Oncol* 2009 Dec.;115(3):367-70. Epub 2009 Oct. 3.
28. Allemann P, Perretta S, Asakuma M *et al.* Notes new frontier: natural orifice approach to retroperitoneal disease. *World J Gastrointest Surg* 2010 May 27;2(5):157-64.
29. Von Ott D. Die Beleuchtung der Bauchhohle (Ventroskopie) als methode bei vaginaler coeliotomie. *Abl Gynakol* 1902;231:817-23.
30. Frenkel DA, Greene BA, Siegler SL. Technical improvements in culdoscopic examination. *Am J Obstet Gynecol* 1952;64:1303-9.
31. Brosens I, Campo R, Puttemans P *et al.* Transvaginal laparoscopy. *Clin Obstet Gynecol* 2003 Mar.;46(1):117-22.
32. Decker A. Culdoscopy. *Am J Obstet Gynecol* 1952;63:854-59.
33. Clyman MJ. A new panculdoscope – Diagnostic, photographic, and operative aspects. *Obstet Gynecol* 1963;21:343-48.
34. Watrelot A, Dreyfus JM, Andine JP. Evaluation of the performance of fertiloscopy in 160 consecutive infertile patients with no obvious pathology. *Hum Reprod* 1999;14:707-11.
35. Gordts S, Campo R, Puttemans P *et al.* Transvaginal access: a safe technique for tubo-ovarian exploration in infertility? Review of the literature. *Gynecol Surg* 2008;5(3):187-91.
36. Nohuz E, Pouly JL, Bolandard F *et al.* Fertiloscopy: clermont-ferrand's experiment. *Gynecol Obstet Fertil* 2006 Oct.;34(10):894-9. Epub 2006 Sept. 18.
37. Hackethal A, Ionesi-Pasacica J, Eskef K *et al.* Transvaginal Notes with semi-rigid and rigid endoscopes that allow adjustable viewing angles. *Arch Gynecol Obstet* 2011 Jan.;283(1):131-32. Epub 2010 Mar. 25.
38. Dubcenco E, Assumpcao L, Dray X *et al.* Adhesion formation after peritoneoscopy with liver biopsy in a survival porcine model: comparison of laparotomy, laparoscopy, and transgastric natural orifice transluminal endoscopic surgery (Notes). *Endoscopy* 2009 Nov.;41(11):971-78. Epub 2009 Oct. 28.
39. Tonouchi H, Ohmori Y, Kobayashi M *et al.* Trocar site hernia. *Arch Surg* 2004 Nov.;139(11):1248-56.

5

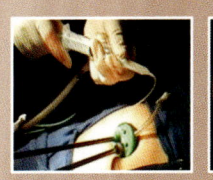

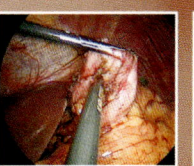

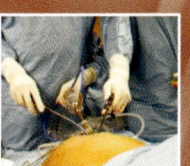

CIRURGIA POR ACESSO ÚNICO

James Skinovsky
Marcus Vinícius Dantas de Campos Martins
Mauricio Chibata
Rogério Augusto Cavalliére

INTRODUÇÃO

No ano de 1987, pelas mãos dos franceses Mouret e Perissat, teve início a videocirurgia, uma das maiores revoluções da história da arte cirúrgica, comparável a grandes avanços do passado, como as descobertas da anestesia e da antibioticoterapia. A cirurgia minimamente invasiva trouxe consigo menor sofrimento, alterações metabólicas mais brandas e recuperação mais rápida aos pacientes, disseminando-se pelas salas cirúrgicas do mundo de maneira rápida e entusiasmada.

O permanente aperfeiçoamento do equipamento óptico, bem como do instrumental utilizado na videocirurgia, permitiu que operações cada vez mais complexas pudessem ser realizadas pelo método minimamente invasivo.

Diversas tecnologias paralelas e novas abordagens surgiram a reboque da revolução cirúrgica em curso, como a cirurgia à distância (ou telecirurgia), a robótica aplicada à cirurgia, o ensino pela internet, a realidade virtual, a cirurgia por orifícios naturais (NOTES) e a cirurgia por acesso único.

Cabe aqui fazer a diferenciação entre a cirurgia por incisão única, na qual vários trocartes são introduzidos em uma incisão de tamanho variável e a cirurgia por acesso único, realizada com uma incisão de tamanho definido, com a introdução de um único trocarte *multiport*.

A NOTES ainda se encontra no campo da experimentação, enquanto a cirurgia por acesso único encontra-se em um estágio acima, preparada para o uso imediato.

Neste capítulo são discutidas as plataformas disponíveis, a utilização prática atual e os resultados já aferidos desta abordagem que, sem dúvida, é um avanço para a videocirurgia e para aqueles que dela necessitam.

CIRURGIA POR ACESSO ÚNICO – A EVOLUÇÃO

Em 2004, Kaloo[1] publicou, pela 1ª vez, um trabalho que falava sobre acesso transluminal aos órgãos da cavidade abdominal, utilizando abordagem transgástrica em suínos, cujo método é hoje conhecido como NOTES *(natural orifice translumenal endoscopic surgery)*. Desde então, diversos pesquisadores ao redor do planeta vêm desenvolvendo estudos sobre o desenvolvimento de novos equipamentos e instrumental para esta abordagem, visando definir sua viabilidade e aplicação prática.

Em 2005, na cidade de Nova Iorque, reuniram-se membros da *American Society of Gastrointestinal Endoscopy* (ASGE) e *Society of American Gastrointestinal and Endoscopic Surgeons* (SAGES), cujo grupo foi então denominado NOSCAR *(Natural Orifices Surgery Consortium for Assessment and Research),* produzindo documento denominado *White Paper,* que definiu linhas de pesquisa, e potenciais benefícios e prioridades.[2,3]

Dantas Martins *et al.*[4] publicaram, em 2006, um estudo falando sobre a utilização da abordagem transgástrica em suínos, destacando que barreiras deveriam ser vencidas para que esta nova tecnologia pudesse ter aplicação prática massiva.

O treinamento e a demanda por novas estações de trabalho, bem como o acesso à cavidade abdominal, o fechamento gástrico e de outras vísceras ocas, o potencial infeccioso, o desenvolvimento de novos e necessários equipamentos e a dificuldade de orientação espacial com o uso de endoscópios comuns surgiram como dificuldades para o desenvolvimento da cirurgia transluminal e ainda hoje precisam ser vencidos para transformar a NOTES em uma realidade na aplicação clínico-cirúrgica diária.

Wheeless é creditado como sendo o 1º a utilizar os princípios da cirurgia por acesso único, em 1969, realizando ligadura tubária.[5]

No ano de 1996, Kala[6] publicou estudo sugerindo uma abordagem única transumbilical para apendicectomia, vídeo assistida e com o apêndice retirado de maneira extracorpórea. No ano seguinte, Navarra[7] *et al.* descreveram colecistectomia realizada com 2 trocartes de 10 mm, introduzidos por via umbilical.

A cirurgia por acesso único entrou, então, em um período de latência, ressurgindo em 2007, quando Zhu publicou sua 1ª experiência utilizando a cicatriz umbilical como via de acesso único à cavidade peritoneal, tendo sido realizada a fenestração de um cisto hepático, seguida por exploração abdominal e apendicectomia, designando esta nova técnica como *transumbilical endoscopic surgery* (TUES).[8] O autor utilizou endoscópio flexível padrão e instrumental introduzido pelos canais de trabalho do mesmo.

Em 2008, novamente Zhu[9] *et al.* publicaram estudo descrevendo novos casos de TUES: dois casos de fenestração de cistos hepáticos, 6 colecistectomias e 9 apendicectomias, utilizando um trocarte com 3 canais de trabalho.

Palanivelu[10] *et al.*, autores indianos, publicaram, ainda em 2008, estudo descrevendo 8 apendicectomias transumbilicais, utilizando endoscópio flexível padrão. Os autores consideraram a técnica como o passo preparatório para a NOTES.

Neste mesmo ano, Desai *et al.*[11] relataram casos pioneiros de nefrectomia e pieloplastia, utilizando trocarte tricanal batizado de R-Port™; a adrenalectomia foi efetivada por Castellucci[12] e 1 caso de colectomia direita por acesso cirúrgico único também foi descrito, por Bucher *et al.*[13]

O tratamento cirúrgico da obesidade mórbida foi completado com sucesso por Saber *et al.*[14] e ainda por Reavis *et al.*,[15] através de *sleeve gastrectomy* e, já em 2009, Teixeira *et al.* publicaram série de 10 operações de banda gástrica ajustável, por incisão umbilical única[16] e Saber *et al.*[17] relataram o 1º caso de *bypass* gástrico em Y de Roux, por trocarte *multiport*.

Já em 2009 Zhu *et al.*[18] descreveram nova série cirurgias por acesso transumbilical único, com 3 casos de fenestração de cisto hepático, 10 apendicectomias e 26 colecistectomias, utilizando trocarte tricanal. Neste ano, Podolsky relatou 5 gastrotomias por acesso único, em pacientes que não podiam receber gastrostomia percutânea endoscópica.[19]

Recentemente, Cadeddu *et al.*[20] e Dominguez *et al.*[21] relataram o uso de magnetos, com o objetivo de ampliar o campo visual e facilitar a mobilidade do instrumental, em nefrectomia, apendicectomia e colecistectomia por trocarte único. Ainda em 2009, Buscher *et al.*[22] relataram caso de gastrojejunostomia com anastomose intracorpórea, por intermédio de trocarte único transumbilical, e Targarona *et al.*[23] descreveram técnica de esplenectomia. Já em 2010, Ishikawa *et al.*[24] relataram execução de hernioplastia laparoscópica pela técnica TAPP, e Agrawal *et al.*[25] realizaram o tratamento herniário pela técnica TEP, ambos com trocarte *multiport*.

Também no ano de 2010 foi criado o LESSCAR,[26] consórcio com o objetivo de alavancar as pesquisas e o desenvolvimento dos equipamentos necessários à cirurgia por trocarte único, compilando suas vantagens e problemas a resolver.

Cirurgia por Acesso Único

Como visto, cirurgias nas mais diversas áreas operatórias já foram realizadas pela abordagem de acesso cirúrgico único, além das já reportadas anteriormente, como cirurgias urológicas variadas[27,28] (nefrectomia, prostatectomia radical, adrenalectomia, cistectomia radical, nefrectomia em doador de transplante etc.) e esplenectomias.[37]

Todos os dados indicam que a cirurgia pela via transumbilical única é viável tecnicamente, sendo que variada terminologia já foi proposta para designá-la, além da já citada TUES, como SILS *(single incision laparoscopic surgery)* SPA *(single-port access)*, e E-NOTES *(embrionary natural orifice translumenal endoscopic surgery)*, LESS *(laparo-endoscopic single-site)*, NOTUS *(natural orifice trans-umbilical surgery)*, OPUS *(one-port umbilical surgery)* e SITRACC *(single trocar access)*.[30] Em nossa opinião, os termos que mais bem se ajustam a esta nova abordagem são SITRACC e SPA, já que se trata de procedimento realizado por equipamento que permite o acesso por uma única via, não uma única incisão nem mesmo por orifício discutivelmente embrionário, nem mesmo obrigatoriamente pela via umbilical, pois diversas operações com esta técnica não utilizam necessariamente este caminho, como a nefrectomia.

Diversos modelos de trocarte multicanal já foram desenvolvidos por empresas de todo o mundo, como o SITRACC® (Edlo, Brasil), Single-site Laparoscopic Access System® (Ethicon Endo-Surgery), GelPort® (Applied Medical, USA), TriPort ou R-Port System® (Advanced Surgical Concepts, Ireland), X-Cone® e Endocone® (Karl-Storz, Germany), SILS® (Covidien, USA), AirSeal® (SurgiQuest, USA) e SPIDER System® (TransEnterix, USA)[29] todos eles partindo do princípio da utilização de um trocarte multicanal e instrumental curvo, flexível e/ou articulado (Figs. 5-1 a 5-5) (Quadro 5-1).

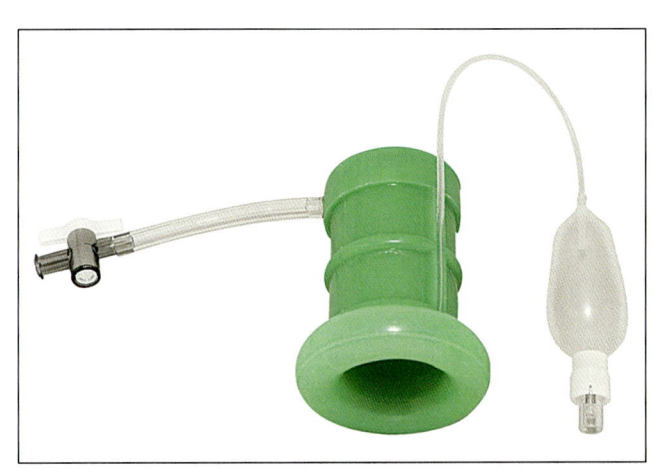

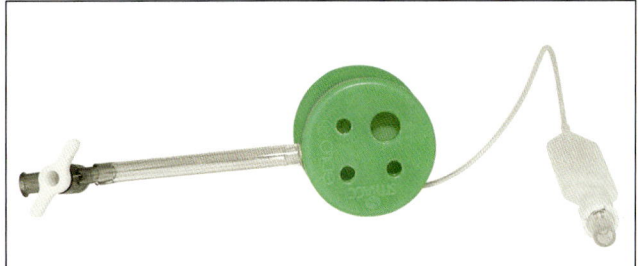

Fig. 5-1. SITRACC® – Single Trocar Access, Edlo, Brasil.

Fig. 5-2. TriPort® ou R-port®, Advanced Surgical Concepts, Wicklow, Irlanda – Cortesia de Dr. Manoel Galvão Neto, In: Galvão Neto M, Ramos A, Campos J. Single port laparoscopy access surgery. *Tech Gastrointest Endosc* 2009;11(2):84-94.

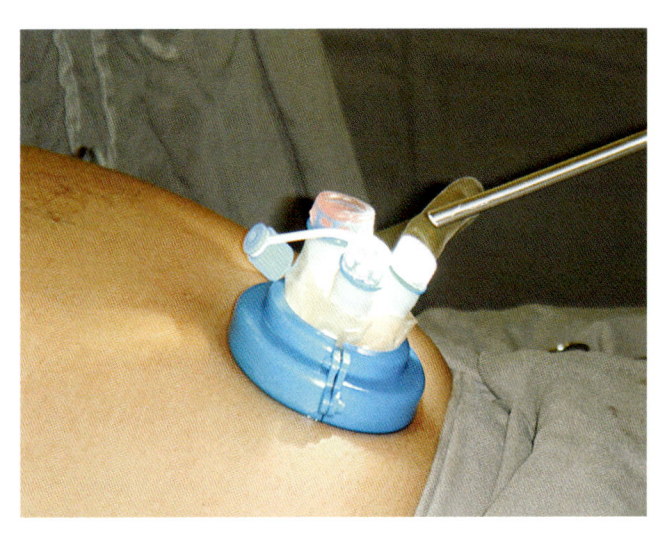

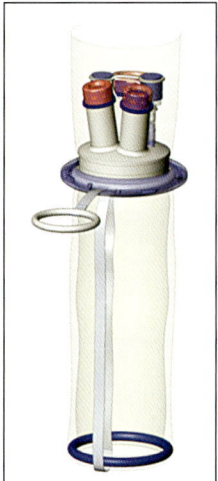

Fig. 5-3. Single Site Laparoscopic Access System Ethicon Endo-Surgery, Inc., Cincinnati, OH, USA. Cortesia de Dr. Manoel Galvão Neto, In: Galvão Neto M, Ramos A, Campos J. Single port laparoscopy access surgery. *Tech Gastrointest Endosc* 2009;11(2):84-94.

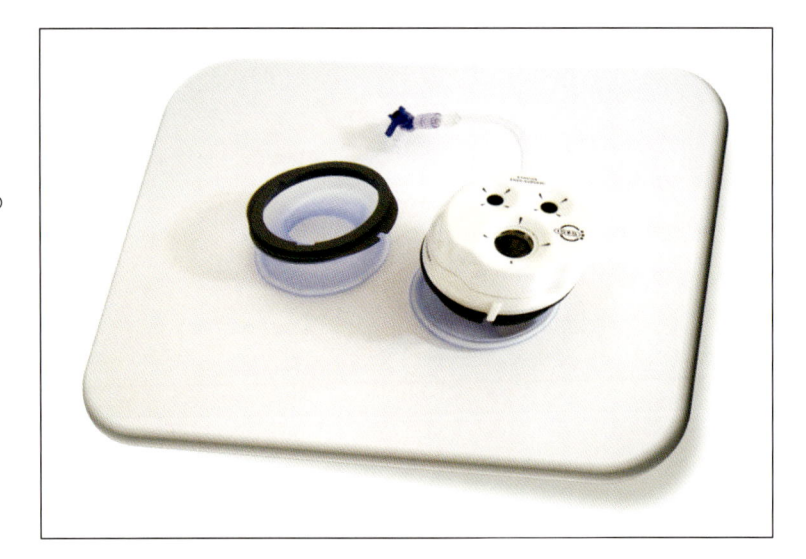

Fig. 5-4. SILS™ Port Multiple Access Port, Covidien, Norwalk, CT, USA. Cortesia de Dr. Manoel Galvão Neto, In: Galvão Neto M, Ramos A, Campos J. Single port laparoscopy access surgery. *Tech Gastrointest Endosc* 2009;11(2):84-94.

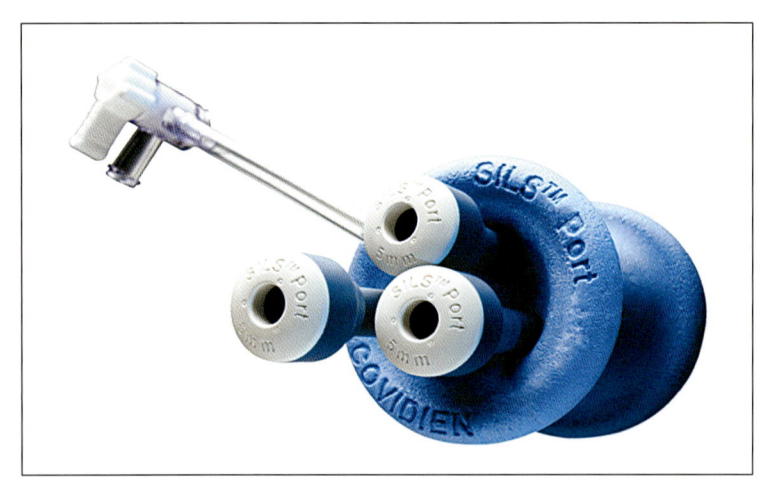

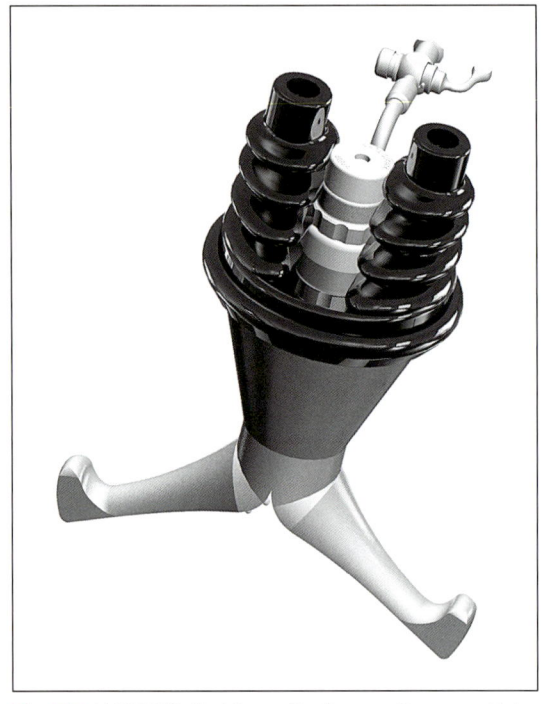

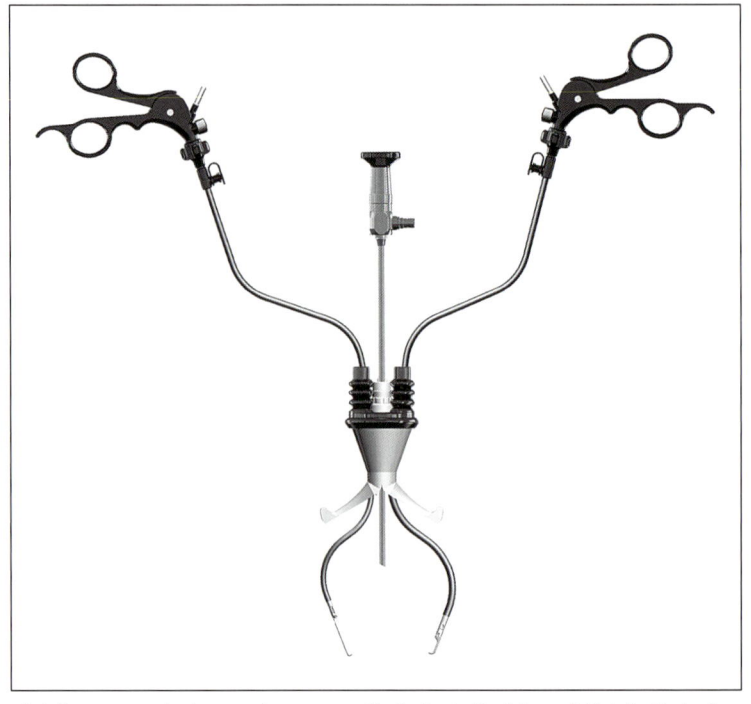

Fig. 5-5. X-CONE®, Karl Storz, Tuttlingen, Germany. Notar a plataforma com instrumentos curvos. Cortesia de Dr. Manoel Galvão Neto, In: Galvão Neto M, Ramos A, Campos J. Single port laparoscopy access surgery. *Tech Gastrointest Endosc* 2009;11(2):84-94.

Quadro 5-1 Comparativo entre as plataformas de cirurgia por acesso único. Cortesia: Dr. Manoel Galvão *et al.*

Plataformas S-Port	Companhia/método de introdução	Tamanho da incisão	Canais de entrada – mm
SSLAS	Ethicon/aberto	2,5-3 cm	2 modelos – 1 de 15 + 2 de 5 2 de 12 + 2 de 5
Tri-Port ou R-Port	Olympus/punção fechada	2-3 cm	2 modelos – 1 de 10 + 2 de 5 2 de 12 e 2 de 5
SILS	Covidien/aberto	3-4 cm	2 variações – 1 de 12 e 2 de 5 2 de 12 e 1 de 5
X-Cone	Storz/aberto	2,5-5 cm	2 modelos – 1 de 12 e 2 de 5 2 de 12 e 6 de 5
SITRACC	Edlo/aberto	2,5-4 cm	3 modelos – 4 de 5 1 de 10 e 3 de 5 1 de 13 e 3 de 5

No ano de 2007, iniciou-se no Brasil a tentativa pioneira de desenvolvimento de plataforma para a cirurgia por acesso único, denominado SITRACC® (Single Trocar Access, Edlo, Brasil), consistindo em trocarte com 4 canais de trabalho (3 de 5 mm e 1 de 10 mm ou 4 de 5 mm); instrumental flexível e/ou articulado foi especialmente desenvolvido para esta abordagem (Figs. 5-6 e 5-7). Após estudo em animais de experimentação, no ano seguinte foi publicado o 1º caso de colecistectomia SITRACC realizado em humanos.[30,31]

Estudo multicêntrico[32] iniciou-se ainda em 2008, com a participação de 9 serviços de cirurgia brasileiros, em diversas cidades, culminando com a efetivação de 81 colecistectomias SITRACC®, como observado no Quadro 5-2.

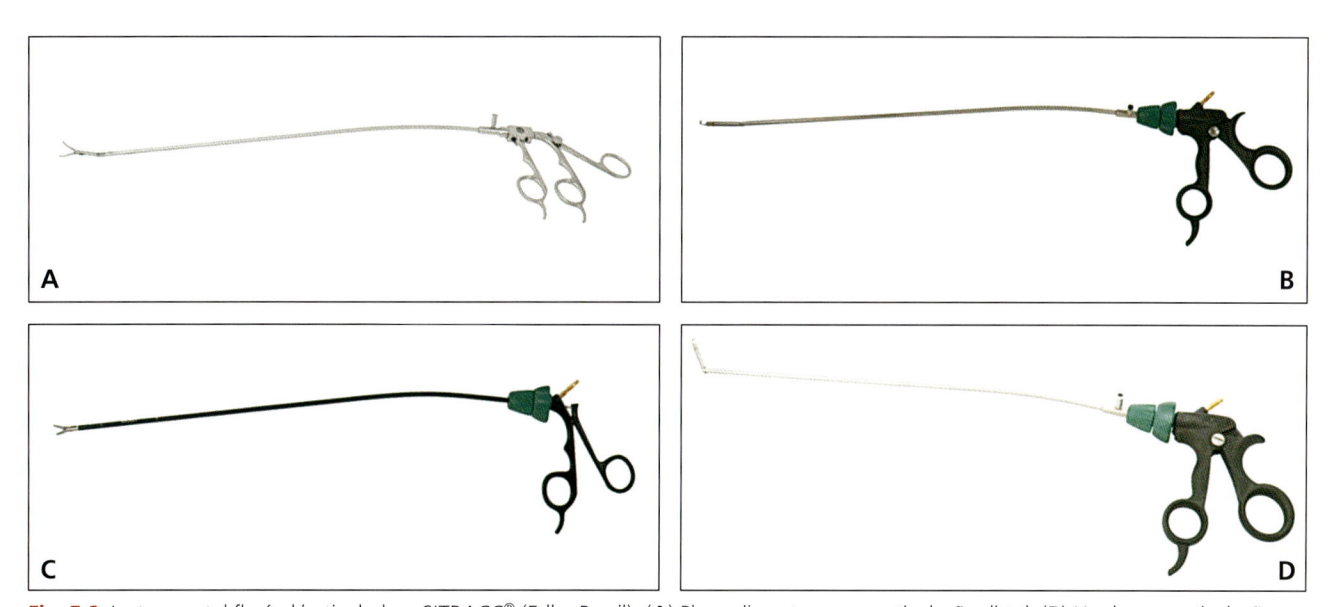

Fig. 5-6. Instrumental flexível/articulado – SITRACC® (Edlo, Brasil). (**A**) Pinça dissectora com articulação distal. (**B**) Hook com articulação distal. (**C**) Tesoura curva e (**D**) demonstração da articulação distal do *hook*.

Fig. 5-7. Pinça de fundo de vesícula SITRACC totalmente flexível (Edlo, Brasil).

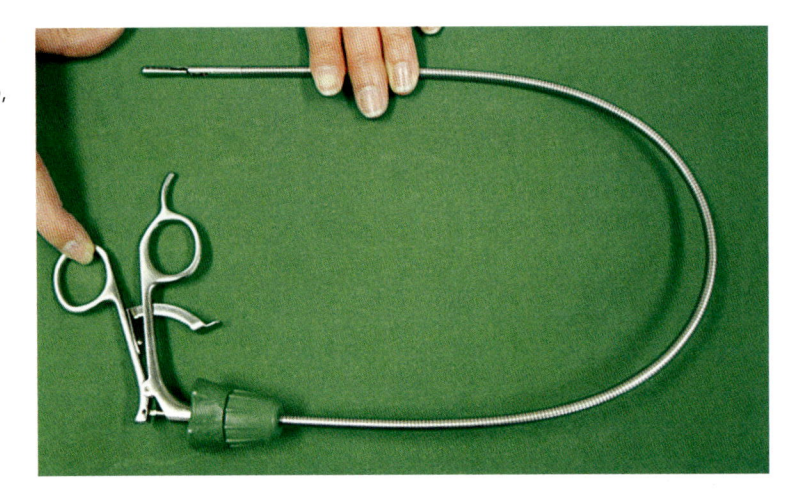

Quadro 5-2 Colecistectomias SITRACC – estudo multicêntrico brasileiro

Equipe	Cidades	Nº de pacientes
James Skinovsky/Marcus V. Dantas	Curitiba – PR	41
Almino Ramos/Manuel Galvão	São Paulo – SP	9
Paulo Amaral	Salvador – BA	7
José Rodrigues	Teresina – PI	6
Luiz De Carli	Porto Alegre – RS	5
Leandro Totti Cavazolla	Porto Alegre – RS	4
Josemberg Campos	Recife – PE	4
Fábio Tuller	Americana – SP	3
Adriano Brunetti	Ribeirão Preto – SP	2
Total	9	81

O tempo cirúrgico médio foi de 68 minutos e a média de idade dos pacientes foi de 48 anos, sendo 52 do sexo feminino e 29 do masculino; 10 cirurgias necessitaram a colocação de trocarte extra, no hipocôndrio direito, pelas dificuldades técnicas. Três colecistectomias foram convertidas para videolaparoscopia convencional, 2 pelo infundíbulo vesicular difícil, por colecistite aguda, e uma por obesidade mórbida, com a instalação do trocarte do instrumental dificultada.

Em nossa experiência com a abordagem SITRACC, foram realizadas 80 colecistectomias, sendo que, destas, 4 necessitaram de 1 portal de 5 mm adicional e em 3 oportunidades foram necessária a conversão total para o que convencionamos chamar de videolaparoscopia convencional (todas por "infundíbulo difícil").

CONSIDERAÇÕES

A técnica laparoscópica é fundamentada primariamente nos princípios de tração e contratração, permitindo a triangulação de forças oriundas de 2 pontos diferentes. Segundo Galvão Neto et al.[33], ao inserir os instrumentos laparoscópicos através de um portal único, a triangulação fica prejudicada, assim como a visualização do campo operatório, permanecendo os mesmos dispostos em um único eixo. Para contrabalançar este efeito é necessário instrumental curvo e/ou articulado, como os desenvolvidos pela Edlo (SITRACC, Brasil), Covidien (Roticulator, EUA) e Real Hand (EUA).

A principal dificuldade a ser vencida é aquela decorrente da necessidade de se trabalhar em eixo único de ação, com o instrumental disposto em paralelo; a tentativa de vencer este desafio é representada pelo citado desenvolvimento de instrumental flexível e/ou articulado em sua extremidade distal, possibilitando a triangulação, ainda que limitada quando comparada com a cirurgia laparoscópica convencional.[33-35]

A movimentação interna do instrumental, mesmo adaptado para a cirurgia por trocarte único, é trabalhosa, devendo-se lembrar que, ao movimentar um único instrumento, todo o conjunto tende a se movimentar em um único eixo, sendo necessária uma equipe treinada e experiente na técnica para que o campo visual não seja alterado (Fig. 5-8). A utilização de óptica com angulação de pelo menos 30 graus é fortemente recomendada, fornecendo melhor visualização do objeto operatório.

A de se considerar igualmente que, com a evolução técnica do equipamento, a disponibilização facilitada dos cabos de fonte de luz, com saída de 180 graus, a partir da óptica, irá concorrer, para menor colisão externa do instrumental.

Tanto a sutura quanto os nós internos são igualmente dificultados, sendo recomendada a utilização de nós externos e *endoloops*. Estão em desenvolvimento trocartes que permitem a passagem de grampeadores, podendo, em um futuro próximo, facilitar a realização de cirurgias de ressecção, tais como as cirurgias bariátricas.

O treinamento exige paciência e tempo, já que, como demonstrado, não se trata de uma variação laparoscópica simples e sim de uma nova abordagem; prática em cursos com animais de experimentação, bem como em simuladores (Fig. 5-9), (www.lapsurg.com.br) são essenciais para bons resultados posteriores em cirurgias com humanos.

Fig. 5-8. Disposição dos instrumentos – SITRACC®.

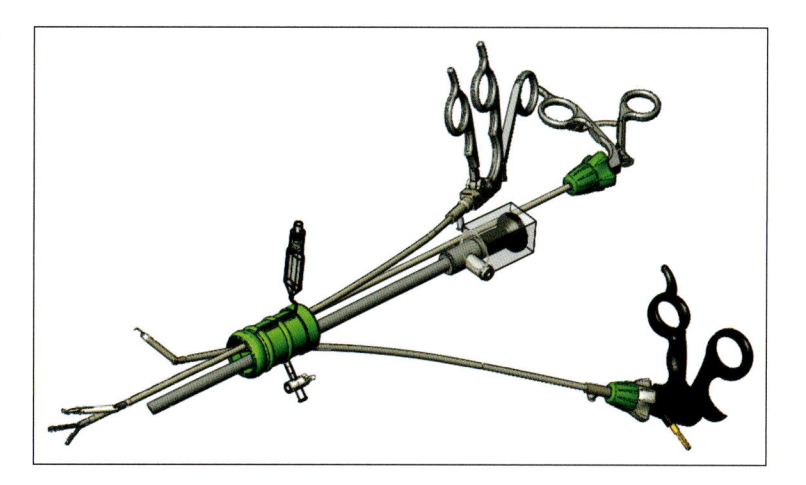

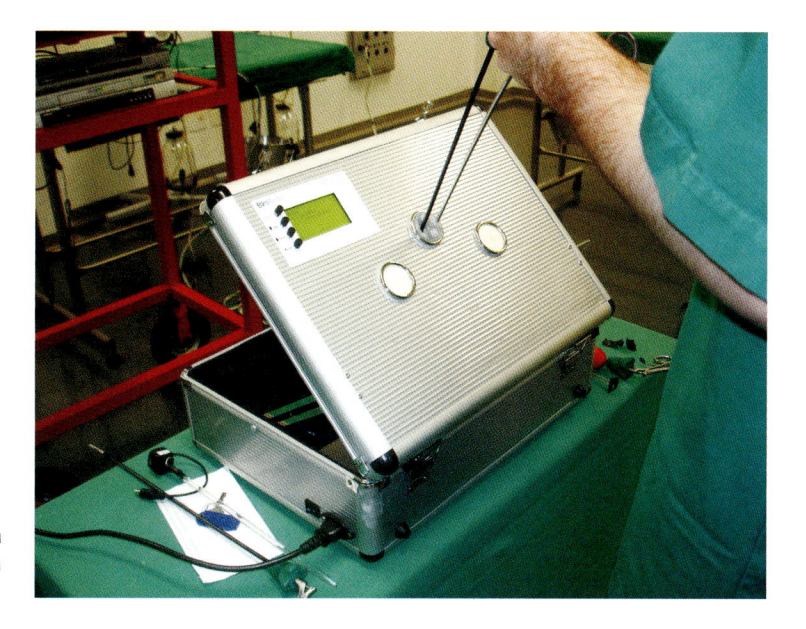

Fig. 5-9. Simulador para treinamento em cirurgia por portal único.

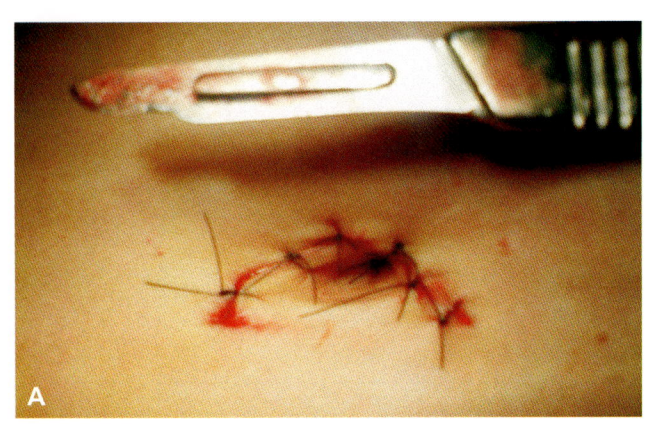

Fig. 5-10. Resultado estético. Pós-operatório (**A**) imediato, (**B**) 7 e (**C**) 30 dias pós-colecistectomia SITRACC.

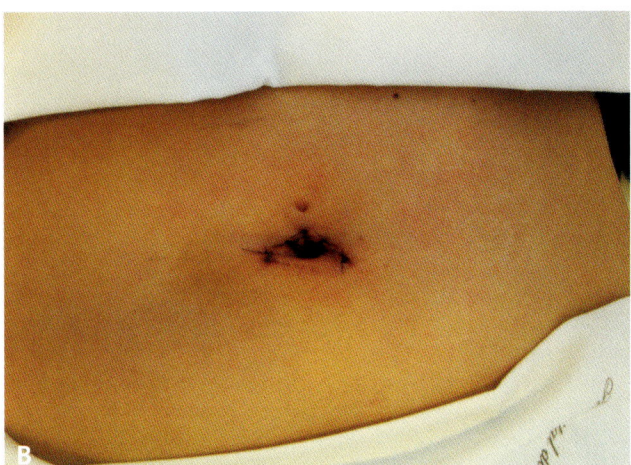

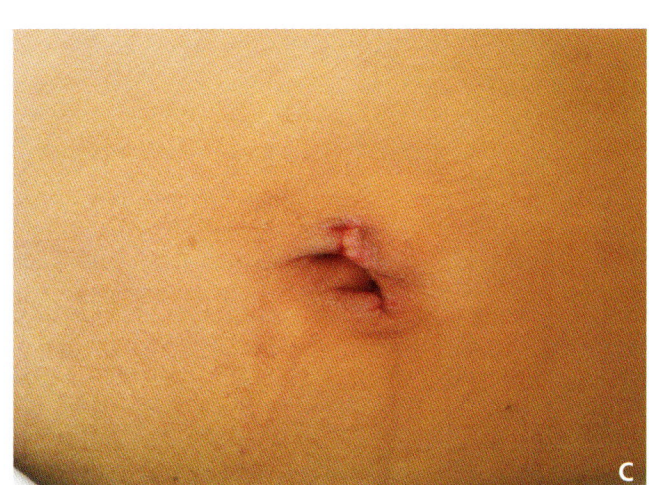

As vantagens da cirurgia por acesso único, com relação à NOTES, variam em leque desde a manutenção do princípio da chamada *scarless surgery*, ou seja, mínima ou ausente cicatriz (Fig. 5-10), passando pela visão proporcionada, próxima da qual o cirurgião já está acostumado, em procedimentos cirúrgicos videolaparoscópicos, chegando ao mínimo risco infeccioso (teoricamente igual à da laparoscopia convencional, ou menor, já que existe somente um portal).

Em trabalho preliminar, foram comparados por nossa equipe 10 colecistectomias *single trocar access* com 10 procedimentos idênticos realizados por videolaparoscopia convencional; foram estudados os marcadores inflamatórios proteína C reativa e velocidade de hemossedimentação – VHS (aferidos no pré-operatório imediato, 6 e 12 h após o procedimento), além da intensidade dolorosa, por meio de escala visual aplicada 1, 12 e 24 depois da operação. Os resultados indicaram, após análise estatística apropriada, que não houve diferença significativa com relação ao VHS e que a proteína C reativa apresentou resultado significativamente menor na aferição 6 h, no grupo SITRACC. A dor aferida não foi estatisticamente menor em nenhum dos 2 grupos. Ao contrário, estudo de Tsimoyiannis *et al.*,[36] em 2010, verificou menos dor nas primeiras 24 h de pós-operatório, comparando-se colecistectomias videolaparoscópicas convencionais com o mesmo procedimento, realizado por incisão única.

Em outra pesquisa paralela, 17 pacientes que já completaram 1 ano do procedimento foram comparados com outros 17 pacientes com semelhante período pós-cirúrgico após a realização de videocolecistetomias convencionais, sendo aplicada a versão brasileira do questionário de qualidade de vida SF-36. Os resultados indicaram que a mesma não apresentou diferença significativa nos 2 grupos. Igualmente, não houve diferença com relação à ocorrência de hérnia no sítio do trocarte.

Ainda carecemos de grandes séries comparativas entre os procedimentos cirúrgicos por acesso único e aqueles realizados pela abordagem videocirúrgica, dita agora convencional.

Enquanto estes não são realizados, publicados e validados pela comunidade cirúrgica mundial, podemos somente conjecturar o que os dados preliminares permitem visionar, ou seja, a cirurgia por trocarte único é uma excelente opção para a realização de procedimentos minimamente invasivos, com todas as vantagens que estas ações levam consigo, desde a estética até a dor mais branda e retorno mais rápido às atividades rotineiras do paciente.

Os procedimentos por acesso único devem ser lembrados como parte de um armamentário operatório, que passa pela cirurgia a céu aberto, pela videocirurgia e eventualmente pela NOTES, conforme os estudos futuramente publicados nos permitirem relacionar; cada paciente é único, assim como sua doença. Cabe aos cirurgiões determinarem qual o melhor método de abordagem que trará um *mix* de segurança e um melhor resultado operatório e estético.

REFERÊNCIAS BIBLIOGRÁFICAS

1. Kallo NA, Sibgh VK, Jagannath SB *et al.* Flexible transgastric peritoneoscopy: a novel approach to diagnostic and therapeutic interventions. *Gastrointest Endosc* 2004;60:114-17.
2. ASGE/SAGES Working group on natural orifice translumenal endoscopic surgery white paper. *Gastrointest Endosc* 2006;63:199-203.
3. Giday SA, Kantsevoy SV, Kaloo AN. Principle and history of natural orifice translumenal endoscopic surgery (Notes). *Minim Invasive Ther Allied Technol* 2006;15:373-377.
4. Martins MVDC, Coelho DE, Coelho JF, Rios M. Inicial experience with natural orifices transluminal endoscopic surgery. *Rev Bras Videocir* 2006;4(2):75-77.
5. Wheeless CR. A rapid, inexpence and effective method of surgical sterilization by laparoscopy. *J Reprod Med* 1969;5:255.
6. Kala Z: A modified technic in laparoscopy-assisted appendectomy – a transumbilical approach through a single port. Rozhl Chir 1996;75(1):15-8.
7. Navarra G: One-wound laparoscopic cholecystectomy. *Br J Surg* 1997;84(5):695.
8. Zhu JF. Scarless endoscopic surgery: Notes or TUES. *Surg Endosc* 2007;21:1898-99.
9. Zhu JF, Hu H, Ma YZ *et al.* Transumbilical endoscopic surgery: a preliminary clinical report. *Surg Endosc* 2009 Apr.;23(4):813-17. Epub 2008 July 23. Acesso em: 02 Jan. 2009. Disponível em: URL: http//www.springerlink.com/content
10. Papanivelu C, Rajan PS, Rangarajan M *et al.* Transumbilical endoscopic appendectomy in humans: on the road to Notes: a prospective study. *J Laparoendosc Adv Surg Tech A* 2008;18(4):579-82.
11. Desai MM, Rao PP, Aron M *et al.* Scarless single port transumbilical nephrectomy and pyeloplasty: first clinical report. *Brit J Urology* 2008;101:83-88.
12. Castellucci SA, Curcillo PG, Ginsberg PC *et al.* Single-port access adrenalectomy. *J Endourol* 2008;22:1573-76.
13. Bucher P, Pugin F, Morel P. Single port access laparoscopic right hemicolectomy. *Int J Colorectal Dis* 2008;23:1013-16.
14. Saber AA, Elgamal MH, Itawi EA *et al.* Single incision laparoscopic sleeve gastrectomy (SILS): a novel technique. *Obes Surg* 2008;18:1338-42.
15. Reavis KM, Hinojosa MW, Smith BR *et al.* Single laparoscopic-incision transabdominal surgery sleeve gastrectomy. *Obes Surg* 2008;18(11):1492-94.
16. Teixeira J, McGill K, Binenbaum S *et al.* Laparoscopic single-site surgery for placement of na adjustable gastric band: initial experience. *Surg Endosc* 2009;23:1409-14.
17. Saber AA, El-Ghazaly T, Minnick D. Single port access transumbilical laparoscopic Roux-en-Y gastric bypass using the SILS port: first reported case. *Surg Innov* 2009 Dec.;16(4):343-47. Epub 2009 Dec. 22.
18. Zhu JF, Hu H, Ma YZ *et al.* Transumbilical endoscopic surgery: a preliminary clinical report. *Surg Endosc* 2009;23:813-17.
19. Podolsy ER, Rottman SJ, Curcillo PG. Single port access (SPATM) gastrostomy tube in patients unable to receive percutaneous endoscopic gastrostomy placement. *Surg Endosc* 2009;23:1142-45.
20. Cadeddu J, Fernandez R, Desai M *et al.* Novel magnetically guided intra-abdominal camera to facilitate laparoendoscopic single-site surgery: initial human experience. *Surg Endosc* 2009;23:1894-99.
21. Dominguez G, Durand L, De Rosa J *et al.* Retraction and triangulation with neodymiun magnetic fórceps for single-port laparoscopic cholecystectomy. *Surg Endosc* 2009;23:1660-66.
22. Busher P, Pugin F, Morel P. Transumbilical single-incision laparoscopic intracorporeal anastomosis for gastrojejunostomy: case report. *Surg Endosc* 2009;23:1667-70.

23. Targarona EM, Balaque C, Martinez C *et al.* Single-port access: a feasible alternative to conventional laparoscopic splenectomy. *Surg Innov* 2009 Dec.;16(4):348-52. Epub 2009 Dec. 22. Disponível em: sri.sagepub.com.
24. Shikawa N, Kawaguchi M, Shimizu S *et al.* Single-incision laparoscopic hernioplasty with the assistance of the Radius Surgical System. *Surg Endosc* 2010;24:730-31.
25. Agrawal S, Shaw A, Soon Y. Single-port laparoscopic totally extraperitoneal inguinal hernia repair with the TriPort system: initial experience. *Surg Endosc* 2010;24:952-56.
26. Gill IS, Advincula P, Aron M *et al.* Consensus statement of the consortium for laparoendoscopic single-site surgery. *Surg Endosc* 2010;24:762-68.
27. Kaouk JH, Haber GP, Goel RK. Single-port laparoscopic surgery in urology: initial experience. *Urology* 2008;71(1):3-6.
28. Rané A, Rao P, Rao PR. Single-port-access nephrectomy and other laparoscopic urologic procedures using a novel laparoscopic port (R-Port). *Urology* 2008;72:260-64.
29. Pryor AD, Tushar J, DiBernardo L. Single-port cholecystectomy with the TransEnterix SPIDER: simple and safe. *Surg Endosc* 2010;24:917-23.
30. Dantas MVDC, Skinovsky J, Coelho DE *et al.* SITRACC – Single Trocar Access: a new device for a new surgical approach. *Bras J Vide Surg* 2008;1(2):60-63.
31. Dantas MVDC, Skinovsky J, Coelho DE. Colecistectomia videolaparoscópica por trocarte único (SITRACC): Uma nova opção. *Rev Col Bras Surg* 2009;36(2):177-79.
32. Martins MVD, Skinovsky J, Coelho DE *et al.* Cholecystectomy by single trocar access – SITRACC: the first multicenter study. *Surg Innov* 2009 Dec.;16(4):313-16. Epub 2009 Dec. 22. Disponível em: sri.sagepub.com.
33. Galvão Neto M, Ramos A, Campos J. Single port laparoscopy Access surgery. *Tech Gastrointest Endosc* 2009;11(2):84-94.
34. Zhu JF. Which term is better: SILS, SPA, LESS, E-Notes or TUES? *Surg Endosc* 2009;23:1164-65.
35. Romanelli JR, Earle DB. Single-port laparoscopic surgery: an overview. *Surg Endosc* 2009;23:1419-27.
36. Tsimoyiannis EC, Tsimogiannis KE, Gogos GP *et al.* Different pain scores in single transumbilical incision laparoscopic cholecystectomy versus classic laparoscopic cholecystectomy: a randomized controlled Trial. *Surg Endosc* 2010;24:1842-48.
37. Targarona EM, Pallares JL, Balague C *et al.* Single incision approach for splenic diseases: a preliminary report on a series of 8 cases. *Surg Endosc* 2010;24:2236-40.

6

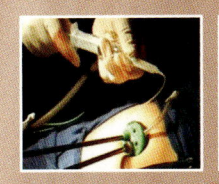

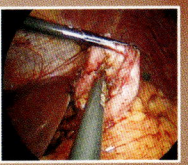

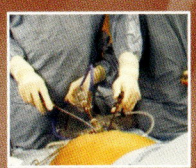

COLECISTECTOMIA SITRACC – SINGLE TROCAR ACCESS – A TÉCNICA

James Skinovsky
Marcus Vinícius Dantas de Campos Martins
Djalma Ernesto Coelho Neto
Mauricio Chibata
Fernanda Keiko Tsumanuma

INTRODUÇÃO

O padrão-ouro no tratamento da litíase vesicular é a videocirurgia há mais de 20 anos. Novas abordagens operatórias têm sido propostas como substitutas ou mesmo complementares à clássica videolaparoscopia, agora dita convencional, como a NOTES *(natural orifices translumenal endoscopic surgery)*, a minilaparoscopia e a cirurgia por acesso único.

Diversas plataformas para a realização desta última abordagem foram desenvolvidas ao redor do mundo;[1] uma das primeiras a ser comercialmente disponibilizada foi o SITRACC – *single trocar access* (Edlo, Brazil).[2-4] Este capítulo trata sobre a técnica de colecistectomia realizada por este método.

TÉCNICA

A plataforma SITRACC (Fig. 6-1) é constituída por um trocarte multicanal, com 3 entradas de 5 mm e 1 de 10 mm, que pode ser transformada em 5 mm por intermédio de um redutor próprio. Um instrumental curvo, articulado em sua extremidade distal e/ou flexível foi especialmente criado para esta abordagem (Figs. 6-2 e 6-3). A utilização de óptica de 5 mm, com angulação mínima de 30° é altamente recomendada.

O posicionamento da equipe é semelhante ao da colecistectomia videolaparoscópica convencional, porém o cirurgião deve permanecer mais caudalmente com relação ao paciente, do lado esquerdo do mesmo, assim como o câmera (Fig. 6-4). O trocarte multicanal é introduzido pela técnica de Hasson, através da cicatriz umbilical. Cabe ressaltar que os melhores resultados estéticos podem ser obtidos através da incisão totalmente intraumbilical perpendicular, fazendo com que a futura cicatriz fique completamente encoberta no interior desta cicatriz natural.

Após a introdução da plataforma, o balão fixador distal, que apresenta dupla função (fixar na parede abdominal e impedir o refluxo do pneumoperitônio para o exterior), deve ser inflado com

Fig. 6-1. Plataforma multicanal SITRACC.

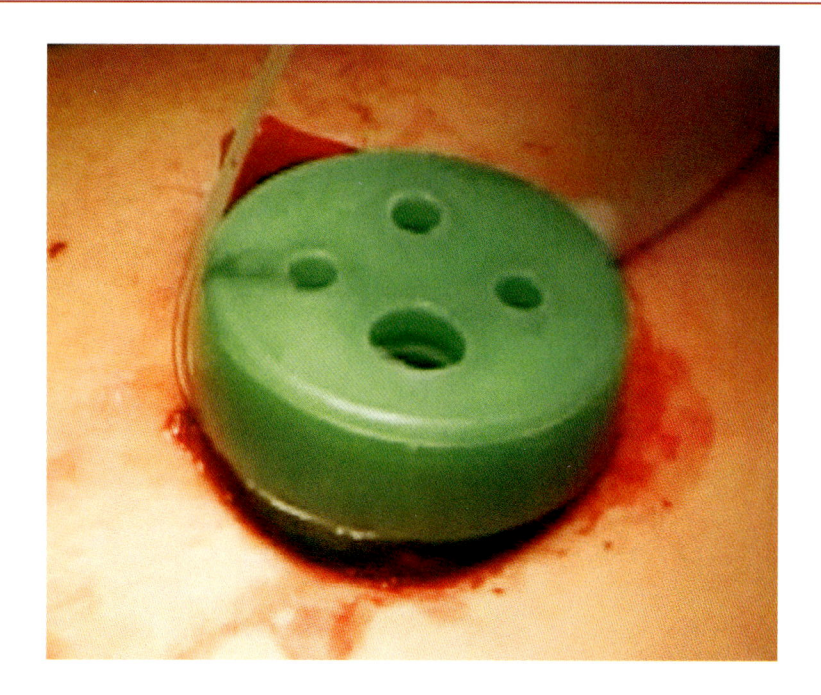

Fig. 6-2. Extremidade distal articulada – pinça preensora e gancho para coagulação.

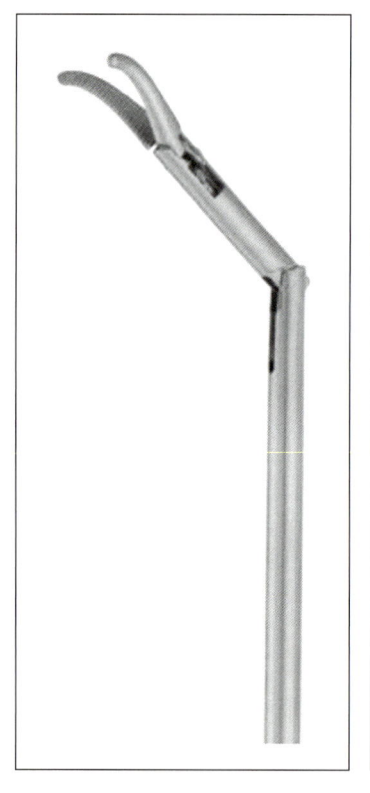

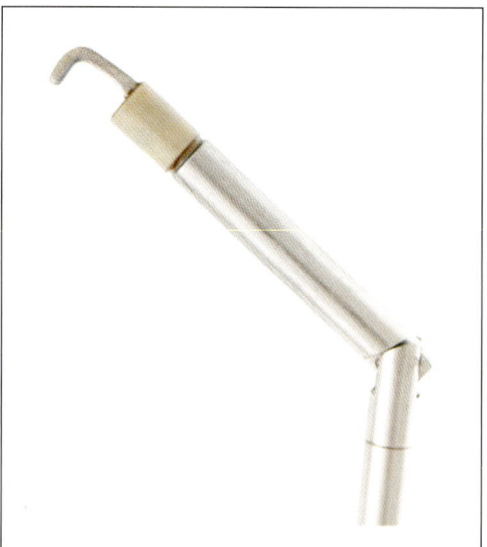

cerca de 15 mL de ar, controlado externamente pela tensão do marcador externo (Fig. 6-5). Os portais de entrada da plataforma devem permanecer em formato de cruz, com o orifício de entrada maior no quadrante inferior.

A óptica é então introduzida pela entrada inferior (aqui denominada SUL). Cabe ressaltar que a utilização de óptica de 10 mm é plausível, porém a de 5 mm permite a mobilização facilitada no interior da cavidade peritoneal e qualquer espaço ganho é altamente recomendável nesta abordagem, cuja principal dificuldade é justamente sua escassez.

Fig. 6-3. Disposição interna e externa da plataforma SITRACC e seu instrumental curvo/articulado.

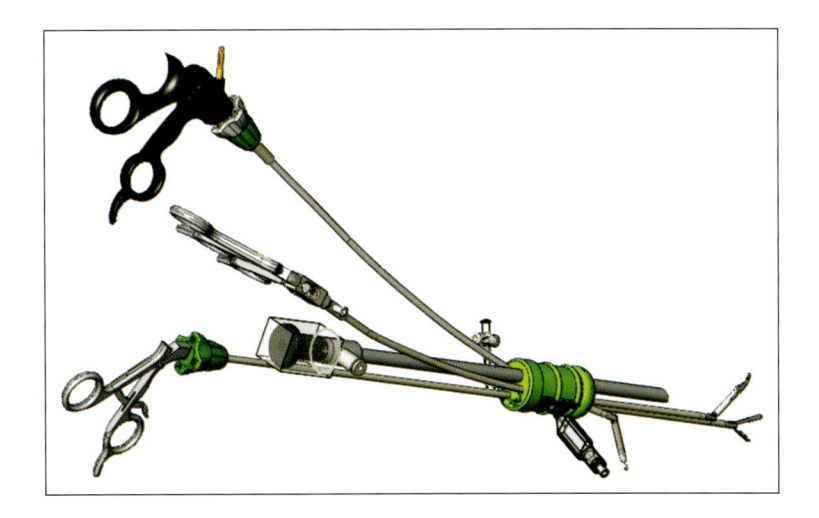

Fig. 6-4. Posicionamento da equipe operatória.

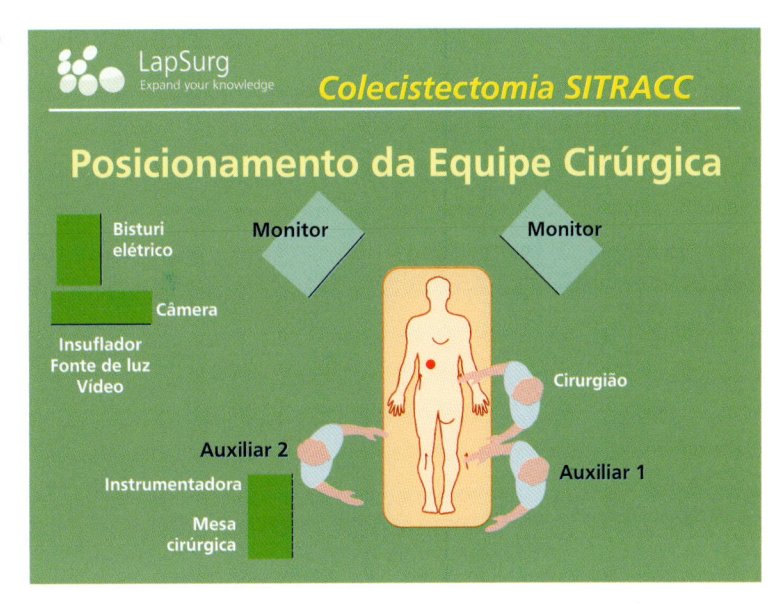

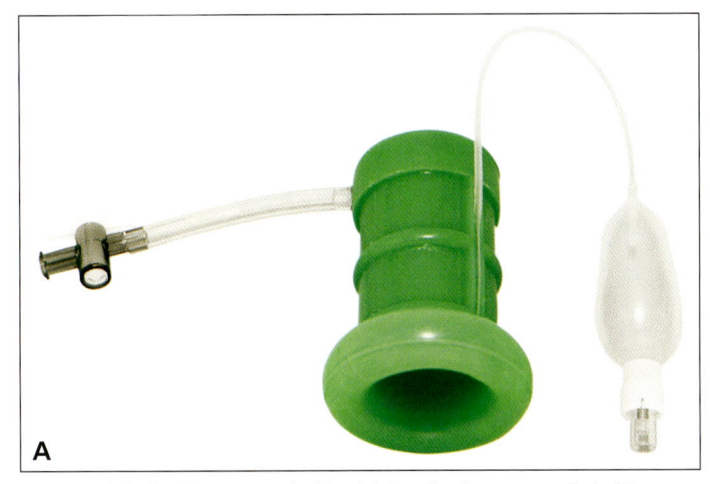

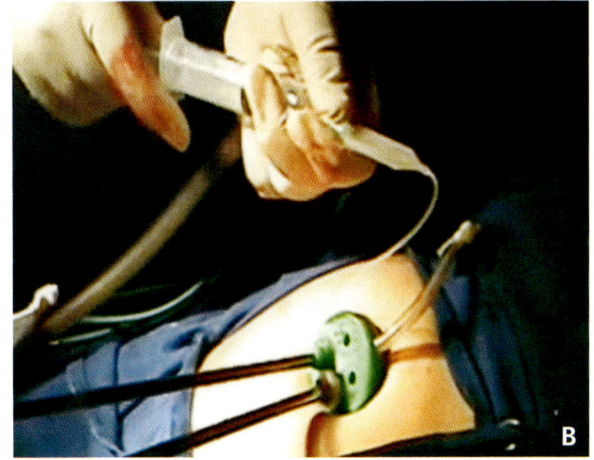

Fig. 6-5. (**A**) Plataforma com balão. (**B**) Insuflação externa do balão.

Fig. 6-6. Pinça para fundo vesicular totalmente flexível – notar sua função dupla. Tracionar o fundo da vesícula e o afastamento hepático.

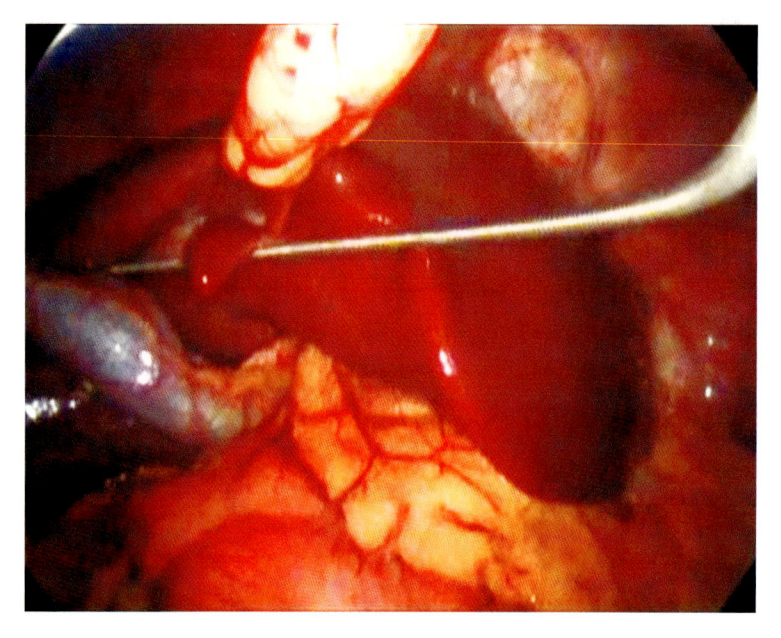

É introduzida inicialmente a pinça de fundo totalmente flexível, que deve apreender o fundo vesicular, tracionando-o em direção ao diafragma e, ao mesmo tempo, afastando o fígado e facilitando a exposição do triângulo de Callot (Fig. 6-6).

A seguir, é introduzida a pinça preensora curva (que permanece na mão esquerda do cirurgião), na entrada esquerda da plataforma. Este instrumento deve apreender o infundíbulo da vesícula e, com tração lateral e anterior, expor adequadamente a área de Callot, para que a artéria e o ducto cístico sejam adequadamente visualizados.

Em seguida, são introduzidos, sob visualização direta, os instrumentos para dissecção/secção, através da entrada à direita. Estes instrumentos podem variar de acordo com o momento operatório e sua estratégia, em particular; são eles o gancho articulado de coagulação *(hook)*, a pinça articulada dissectora e a tesoura curva. Cabe ressaltar que, em determinados momentos da cirurgia, pode ser necessária a utilização de instrumental rígido de laparoscopia convencional, de maneira híbrida, especialmente em casos de estágio inflamatório avançado e/ou aderências, pois os mesmos apresentam maior força de dissecção.

Os elementos do pedículo são então dissecados e isolados, e o movimento facilitado pela articulação distal do instrumental dissector (Fig. 6-7). Eles são então clipados duplamente, utilizando

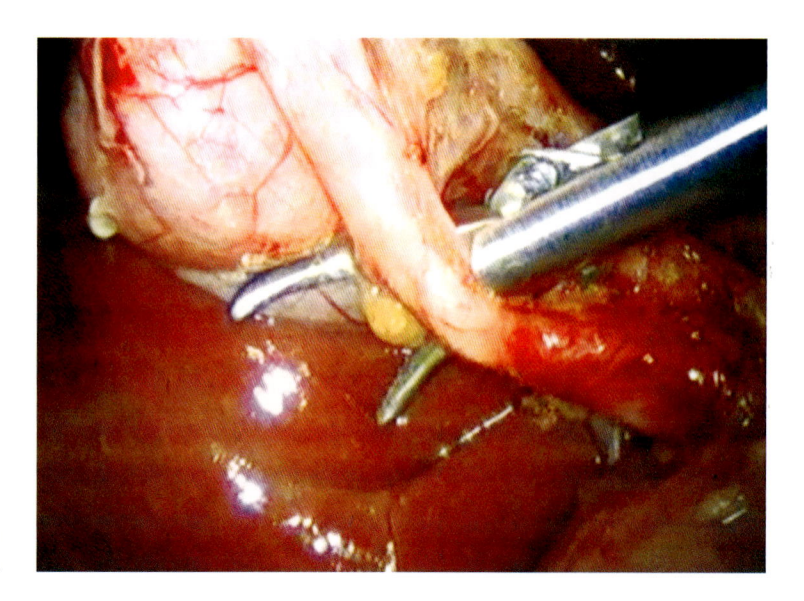

Fig. 6-7. Isolamento do ducto cístico pela pinça de dissecção articulada.

Fig. 6-8. Secção do ducto cístico clipado.

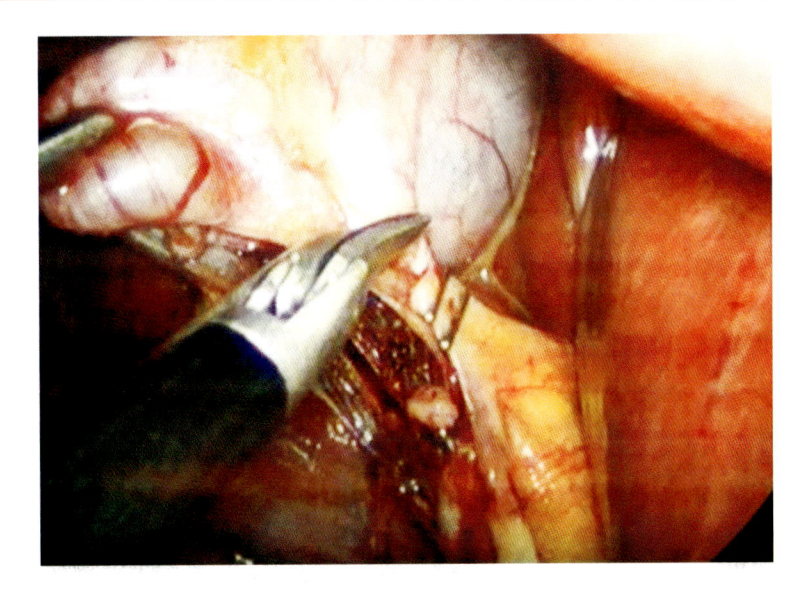

clipador de 5 mm. Na eventualidade do ducto cístico ser largo, pode-se utilizar clipador de 10 mm (clipe LT400), através da entrada SUL. Neste caso, o redutor é retirado e a óptica de 5 mm é posicionada lateralmente. A curvatura da tesoura ajuda sobremaneira na secção dos mesmos (Fig. 6-8).

A seguir, a vesícula é dissecada de seu leito hepático, com a utilização do gancho de coagulação com articulação distal (Fig. 6-9). Este dispositivo permite esta ação com movimentos adequados e amplos. Após a dissecção da vesícula biliar, a hemostasia é revista e o órgão é retirado pelo interior da plataforma, juntamente com a mesma, após o balão distal ser desinsuflado (Fig. 6-10).

Em casos difíceis, pode-se lançar mão de um trocarte de 5 ou mesmo de 2 mm, posicionado no hipocôndrio direito, no intuito de facilitar a exposição pela tração do fundo vesicular. Quando necessário, o dreno de Penrose pode ser introduzido pela plataforma e retirado pelo mesmo trocarte.

A cicatriz final mede em torno de 20 mm (Fig. 6-11).

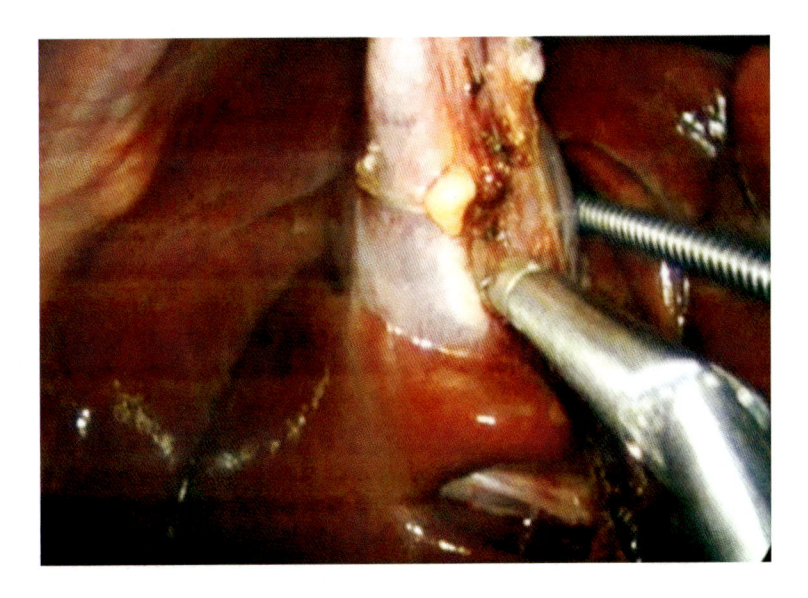

Fig. 6-9. Dissecção da vesícula pelo gancho articulado.

Fig. 6-10. Retirada da vesícula biliar no interior da plataforma, após o balão ser desinflado.

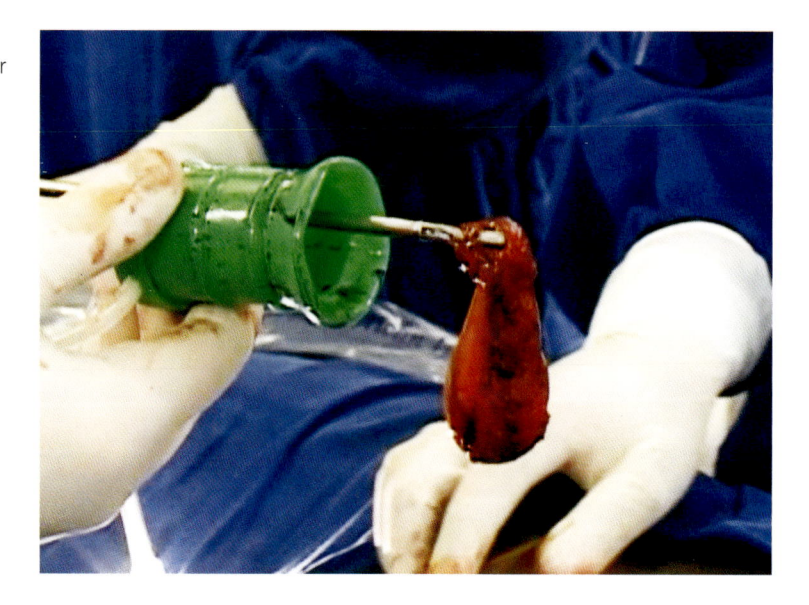

Fig. 6-12. Resultado pós-operatório imediato.

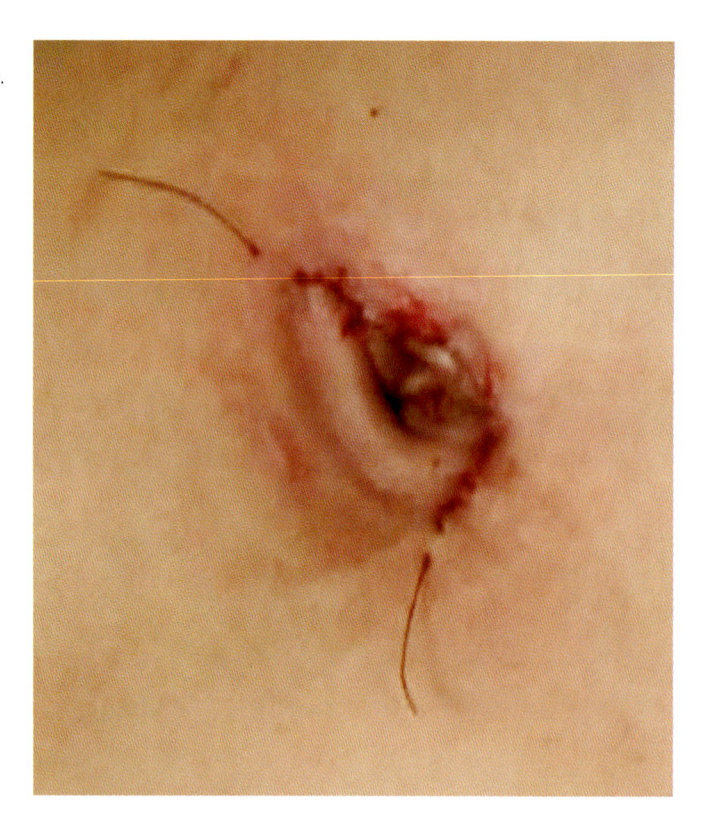

COMENTÁRIOS

Pela dificuldade própria do método, seu aprendizado demanda curva de aprendizado própria, ou seja, a equipe que se propõe a realizar o método deve, inicialmente, participar de cursos preparatórios e treinamento em simulador, pois um cirurgião exímio na abordagem laparoscópica convencional certamente encontrará dificuldades iniciais com as peculiaridades do método, como a visualização nem sempre centralizada no monitor, os movimentos mais limitados, a posição da equipe e a própria manipulação particular dos instrumentos. Nesta abordagem, uma equipe coesa e que trabalhe o máximo possível de tempo junta é de fundamental importância para que se alcance o sucesso.

A chegada de novos instrumentos e de novas ópticas mais longas e com saída do cabo de fonte de luz a 180° certamente determinarão maior facilidade de execução e consequente maior popularização deste promissor método operatório. Devemos lembrar que a abordagem por acesso único faz parte da cirurgia por acesso mínimo e, na eventualidade de necessidade, nada impede que ela passe a ser híbrida conforme a exigência, com elementos de minilaparoscopia a auxiliar e, em um futuro próximo, até mesmo com o auxílio de uma abordagem NOTES, com o objetivo maior de se realizar um procedimento seguro, de rápida recuperação e de resultados estéticos cada vez mais satisfatórios.

REFERÊNCIAS BIBLIOGRÁFICAS

1. Galvão Neto M, Ramos A, Campos J. Single port laparoscopy Access surgery. *Tech Gastrointest Endosc* 2009;11(2):84-94.
2. Dantas MVDC, Skinovsky J, Coelho DE *et al.* SITRACC – Single Trocar Access: a new device for a new surgical approach. *Bras J Video Surg* 2008;1(2):60-63.
3. Dantas MVDC, Skinovsky J, Coelho DE. Colecistectomia videolaparoscópica por trocarte único (SITRACC): Uma nova opção. *Rev Col Bras Surg* 2009;36(2):177-79.
4. Martins MVD, Skinovsky J, Coelho DE *et al.* Cholecystectomy by single trocar access – SITRACC: The first multicenter study. *Surg Innov* 2009 Dec.;16(4):313-16. Epub 2009 Dec. 22. Disponível em: sri.sagepub.com.

7

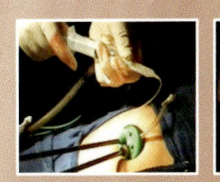

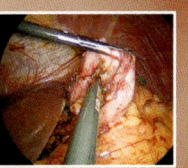

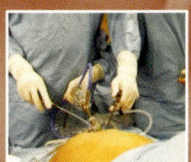

COLECISTECTOMIA LAPAROSCÓPICA POR ACESSO ÚNICO TRANSUMBILICAL COM INSTRUMENTOS CURVOS REUTILIZÁVEIS

Giovanni Dapri

INTRODUÇÃO

A colecistectomia videolaparoscópica é atualmente considerada como padrão-ouro. Recentemente, graças ao advento da *natural orifices transluminal endoscopic surgery* (NOTES), a tentativa de reduzir o trauma abdominal ganhou muito interesse, e esse procedimento tornou-se possível de ser realizado através de orifícios naturais, como a vagina.[1] O umbigo pode ser considerado como uma cicatriz natural, participando portanto da nova tendência de cirurgia por acesso único para a realização da colecistectomia transumbilical. A técnica para se realizar a colecistectomia laparoscópica transumbilical por acesso único (SATLC) usando instrumentos curvos reutilizáveis é descrita neste capítulo. Somente material reutilizável é usado, portanto, o custo do procedimento é semelhante à laparoscopia-padrão.

TÉCNICA

O paciente é posicionado em decúbito dorsal com os braços ao longo do corpo e as pernas abduzidas. O cirurgião coloca-se entre as pernas do paciente com o assistente de câmera à esquerda (Fig. 7-1). O umbigo é incisado e a cavidade peritoneal é acessada por meio da técnica de Hasson.

Uma sutura em bolsa construída com polidiaxona (PDS) 1 é efetivada na fáscia umbilical as 2, 4, 6, 8, 10 e 12 horas, respectivamente. Um trocarte de 11 mm reutilizável é inserido e uma óptica regular de 10 mm, 30°, rígida, de comprimento padrão é utilizada (Karl Storz Endoskope, Tuttlingen, Alemanha). Instrumentos curvos reutilizáveis (Karl Storz Endoskope, Tuttlingen, Alemanha) são inseridos no abdome pelo umbigo, sem trocartes. A pinça de preensão curva II (Fig. 7-2A) é inserida através de uma abertura em separado, fora da sutura em bolsa, às 10 horas, pela fáscia umbilical. Outros instrumentos como o gancho de coagulação curvo (Fig. 7-2B), tesoura curva (Fig. 7-2C), tesoura bipolar curva (Fig. 7-2D), pinça dissectora curva (Fig. 7-2E), dispositivo de sucção curvo e grampeador 5 mm reto (Weck Hem-o-lok, Teleflex Medical, Bélgica) são introduzidos juntamente com o trocarte de 11 mm e no interior da sutura em bolsa (Fig. 7-3). A sutura é ajustada para manter uma vedação em torno do instrumental de 5 mm e do trocarte de 11 mm, sendo aberta apenas para permitir a mudança dos instrumentos e a evacuação da fumaça criada durante a dissecção. A vesícula biliar é exposta utilizando-se a pinça de preensão curva. Pelo formato curvo dos instrumentos, a óptica não entra em colisão com a ponta dos instrumentos (Fig. 7-4A), e a colisão entre as mãos do cirurgião e dos assistentes é evitada (Fig. 7-4B). A tração variável da vesícula biliar permite a exposição do triângulo de Calot. De acordo com a prática habitual, a artéria cística é coagulada ou seccionada entre os clipes, o ducto cístico é seccionado entre os clipes. A vesícula bi-

Fig. 7-1. Posicionamento da equipe cirúrgica.

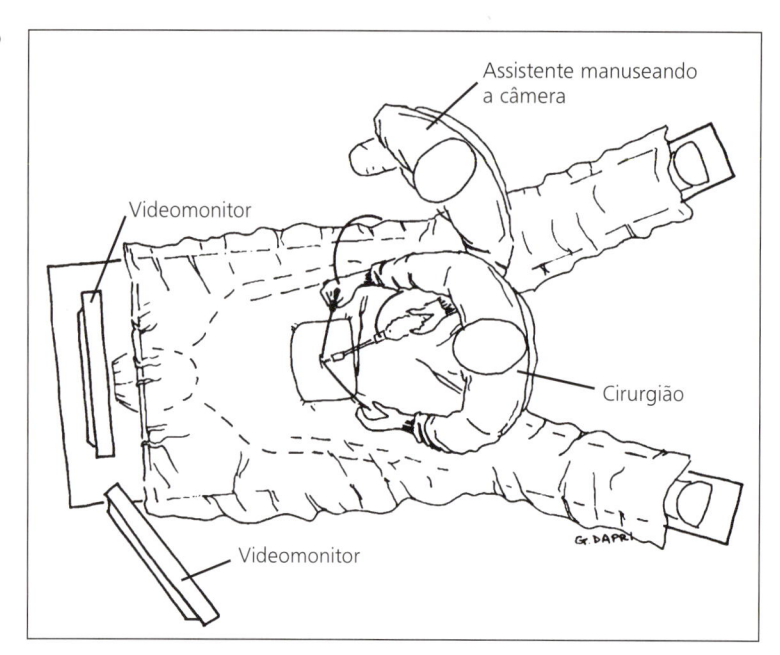

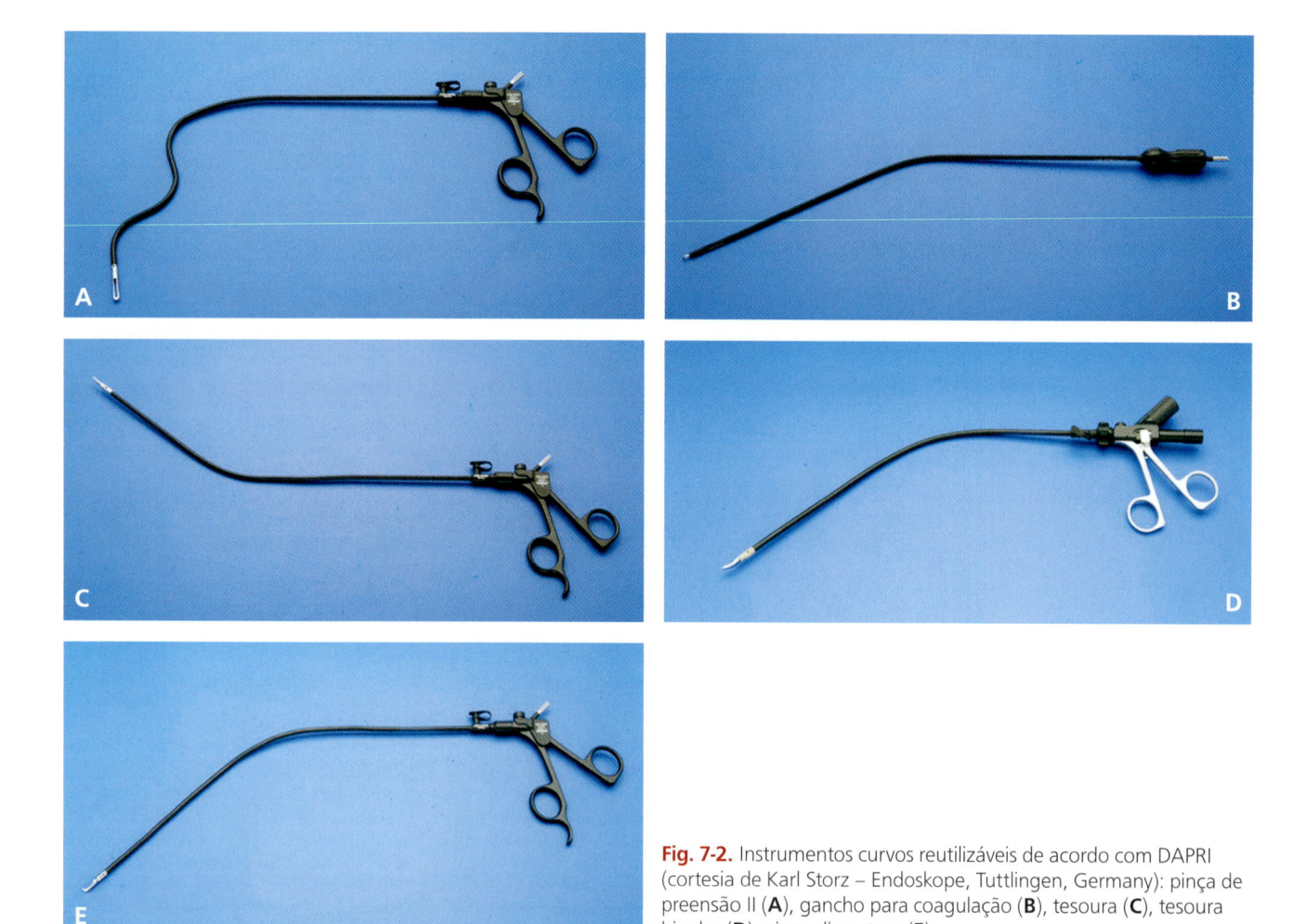

Fig. 7-2. Instrumentos curvos reutilizáveis de acordo com DAPRI (cortesia de Karl Storz – Endoskope, Tuttlingen, Germany): pinça de preensão II (**A**), gancho para coagulação (**B**), tesoura (**C**), tesoura bipolar (**D**), pinça dissectora (**E**).

Colecistectomia Laparoscópica por Acesso Único Transumbilical com Instrumentos Curvos ...

Fig. 7-3. Colocação dos instrumentos curvos, óptica e sutura em bolsa através do umbigo.

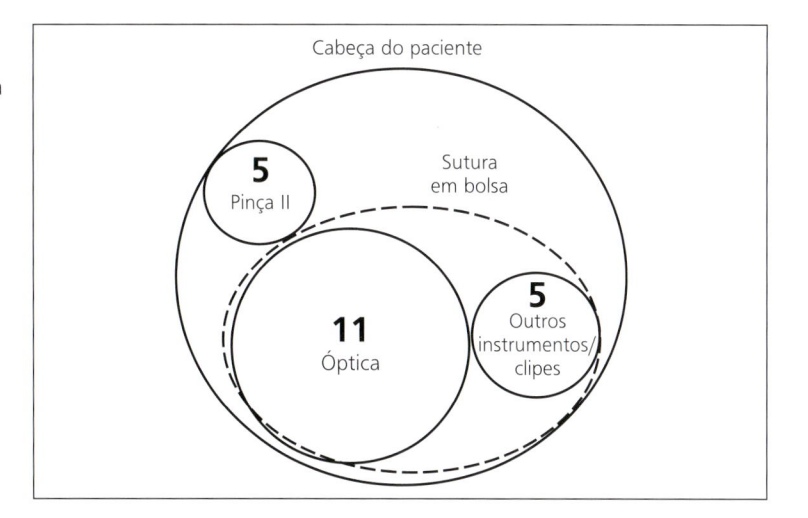

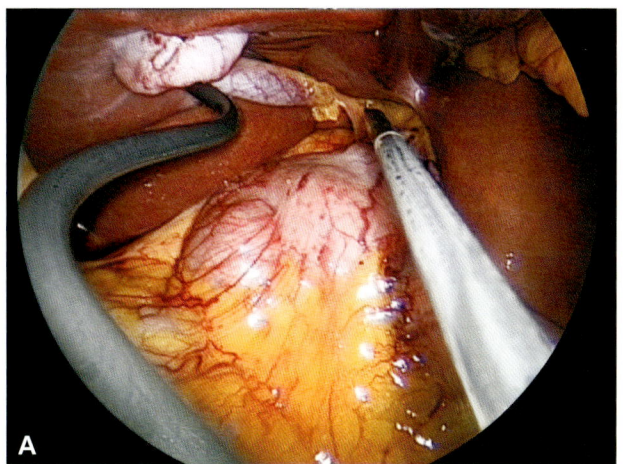

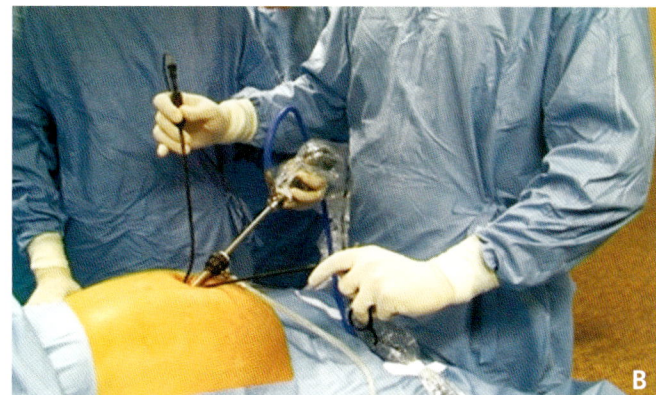

Fig. 7-4. Ausência de conflito entre as extremidades dos instrumentos no interior do abdome (**A**), e entre as mãos do cirurgião fora do abdome (**B**).

liar é liberada do fígado (Fig. 7-5) e removida transumbilicalmente em uma bolsa plástica. Os instrumentos são removidos sob controle, e suturas absorvíveis são usadas para fechar a fáscia umbilical e a abertura separada utilizada para a pinça preensora. O comprimento da cicatriz final é de aproximadamente 16 mm (Fig. 7-6).

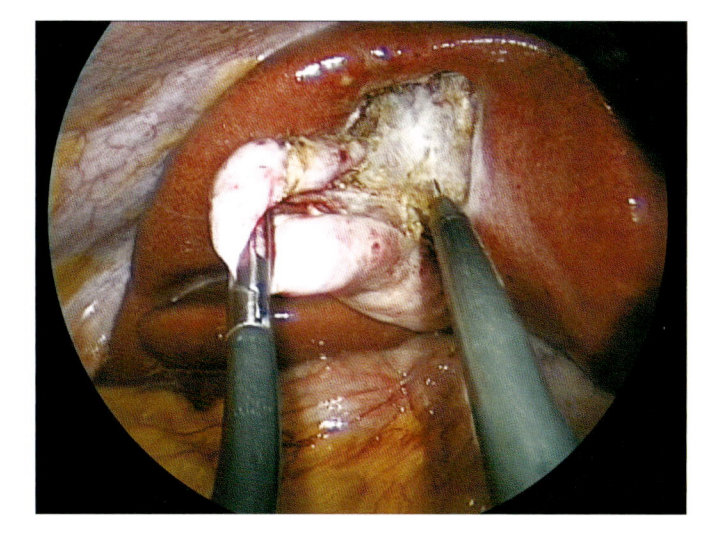

Fig. 7-5. Dissecção da vesícula biliar do leito hepático.

Fig. 7-6. Tamanho final da cicatriz.

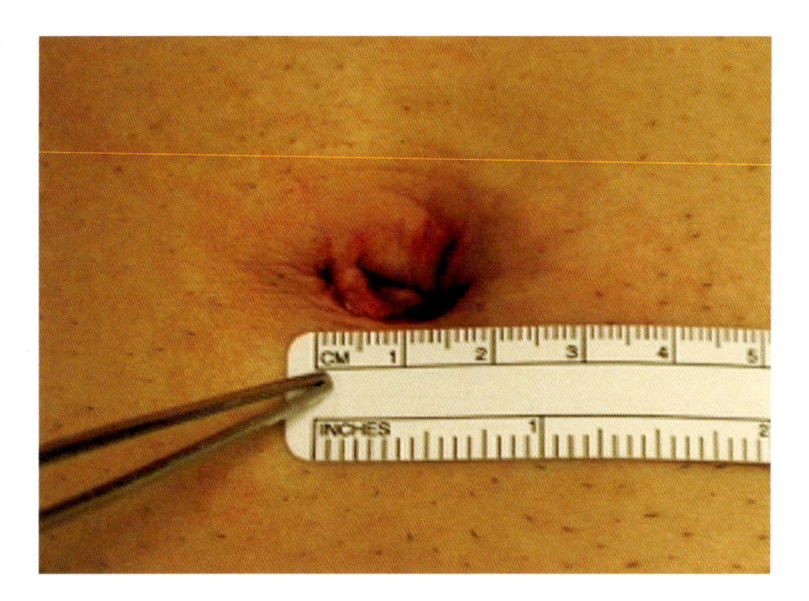

DISCUSSÃO

A técnica de SATLC descrita aqui permite que os cirurgiões executem este procedimento em condições ergonômicas semelhantes com relação à laparoscopia-padrão. Graças à curvatura dos instrumentos, o cirurgião permanece hábil para manter uma das regras da laparoscopia, que é utilizar o sistema óptico como bissector da triangulação de trabalho criado tanto no interior quanto fora do abdome[2] (Fig. 7-7).

Uma vantagem desta técnica é o tamanho da incisão final, que é semelhante à laparoscopia clássica, pois apenas 1 trocarte de 11 mm é utilizado, e os instrumentos são introduzidos sem a utilização de trocartes.

A fim de se manter o pneumoperitônio durante todo o procedimento, uma sutura em bolsa é feita na fáscia umbilical. Um fio espesso e deslizante como o PDS 1 é utilizado. O instrumento para a mão não dominante do cirurgião (esquerda), que é a pinça de preensão II, é introduzida na fáscia umbilical, através de uma janela separada, a fim de evitar fugas de ar no umbigo. Este instrumento permanece na mesma mão por todo o processo. A mão dominante do cirurgião (direita) mantém os outros instrumentos curvos, como gancho de coagulação, tesoura, tesoura bipolar, pinça de dissecção, dispositivo de sucção e aplicador de clipe. Uma vez que estes instrumentos são continuamente alterados durante SATLC, eles são introduzidos transumbilicalmente logo ao lado do tro-

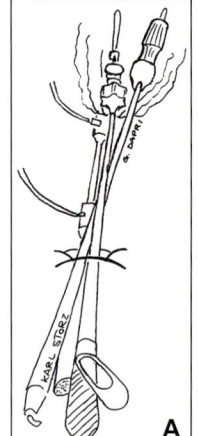

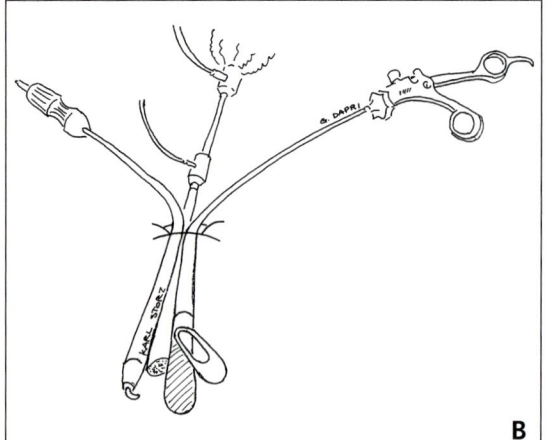

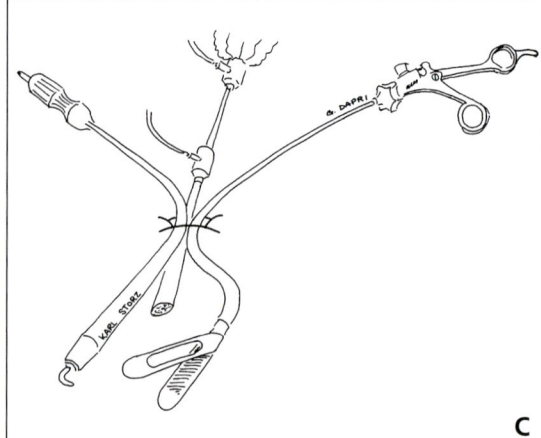

Fig. 7-7. O conceito dos instrumentos curvos é fundamentado naquele válido para os instrumentos rígidos clássicos, com relação à manutenção (**A**) do ângulo de triangulação, tanto externamente (**B**) quanto no interior da cavidade abdominal (**C**).

carte 11 mm e no interior da sutura em bolsa. A sutura em bolsa é, obviamente, ajustada para manter o pneumoperitônio e para que permita o intercâmbio dos instrumentos e a evacuação da fumaça criada com a dissecção.

Os instrumentos curvos utilizados na mão dominante do cirurgião são semelhantes no formato e apresentam somente uma curva, criada para evitar a colisão entre as mãos do cirurgião e dos assistentes fora do abdome.

A pinça de preensão II tem 2 curvas adicionais, além da curva principal no nível umbilical. Uma curva foi criada para evitar o conflito com a óptica no interior abdominal e a outra para permitir a tração da vesícula biliar, na região infundibular e no fundo. Esta última curva está na posição oposta da clássica direção da pinça preensora durante a laparoscopia modelo, porque permite a preensão da vesícula em diferentes passos do procedimento.

Uma curva de aprendizado para compreender de que modo os instrumentos curvos têm de ser manobrados é obviamente necessária e, especialmente no início da experiência, a pinça preensora curva tem de ser conduzida com as 2 mãos, a fim de alcançar estabilidade e segurança. Todos os instrumentos curvos devem ser inseridos transumbilicalmente, mantendo-se um ângulo de 45° com relação à parede abdominal.

A seleção dos pacientes para este tipo de procedimento é fundamental e permite diminuir a taxa de conversão e o tempo operatório. Os pacientes com colecistite aguda, empiema da vesícula biliar e índice de massa corporal superior a 35 kg/m^2 não devem ser selecionados para SATLC.

Mesmo se uma seleção rigorosa das características do paciente for efetivada, durante a SATLC sempre existe a possibilidade de se colocarem trocartes adicionais para melhorar a exposição do campo operatório, para tratar complicações peroperatórias ou para se realizar colangiografia peroperatória.[3] Dentre as opções válidas para se melhorar a exposição do triângulo de Calot estão a colocação de pontos percutâneos,[4-6] instrumentos milimétricos, como a agulha Veress[7], ou mesmo a utilização de *anchors* intra-abdominais.[8-10]

Finalmente, a técnica de SATLC aqui descrita é realizada sem o uso de material descartável, o que permite a sua efetivação com custos comparáveis com os da laparoscopia-padrão.

REFERÊNCIAS BIBLIOGRÁFICAS

1. Zorron R, Palanivelu C, Galvao Neto MP *et al.* International multicenter trial on clinical natural orifice surgery – Notes IMTN study: preliminary results of 362 patients. *Surg Innov* 2010;17:142-58
2. Hanna GB, Drew T, Clinch P *et al.* Computer-controlled endoscopic performance assessment system. *Surg Endosc* 1998;12:997-1000.
3. Rao PP, Bhagwat SM, Rane A *et al.* The feasibility of single port laparoscopic cholecystectomy: a pilot study of 20 cases. *HPB (Oxford)* 2008;10:336-40.
4. Navarra G, Pozza E, Occhionorelli S *et al.* One-wound laparoscopic cholecystectomy. *Br J Surg* 1997;84:695.
5. Bresadola F, Pasqualucci A, Donini A *et al.* Elective transumbilical compared to standard laparoscopic cholecystectomy. *Eur J Surg* 1999;165:29-34.
6. Rivas H, Varela E, Scott D. Single-incision laparoscopic cholecystectomy: initial evaluation of a large series of patients. *Surg Endosc* 2010;24:1403-12.
7. Dapri G, Casali L, Dumont H *et al.* Single-access transumbilical laparoscopic appendectomy and cholecystectomy using new curved reusable instruments: a pilot feasibility study. *Surg Endosc* 2010; Aug.;31. [Epub ahead of print].
8. Elazary R, Khalaileh A, Zamir G *et al.* Single-trocar cholecystectomy using a flexible endoscope and articulating laparoscopic instruments: a bridge to Notes or the final form? *Surg Endosc* 2009;23:969-72.
9. Dominguez G, Durand L, De Rosa J *et al.* Retraction and triangulation with neodymium magnetic forceps for single-port laparoscopic cholecystectomy. *Surg Endosc* 2009;23:1660-66.
10. Raman JD, Scott DJ, Cadeddu JA. Role of magnetic anchors during laparoendoscopic single site surgery and Notes. *J Endourol* 2009;23;781-86.

8

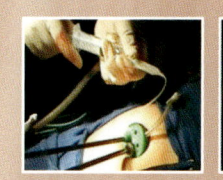

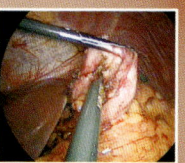

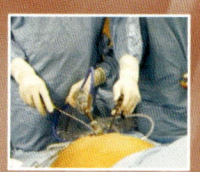

APENDICECTOMIA LAPAROSCÓPICA POR ACESSO ÚNICO TRANSUMBILICAL COM INSTRUMENTOS CURVOS REUTILIZÁVEIS

Giovanni Dapri

INTRODUÇÃO

A cirurgia de apendicectomia é comumente realizada a céu aberto por meio da incisão de McBurney na fossa ilíaca direita. Cirurgiões também realizam esta cirurgia com técnica minimamente invasiva em pacientes que apresentam apendicite aguda, especialmente em mulheres, pois patologias ginecológicas, mal identificadas no pré-operatório, podem ser diagnosticadas e tratadas simultaneamente. Recentemente, graças à nova tendência da laparoscopia *single-incision*, este procedimento pode ser realizado pela abordagem por acesso único. A técnica da apendicectomia laparoscópica por incisão única transumbilical (SATLA) é descrita neste capítulo, com base fundamentalmente em uma das regras da laparoscopia, na qual o sistema óptico atua como a estrutura do trabalho em triangulação, criado pelos instrumentos curvos no interior do abdome, bem como quando utilizados fora do mesmo.[1]

TÉCNICA

O paciente é colocado em posição supina, com os membros superiores ao longo do corpo e os inferiores em extensão. O cirurgião permanece à esquerda do paciente, com o câmera à direita do primeiro (Fig. 8-1).

A cicatriz umbilical é incisada e, pela técnica de Hasson, a cavidade peritoneal é acessada. Uma sutura em bolsa utilizando-se polidiaxona 1 (PDS) é construída na fáscia umbilical, nas posições 2, 4, 6, 8, 10 e 12 horas, respectivamente. Um trocarte reutilizável de 11 mm é utilizado, por onde é introduzida óptica rígida, de comprimento-padrão, 10 mm, 30° (Karl Storz Endoskope, Tuttlingen, Germany). Instrumentos curvos reutilizáveis (Karl Storz Endoskope, Tuttlingen, Germany) são inseridos no abdome através do umbigo, sem a utilização de trocarte. A pinça preensora curva (curved grasping forceps I) – (Fig. 8-2A) é introduzida por uma abertura separada, fora da sutura em bolsa, às 8 horas, através da fáscia umbilical. Outros instrumentos como o *hook* para coagulação (Fig. 8-2B), tesoura curva (Fig. 8-2C), tesoura bipolar curva (Fig. 8-2D), aspirador curvo, e *endoloop* de 5 mm (Ethicon, Johnson & Johnson, Cincinnati, OH) são introduzidos através do trocarte de 11 mm, no interior da sutura em bolsa aplicada previamente (Fig. 8-3). A sutura em bolsa é então ajustada para manter um selo apertado ao redor dos instrumentos de 5 mm e do trocarte de 11 mm, abrindo somente para permitir o intercâmbio do

Fig. 8-1. Posição do paciente e da equipe cirúrgica.

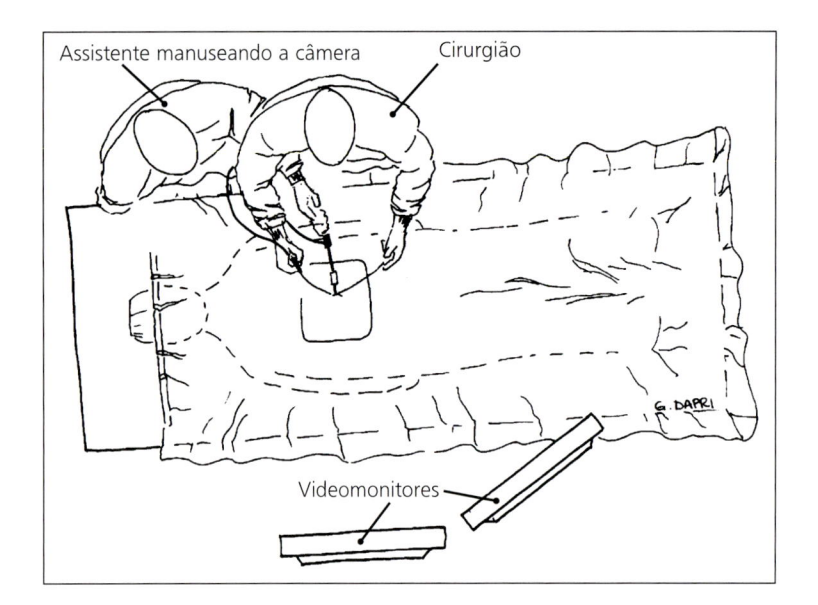

instrumental e a evacuação da fumaça gerada durante a dissecção. A cavidade abdominal é então checada quanto à presença ou não de fluidos livres e, em caso positivo, uma amostra do mesmo é aspirada e enviada ao exame bacteriológico. O apêndice é exposto utilizando-se a pinça preensora, e o mesentério é controlado pela coagulação utilizando-se o *hook* curvo ou a tesoura bipolar (Fig. 8-4A). Graças à curvatura dos instrumentos, nenhum conflito entre as mãos do cirurgião e dos assistentes é evidenciado (Fig. 8-4B). Nós pré-formados (*endoloops*) são colocados na base do apêndice (Fig. 8-5), antes de sua secção. Uma bolsa plástica, introduzida por meio do trocarte 11 mm, é utilizada para a remoção transumbilical do apêndice (Fig. 8-6). A cavidade é então limpa e os instrumentos são removidos sob visão direta. A fáscia umbilical e a abertura fascial separada, efetivada para a pinça preensora, são suturadas com fio absorvível. O tamanho final da cicatriz é menor que 16 mm (Fig. 8-7).

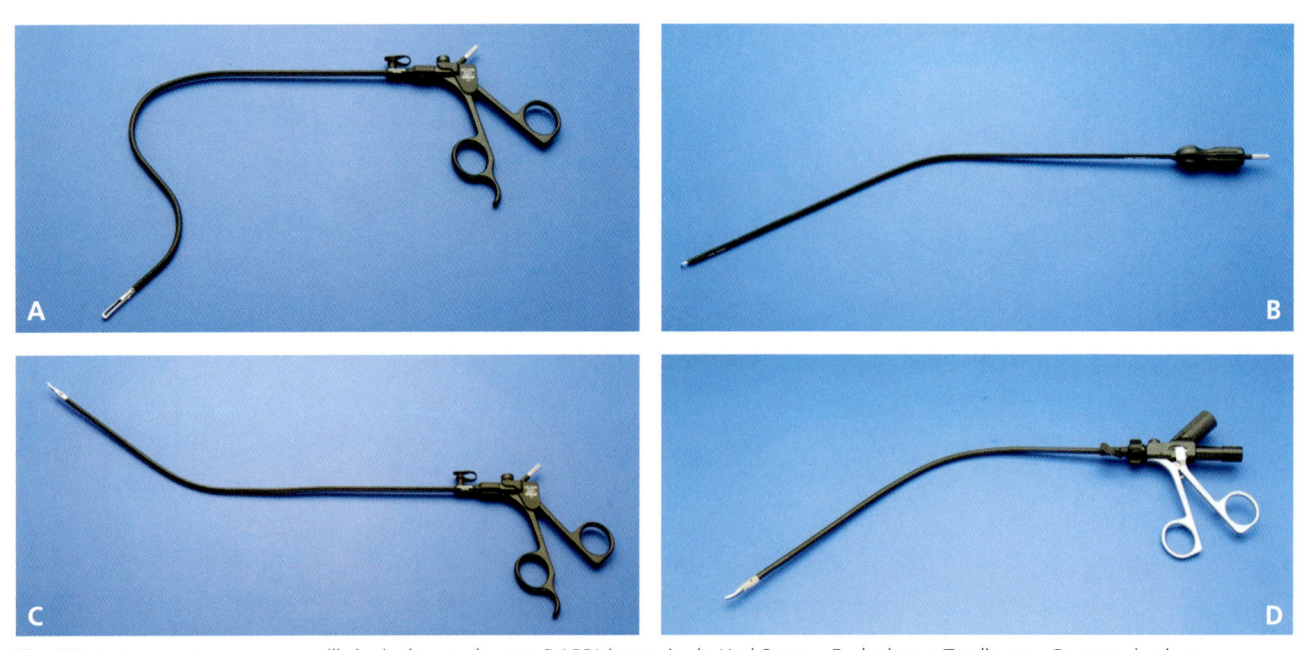

Fig. 8-2. Instrumentos curvos reutilizáveis de acordo com DAPRI (cortesia de Karl Storz – Endoskope, Tuttlingen, Germany): pinça preensora I (**A**), *hook* (**B**), tesoura (**C**), tesoura bipolar (**D**).

Apendicectomia Laparoscópica por Acesso Único Transumbilical com Instrumentos Curvos ...

Fig. 8-3. Colocação dos instrumentos curvos, óptica e sutura em bolsa através da cicatriz umbilical.

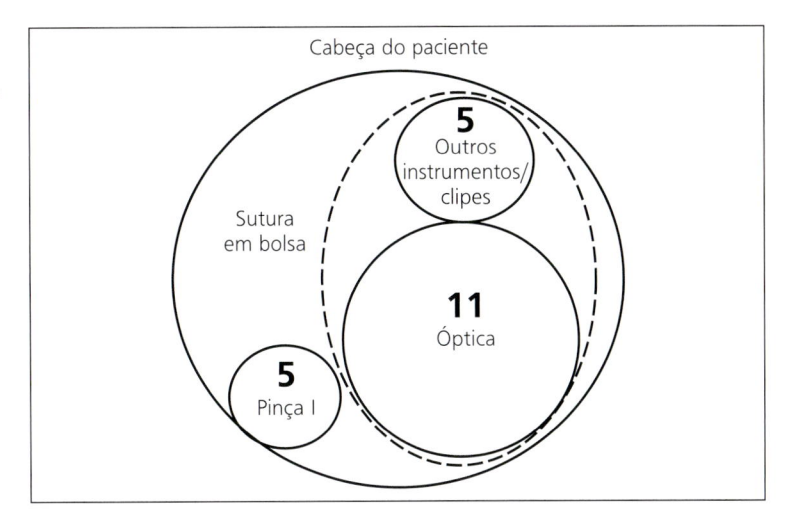

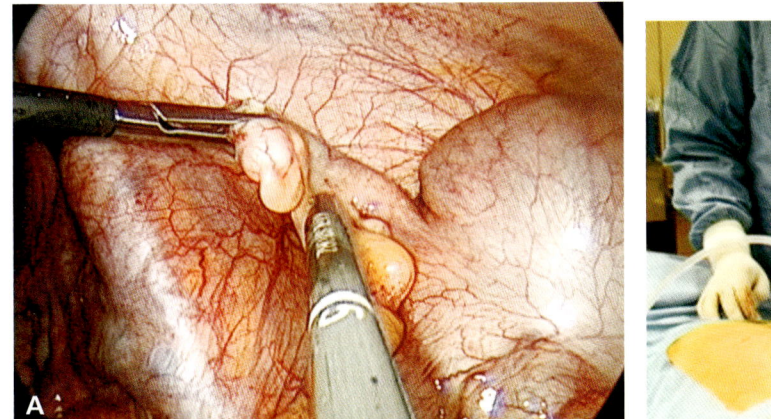

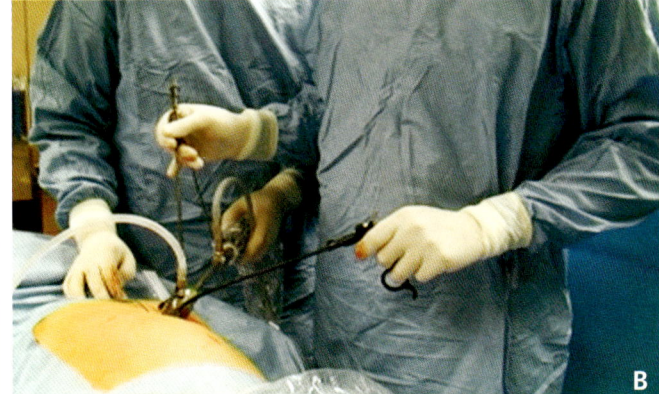

Fig. 8-4. Ausência de conflito entre os instrumentos no interior do abdome (**A**) e entre as mãos do cirurgião fora da cavidade (**B**).

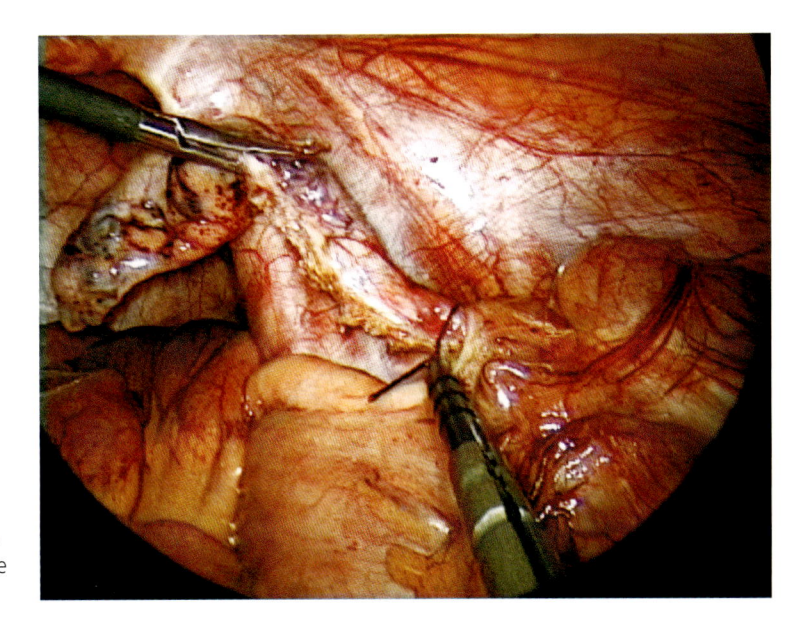

Fig. 8-5. Introdução do nó pré-formado na base do apêndice.

Fig. 8-6. Colocação do apêndice no envoltório plástico.

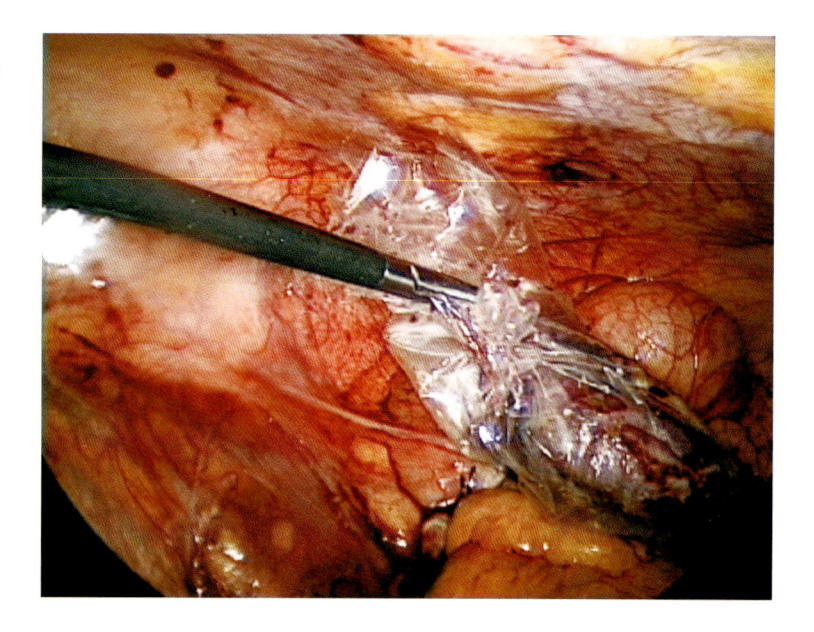

Fig. 8-7. Aspecto final da cicatriz.

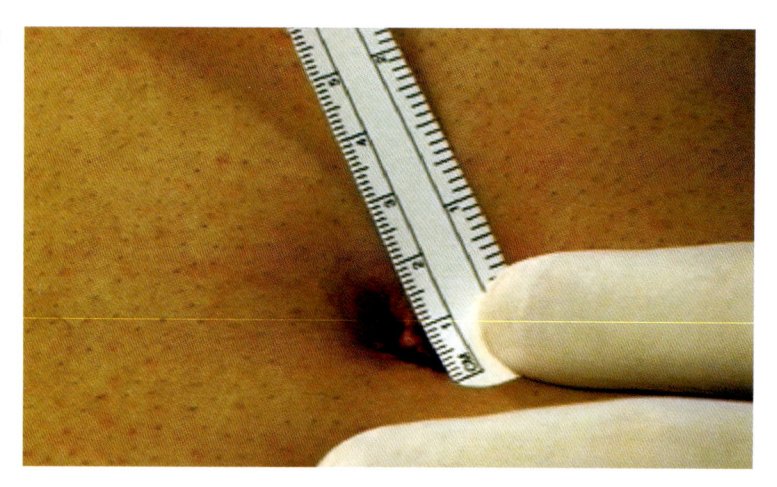

DISCUSSÃO

Os pacientes com apendicite aguda podem ser submetidos a SATLA, mas necessitam de seleção prévia. Peritonite difusa, abscesso periapendicular e mulheres grávidas devem ser considerados como critérios de exclusão. O estado peroperatório do apêndice pode ser mais avançado do que a fase inicial inflamatória e, em caso de perfuração, a colocação de trocarte complementar é obrigatória para sutura,[2-3] e a conversão em laparoscopia clássica é uma possibilidade a ser considerada.[4] Além disso, a incisão utilizada para a introdução do trocarte extra é útil para a colocação de dreno ao término do procedimento.[2]

A pinça preensora curva é mantida durante todo o procedimento na mão não dominante do cirurgião e apresenta 2 curvas. A 1ª curva permanece no nível do umbigo e permite evitar o conflito entre o manuseio da pinça preensora e a mão do assistente. A 2ª curva fica no interior do abdome e permite chegar-se a uma triangulação de trabalho com os outros instrumentos curvos. Esta última curva foi pensada também para se obter amostras bacteriológicas. Em caso de líquido livre no fundo-de-saco de Douglas, uma amostra é obtida utilizando-se um dispositivo de sucção e o afastamento curvo, obtendo-se o afastamento do reto pela curva distal da pinça preensora. Obviamente, uma curva de aprendizado é necessária para mover a pinça preensora curva e, especialmente no início da experiência, as mãos do cirurgião são necessárias para manobrar o instrumento com estabilidade e segurança.

Os outros instrumentos curvos, como gancho de coagulação, tesoura, tesoura bipolar, dispositivo de sucção e o dispositivo *endoloop* são mantidos na mão dominante do cirurgião (direita). Eles são semelhantes em forma e apresentam uma única curva, criada para evitar a colisão entre o cirurgião e as mãos do assistente fora do abdome. Graças ao instrumental curvo, o cirurgião trabalha durante todo o procedimento em ergonomia agradável, como na laparoscopia-padrão, sem colisão das pontas dos instrumentos e sem a necessidade de cruzamento entre as mãos do operador.

Todos os instrumentos curvos são introduzidos no abdome seguindo suas curvas e mantendo um ângulo de 45° com relação à parede abdominal. A pinça preensora é introduzida por fora da sutura em bolsa, utilizando-se uma abertura da fáscia umbilical feita em separado, pois sua posição nunca muda durante a operação. Os outros instrumentos curvos (para a mão dominante do cirurgião) são introduzidos por dentro da sutura em bolsa e ao lado do trocarte de 11 mm. Daí, a sutura em bolsa permite a mudança dos instrumentos, se necessário, e a manutenção do pneumoperitônio, mantendo-se justa. Além disso, esta sutura permite a evacuação da fumaça criada durante a dissecção. O tipo de fio selecionado para a confecção da dita sutura é o PDS 1, que é calibroso e desliza com facilidade para acomodar adequadamente cada instrumento necessário, bem como suas mudanças durante a cirurgia.

Graças ao uso de um trocarte-padrão e instrumentos inseridos transumbilicalmente sem outros trocartes, o tamanho da incisão é mantido de maneira semelhante ao utilizado para a realização de uma laparoscopia clássica com o uso de trocarte de 12 mm.

Uma vez que nenhum material descartável é usado, apenas um trocarte-padrão reutilizável e instrumentos curvos reutilizáveis, o custo do procedimento sofre aumento e permanece semelhante à laparoscopia clássica.

REFERÊNCIAS BIBLIOGRÁFICAS

1. Hanna GB, Drew T, Clinch P *et al.* Computer-controlled endoscopic performance assessment system. *Surg Endosc* 1998;12:997-1000.
2. Hong TH, Kim HL, Lee YS *et al.* Transumbilical single-port laparoscopic appendectomy (TUSPLA): scarless intracorporeal appendectomy. *J Laparoendosc Adv Surg Tech A* 2009;19:75-78.
3. Dapri G, Casali L, Dumont H *et al.* Single-access transumbilical laparoscopic appendectomy and cholecystectomy using new curved reusable instruments: a pilot feasibility study. *Surg Endosc* 2010; Aug.;31. (Epub ahead Aug. 31).
4. Chouillard E, Dache A, Torcivia A *et al.* Single-incision laparoscopic appendectomy for acute appendicitis: a preliminary experience. *Surg Endosc* 2010;24:1861-65.

9

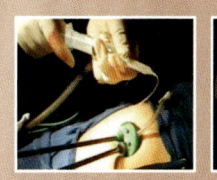

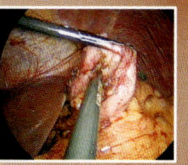

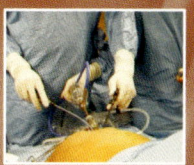

GASTROFUNDOPLICATURA DE NISSEN LAPAROSCÓPICA POR ACESSO ÚNICO TRANSUMBILICAL

Giovanni Dapri

INTRODUÇÃO

O procedimento da fundoplicatura de Nissen foi inicialmente realizado por Rudolf Nissen, em 1955, por acesso aberto.[1] Com a introdução das técnicas minimamente invasivas, Dallemagne et al.[2] efetivaram inicialmente este procedimento por laparoscopia, em 1991. No ano de 2005, Cadière et al.[3] reportaram pela 1ª vez a realização da fundoplicatura por abordagem transoral endoluminal.

Com a introdução da cirurgia laparoscópica por acesso único (SALS), este procedimento pôde ser realizado por esta abordagem. A técnica da fundoplicatura de Nissen laparoscópica por acesso único (SALN), realizada com instrumentos curvos reutilizáveis, é descrita neste capítulo.

TÉCNICA

O paciente é colocado em posição supina, com os membros superiores ao longo do corpo e os membros inferiores abduzidos. O cirurgião posiciona-se entre as pernas do paciente, o assistente com a câmera ao lado direito e o instrumentador ao lado esquerdo do paciente (Fig. 9-1). A cicatriz umbilical é incisada, e a cavidade peritoneal é acessada utilizando-se a técnica de Hasson. Uma sutura em bolsa é efetivada na fáscia umbilical utilizando-se fio de polidiaxona 1 (PDS), posicionada as 2, 4, 6, 8, 10 e 12 horas, respectivamente. Um trocarte reutilizável de 11 mm e uma óptica 10 mm, 30°, rígida e de tamanho-padrão (Karl Storz Endoskope, Tuttlingen, Germany) são utilizadas. Uma vez que o pneumoperitônio é estabelecido, instrumentos curvos reutilizáveis (Karl Storz Endoskope, Tuttlingen, Germany) são inseridos transumbilicalmente, sem trocarte. A pinça preensora curva III (Fig. 9-2A) é inserida através de uma abertura separada, fora da sutura em bolsa, às 10 horas, pela fáscia umbilical. Outros instrumentos como o gancho para coagulação (Fig. 9-2B), tesoura curva (Fig. 9-2C), tesoura curva bipolar (Fig. 9-2D), porta-agulhas II (Fig. 9-2E) e o instrumento de sucção curvo são introduzidos através do trocarte de 11 mm, no interior da sutura em bolsa (Fig. 9-3). A sutura é ajustada para manter um selo justo ao redor dos instrumentos de 5 mm e do trocarte de 11 mm, afrouxando-a somente para permitir a mudança dos instrumentos e a evacuação da fumaça criada pela dissecção.

Graças à curva distal da pinça de preensão, o lobo esquerdo do fígado pode ser afastado ao mesmo tempo em que o ligamento hepatogástrico é exposto para a dissecção (Fig. 9-4). Tanto o ligamento frenogástrico quanto os pilares diafragmáticos são liberados, expondo o esôfago inferior (Fig. 9-5). Uma fita cardíaca, introduzida pelo umbigo, é utilizada para circundar a junção esofagogástrica,

Fig. 9-1. Posição da equipe cirúrgica e do paciente.

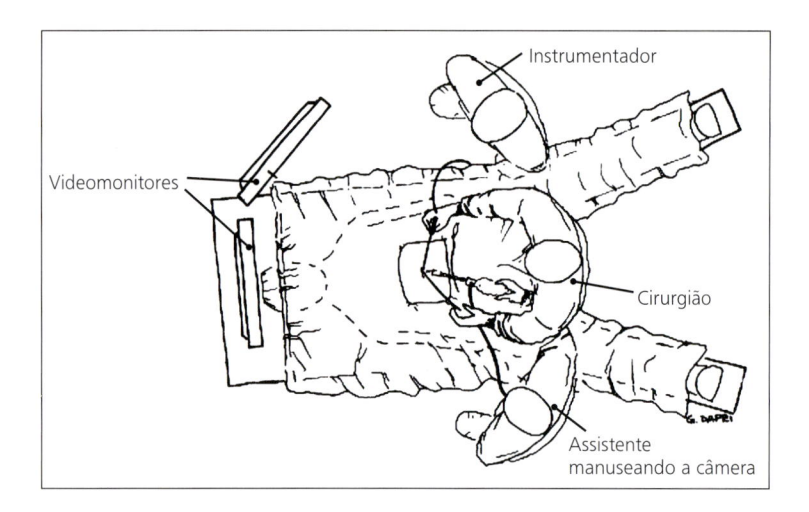

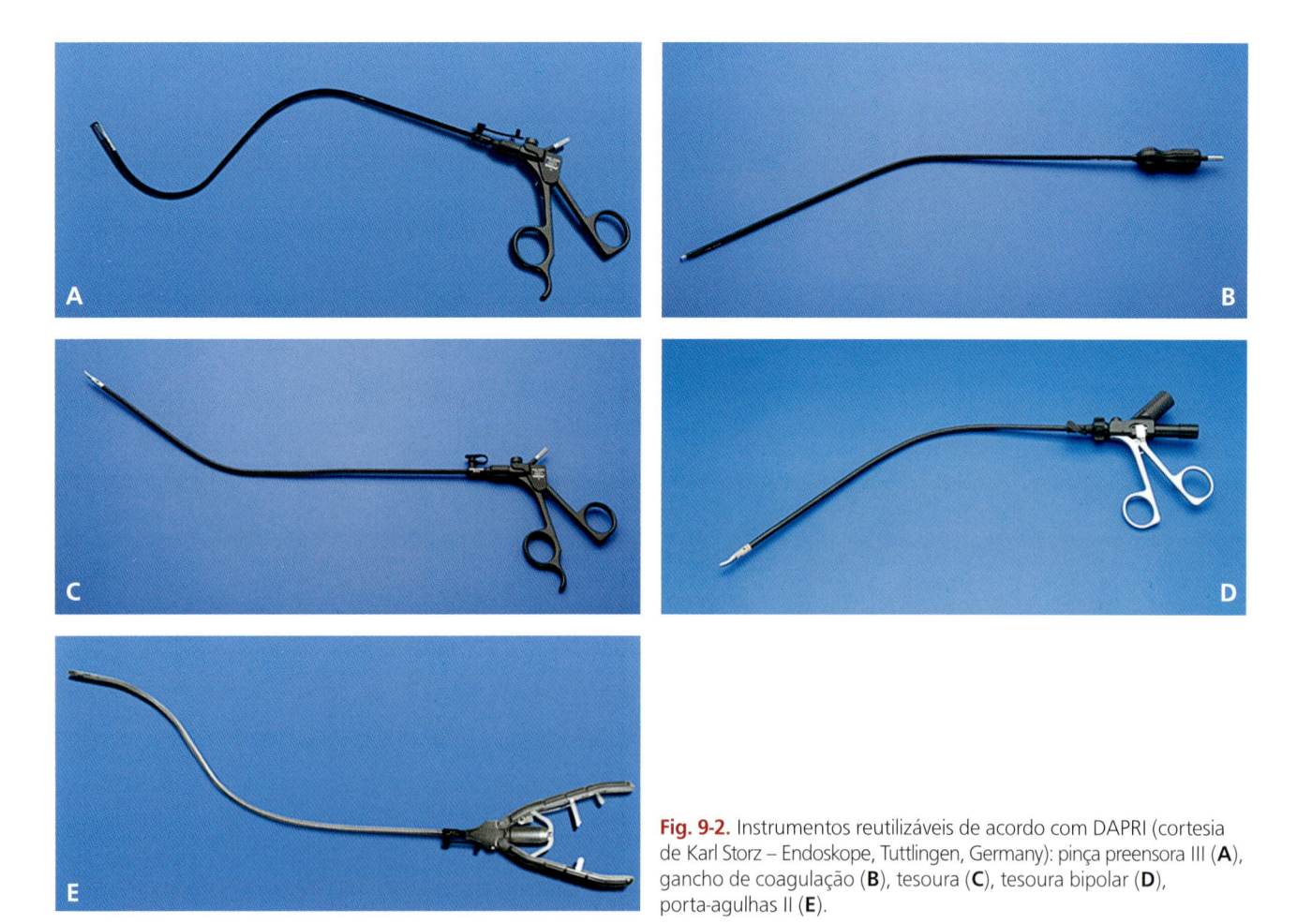

Fig. 9-2. Instrumentos reutilizáveis de acordo com DAPRI (cortesia de Karl Storz – Endoskope, Tuttlingen, Germany): pinça preensora III (**A**), gancho de coagulação (**B**), tesoura (**C**), tesoura bipolar (**D**), porta-agulhas II (**E**).

aumentando a exposição do hiato (Fig. 9-6). A fita cardíaca é mantida sob tensão, permitindo a preparação dos pilares para a plastia. Fios de algodão 2/0 são introduzidos por via umbilical utilizando-se pinça preensora reta, para a efetivação da válvula. A plastia da crura é realizada de acordo com a Figura 9-7, com nós intracorpóreos (Fig. 9-7). O fundo gástrico é movido por trás do esôfago inferior e os vasos gástricos curtos são dissecados *la demand*, por intermédio de abordagem medial para lateral, utilizando-se o gancho de coagulação ou a tesoura bipolar (Fig. 9-8). Uma sonda orogástrica 34 Fr é introduzida por via transoral pelo anestesiologista. A fundoplicatura *floppy* 360° é realizada com nós

Gastrofundoplicatura de Nissen Laparoscópica por Acesso Único Transumbilical

Fig. 9-3. Colocação dos instrumentos curvos, óptica e sutura em bolsa através do umbigo.

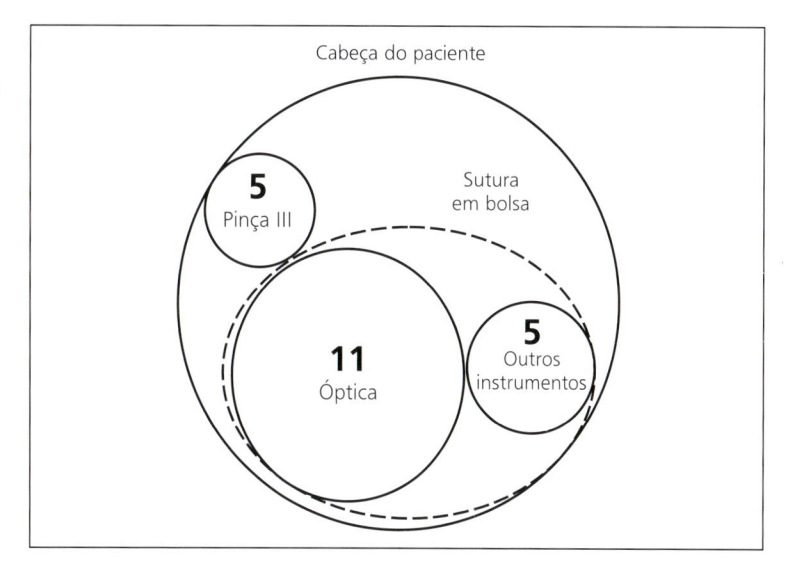

- Cabeça do paciente
- 5 — Pinça III
- Sutura em bolsa
- 11 — Óptica
- 5 — Outros instrumentos

Fig. 9-4. A curva distal da pinça de preensão II permite o afastamento do lobo esquerdo do fígado, expondo o ligamento hepatogástrico para a dissecção.

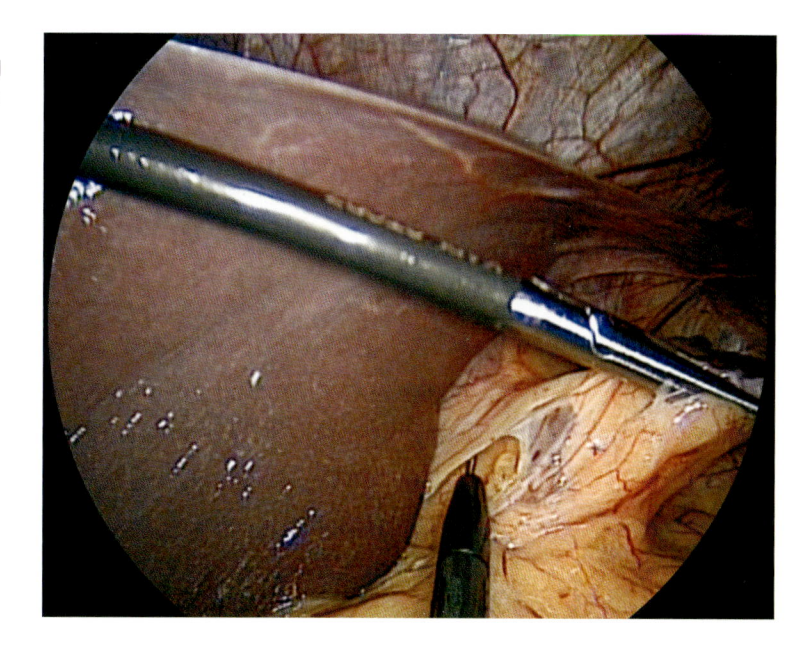

Fig. 9-5. O hiato é liberado, expondo o esôfago inferior.

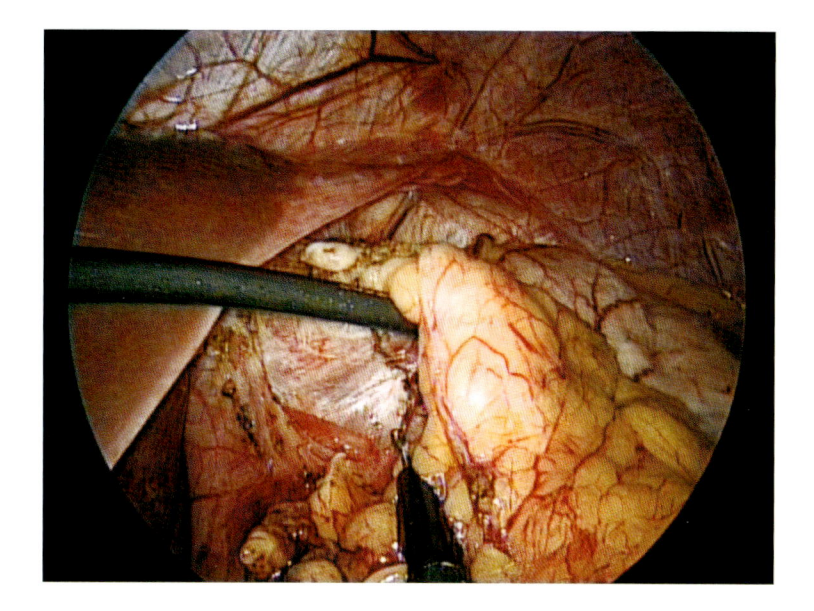

Fig. 9-6. O esôfago inferior é isolado por uma fita cardíaca.

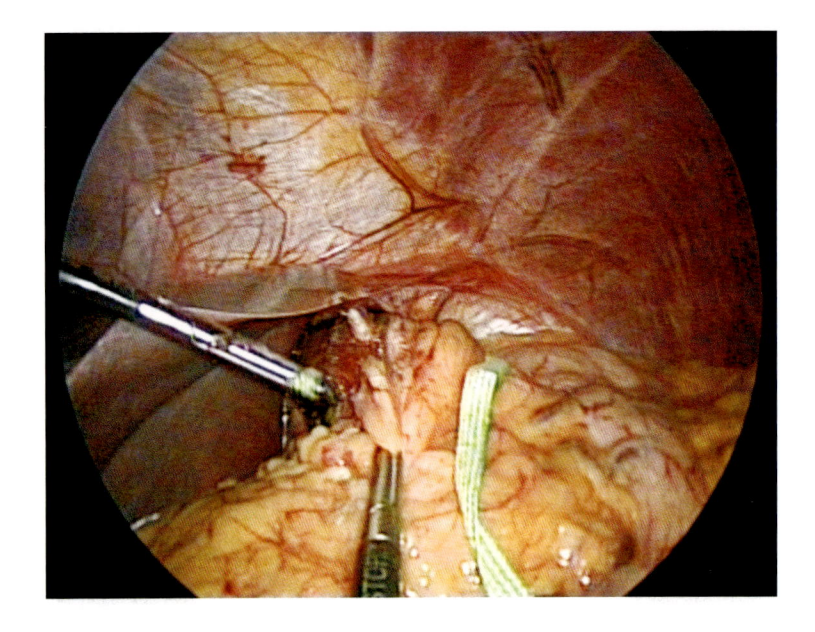

Fig. 9-7. A plastia da crura é realizada facilmente graças à posição do porta-agulhas curvo II.

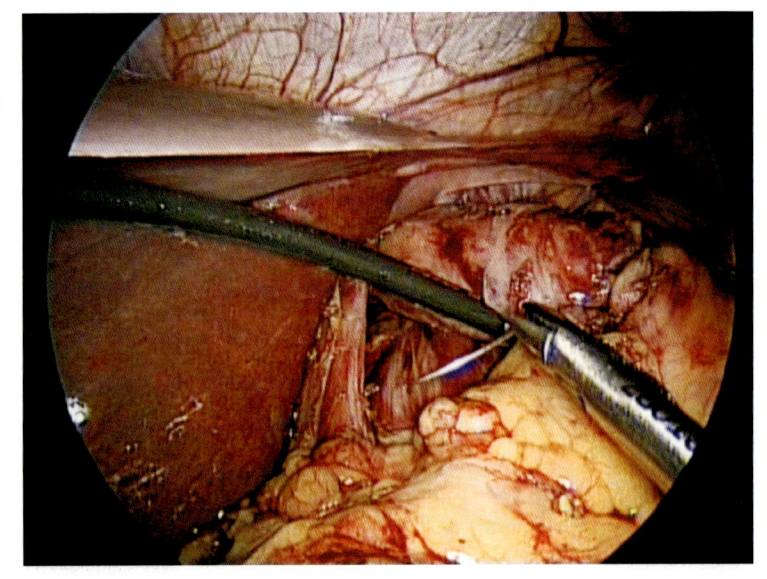

Fig. 9-8. Os vasos gástricos curtos são liberados *à la demand* após o fundo gástrico ser movido por trás do esôfago (abordagem medial para lateral).

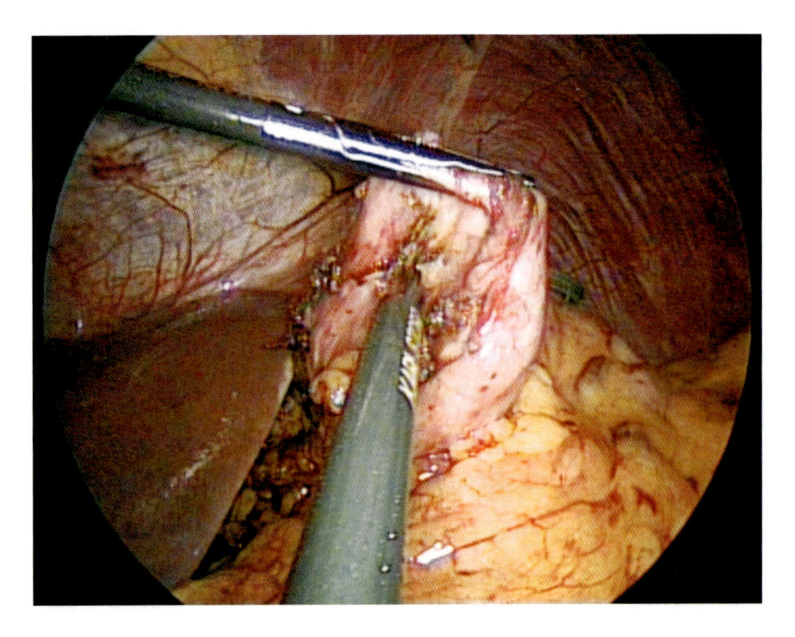

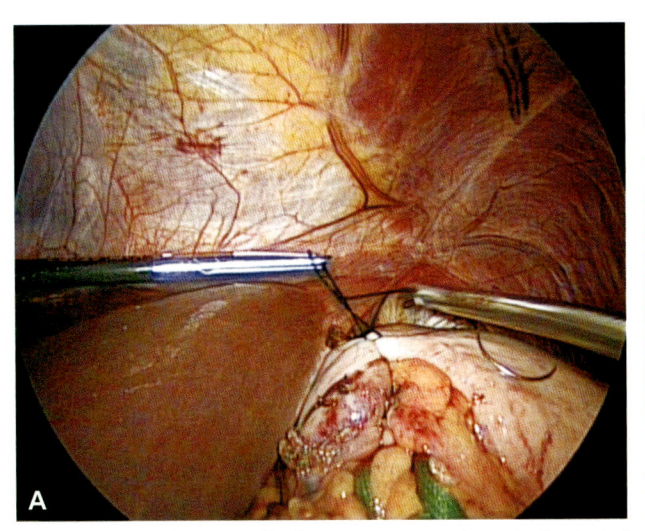

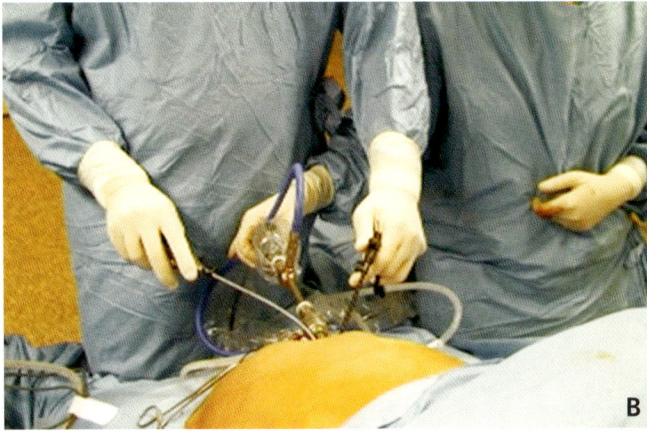

Fig. 9-9. Graças às curvas dos instrumentos, a triangulação de trabalho é estabelecida no interior da cavidade abdominal (**A**), e o cirurgião trabalha durante todo o procedimento em posição ergonômica, com os membros superiores flexionados (**B**).

Fig. 9-10. Tamanho final da cicatriz.

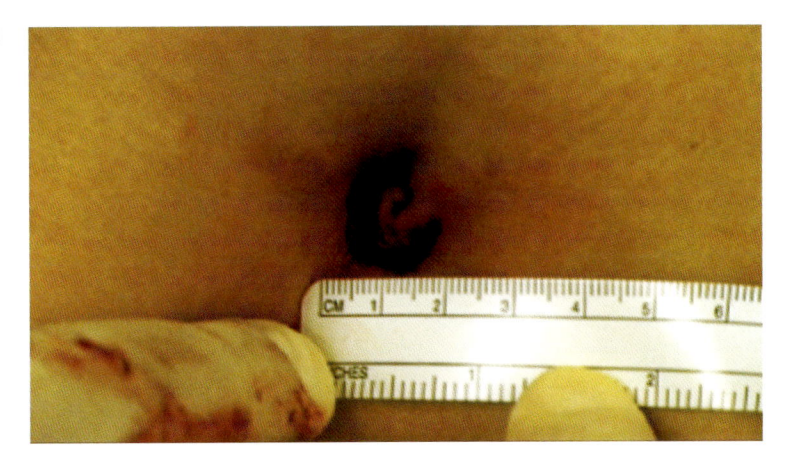

intracorpóreos (Fig. 9-9A). Graças à curvatura dos instrumentos, o cirurgião trabalha durante todo o procedimento em posição ergonômica, sem os braços estarem flexionados (Fig. 9-9B). Ao final da operação, a sonda orogástrica, a fita cardíaca e os instrumentos são removidos, sob controle visual. Fios absorvíveis são utilizadas para suturar a fáscia umbilical e a abertura, em separado, é utilizada para a pinça preensora. O tamanho final da cicatriz é menor que 2 cm (Fig. 9-10).

DISCUSSÃO

Na técnica de SALN descrita aqui, a pinça preensora curva III é introduzida no abdome através de uma abertura separada na fáscia umbilical. Este é um truque particular para que o pneumoperitônio seja mantido durante todo o procedimento. A pinça de preensão é mantida na mão não dominante do cirurgião (esquerda) e nunca é mudada durante a cirurgia. Ao contrário, os outros instrumentos curvos, mantidos na mão dominante do cirurgião (direita), são mudados durante os diferentes passos da operação. A sutura em bolsa, realizada no início da SALN na fáscia umbilical, ajuda na manutenção do pneumoperitônio e é afrouxada somente para a mudança do instrumental da mão dominante do cirurgião, bem como para a evacuação da fumaça, quando necessária, que mesma é construída com fio forte e de fácil deslizamento, como o PDS 1.

A pinça preensora curva III e o porta-agulhas curvo II apresentam 2 curvas; uma curva fica ao nível do umbigo, evitando o conflito entre as mãos do cirurgião e a óptica, fora do abdome e a outra curva localiza-se entre o umbigo e a extremidade dos instrumentos, estabelecendo uma triangulação no interior do abdome. As mandíbulas abertas do porta-agulhas curvo II são colocadas em 45° com relação ao eixo principal. Esta posição permite rotação de 1/4 no punho do cirurgião, para passar ou remover o ponto no tecido, evitando o dano visceral potencial no interior do abdome. Além disso, a curva distal da pinça preensora permite afastar o lobo esquerdo do fígado anterior, melhorando a exposição do campo operatório. Neste último aspecto permanece um dos principais problemas durante a SALS.[4,5] Outras opções válidas, que podem ser utilizadas para melhorar a exposição do hiato, são a colocação sob o fígado de um dreno de Penrose, suspenso por sutura percutânea,[6] a efetivação de pontos na junção crural[7] ou, ainda, a realização de pontos trans-hepáticos percutâneos pelo lobo hepático esquerdo.[8]

O gancho de coagulação curvo, a tesoura curva e a tesoura bipolar curva são similares em seu formato e apresentam somente uma curva, criada para evitar a colisão entre as mãos do cirurgião e dos assistentes, fora do abdome.

Todos os instrumentos curvos têm de ser introduzidos umbilicalmente seguindo suas curvas, mantendo um ângulo de 45° em respeito à parede abdominal.

Graças ao formato curvo, o cirurgião consegue trabalhar em posição ergonômica, similar à laparoscopia clássica, pois durante todo o procedimento não há colisão dos instrumentos e/ou cruzamento das mãos do cirurgião.[5] Obviamente, uma curva de aprendizado é necessária, para que se entenda como manipular os instrumentos curvos e, acima de tudo, como realizar as suturas. Além disso, a seleção dos pacientes que serão submetidos à SALN permanece um desafio importante,[9-11] excluindo aqueles que apresentam índice de massa corporal superior a 35 kg/m^2, além dos que apresentam hérnia hiatal gigante. Nestes casos, a abordagem transumbilical torna-se quase impossível e o tempo operatório longo demais.

Finalmente, o tamanho da cicatriz umbilical permanece similar ao da laparoscopia clássica com uso de trocarte de 12 mm, pois somente um trocarte reutilizável de 11 mm é inserido pelo umbigo e os instrumentos curvos são introduzidos na cavidade peritoneal sem trocartes.

Este aspecto, somado ao fato de que todos os materiais são reutilizáveis, mantém o custo do SALN similar à laparoscopia clássica.

REFERÊNCIAS BIBLIOGRÁFICAS

1. Nissen R. A simple operation for control of reflux esophagitis. *Schweiz Med Wochenschr* 1956;86:590-92.
2. Dallemagne B, Weerts JM, Jehaes C *et al.* Laparoscopic Nissen fundoplication: preliminary report. *Surg Laparosc Endosc* 1991;1:138-43.
3. Cadière GB, Rajan A, Rqibate M *et al.* Endoluminal fundoplication (ELF): evolution of esophyX, a new surgical device for transoral surgery. *Minim Invas Ther Allied Technol* 2006;15:348-55.
4. Hanna GB, Drew T, Clinch P *et al.* Computer-controlled endoscopic performance assessment system. *Surg Endosc* 1998;12:997-1000.
5. Romanelli JR, Earle DB. Single-port laparoscopic surgery: an overview. *Surg Endosc* 2009;23:1419-27.
6. Hamzaoglu I, Karahasanoglu T, Aytac E *et al.* Transumbilical totally laparoscopic single-port Nissen fundoplication: a new method of liver retraction: the Istanbul Technique. *J Gastrointest Surg* 2010;14:1035-39.
7. Tacchino RM, Greco F, Matera D *et al.* Single-incision laparoscopic gastric bypass for morbid obesity. *Obes Surg* 2010;20:1154-60.
8. Huang CK, Houng JY, Chiang CJ *et al.* Single incision transumbilical laparoscopic Roux-en-Y gastric bypass: a first case report. *Obes Surg* 2009;19:1711-15.
9. Hong TH, You YK, Lee KH. Transumbilical single-port laparoscopic cholecystectomy: scarless cholecystectomy. *Surg Endosc* 2009;23:1393-97.
10. Teixeira J, McGill K, Binenbaum S *et al.* Laparoscopic single-site surgery for placement of an adjustable gastric band: initial experience. *Surg Endosc* 2009;23:1409-14.
11. Gill IS, Advincula AP, Aron M *et al.* Consensus statement of the consortium for laparoendoscopic single-site surgery. *Surg Endosc* 2010;24:762-68.

10

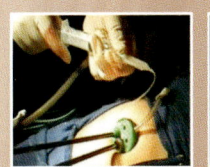

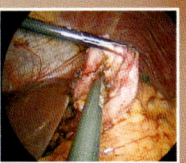

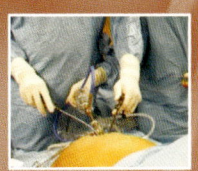

Cirurgia de Portal Único e Cirurgia Bariátrica – Perspectivas Atuais

Manoel Galvão Neto
Almino Cardoso Ramos
Josemberg Marins Campos

O emprego de técnicas cirúrgicas para o tratamento da obesidade está em constante evolução. A cada publicação de revista especializada ou livro sobre o tema, percebe-se um grande número de trabalhos que procuram aprimorar modalidades cirúrgicas bem estabelecidas ou mesmo criar novos instrumentos ou técnicas que possam trazer benefícios para os pacientes. Desta forma é que foi possível o avançar das laboriosas laparotomias, com grande dano à parede abdominal no início da cirurgia bariátrica, para o acesso minimamente invasivo da laparoscopia (Fig. 10-1), que responde hoje pela grande maioria dos procedimentos bariátricos ao redor do mundo.[1]

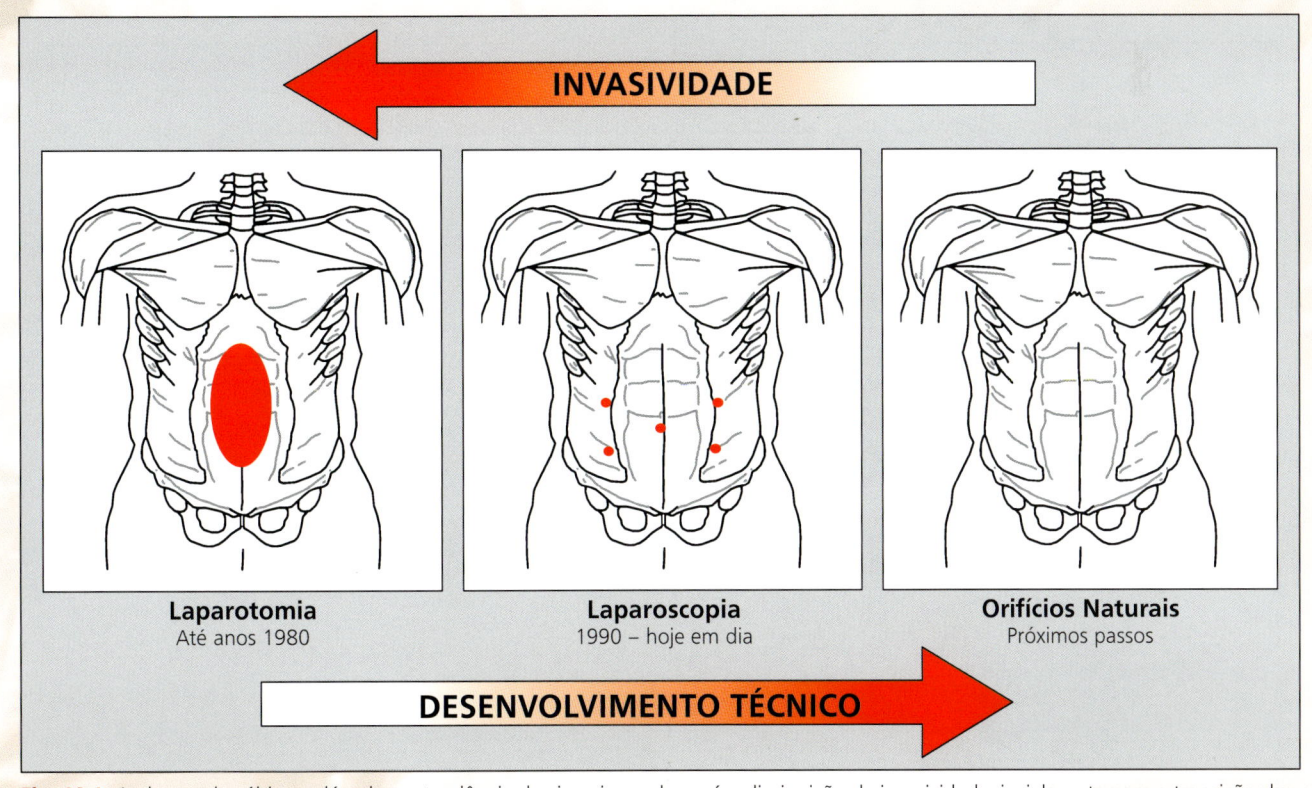

Fig. 10-1. Ao longo das últimas décadas, a tendência da cirurgia moderna é a diminuição da invasividade, inicialmente com a transição da laparotomia para a laparoscopia e atualmente para a diminuição do número de trocartes.

Nos últimos anos, a nova tendência que está sendo cada vez mais estudada no campo da videocirurgia é o acesso à cavidade abdominal por intermédio de uma única incisão, geralmente na cicatriz umbilical. Este acesso único traz em sua concepção a ideia de agredir ainda menos a parede abdominal, trazendo benefício cosmético evidente e, potencialmente, menos dor pós-operatória.[2]

De forma semelhante aos primórdios da laparoscopia, a colecistectomia é um dos procedimentos mais estudados com este novo acesso.[3] Todavia, as técnicas de cirurgia bariátrica também estão sendo alvo de vários estudos para o uso da incisão única em sua realização. Vamos analisar o estado atual e as perspectivas para os 3 procedimentos mais realizados na prática clínica: a banda gástrica ajustável (BGA), o *sleeve gastrectomy* e o *bypass* gástrico.

BGA

A banda gástrica ajustável foi o 1º procedimento bariátrico a ser realizado por laparoscopia e de forma semelhante está sendo o procedimento antiobesidade mais estudado a ser realizado por incisão única.[4] A necessidade de realizar uma incisão um pouco maior que o tradicional acesso laparoscópico, a fim de introduzir a banda na cavidade abdominal e colocar o seu porte no subcutâneo, permite que seja introduzido mais de um trocarte, facilitando a realização do procedimento, mesmo na ausência de dispositivos especificamente desenhados para a realização de cirurgia por incisão única (Fig. 10-2).

SLEEVE GASTRECTOMY

Este novo procedimento cirúrgico, inicialmente usado como parte de uma cirurgia maior, está ganhando cada vez mais espaço na prática clínica.[1] Trata-se de um procedimento que não envolve

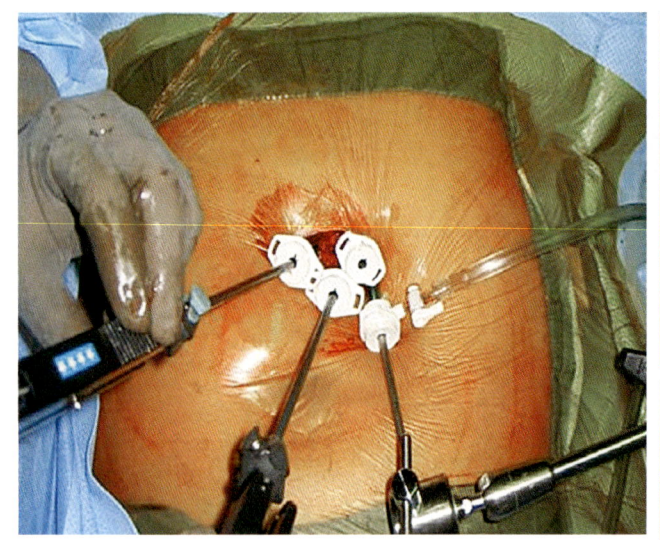

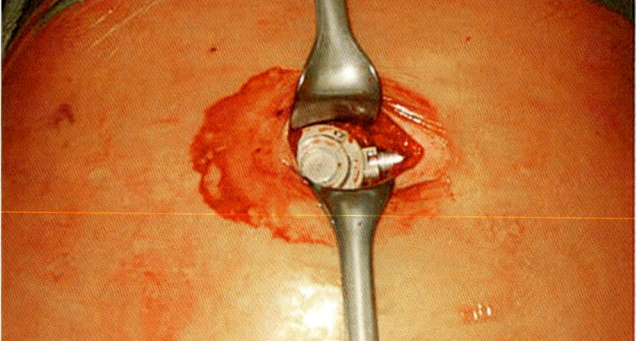

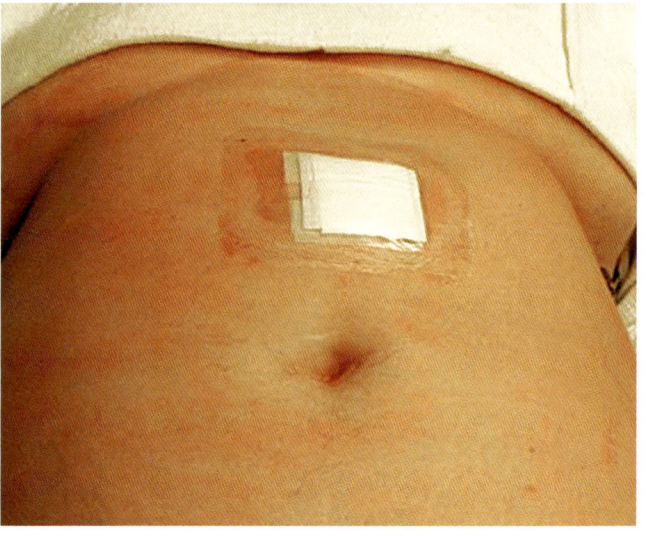

Fig. 10-2. Incisão única para cirurgia de banda gástrica ajustável: a mesma incisão dos trocartes sendo usada para a colocação do porte subcutâneo.

Fig. 10-3. Com o uso de trocartes especiais, é possível introduzir ao mesmo tempo óptica, instrumentais de 5 mm e até mesmo um grampeador de 12 mm para a realização do *sleeve gastrectomy*.

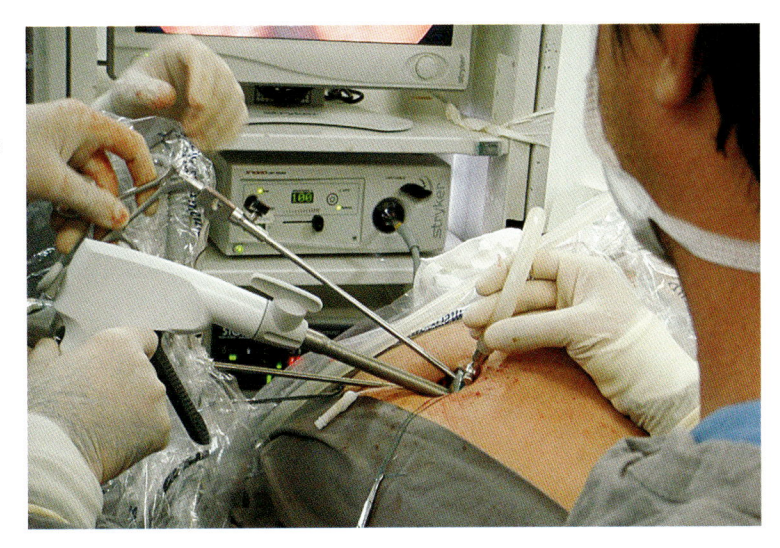

anastomoses e que é realizada apenas no andar supramesocólico e sobre um único órgão (estômago). Aqui também se faz necessária a realização de uma incisão para a retirada do espécime cirúrgico, tornando o uso da incisão única uma boa alternativa para a sua realização (Fig. 10-3). Alguns autores já reportam este acesso como efetivo e seguro.[5-8]

BYPASS GÁSTRICO

Em todo o mundo esta é a cirurgia mais frequentemente realizada para o combate da obesidade.[1] Apesar disto, a sua realização por incisão única, no momento atual e com os materiais disponíveis, parece ser de difícil emprego. A dificuldade reside no fato da necessidade de realização de suturas intracorpóreas e mudança do campo operatório (andar supra e inframesocólico), o que certamente é um obstáculo para o uso da incisão única. Entretanto, já existem relatos na literatura de autores que diminuíram o número de trocartes abdominais e mesmo o relato de realização desta técnica por uma única incisão.[9,10]

CONSIDERAÇÕES FINAIS – PERSPECTIVAS

Da mesma forma que a cirurgia laparoscópica trilhou – e ainda trilha – uma trajetória de validação de resultados e benefícios, entendemos que a laparoscopia por incisão única deve ter seu valor e espaço na prática clínica diária, conquistados por meio de clara demonstração de benefícios alcançados com segurança e de uso possível, mesmo em centros de média complexidade. Este caminho deve inicialmente ser realizado em centros de ensino e pesquisa, com desenvolvimento de materiais específicos e de estudos comparativos controlados.[11]

REFERÊNCIAS BIBLIOGRÁFICAS

1. Buchwald H, Oien DM. Metabolic/bariatric surgery worldwide 2008. *Obes Surg* 2009;19(12):1605-11.
2. Romanelli JR, Earle DB. Single-port laparoscopic surgery: an overview. *Surg Endosc* 2009;23(7):1419-27.
3. Rivas H, Varela E, Scott D. Single-incision laparoscopic cholecystectomy: initial evaluation of a large series of patients. *Surg Endosc* 2010 June;24(6):1403-12. Epub 2009 Dec. 25.
4. Nguyen NT, Hinojosa MW, Smith BR *et al*. Single laparoscopic incision transabdominal (SLIT) surgery-adjustable gastric banding: a novel minimally invasive surgical approach. *Obes Surg* 2008;18(12):1628-31.

5. Saber AA, El-Ghazaly TH. Early experience with SILS port laparoscopic sleeve gastrectomy. *Surg Laparosc Endosc Percutan Tech* 2009;19(6):428-30.
6. Saber AA, El-Ghazaly TH, Elian A. Single-incision transumbilical laparoscopic sleeve gastrectomy. *J Laparoendosc Adv Surg Tech A* 2009;19(6):755-58.
7. Arias AF, Ascencio NEP, Gomez D *et al.* Transumbilical sleeve gastrectomy. *Obes Surg* 2010 Feb.;20(2):232-35. Epub 2009 Dec. 2.
8. Varela JE. Single-site laparoscopic sleeve gastrectomy: preclinical use of a novel multi-access port device. *Surg Innov* 2009;16(3):207-10.
9. Saber AA, Elgamal MH, El-Ghazaly TH *et al.* Three trocar laparoscopic Roux-en-y gastric bypass: A novel technique en route to the single-incision laparoscopic approach. *Int J Surg* 2010;8(2):131-34. Epub 2009 Dec. 11.
10. Huang CK, Houng JY, Chiang CJ *et al.* Single incision transumbilical laparoscopic Roux-en-Y gastric bypass: a first case report. *Obes Surg* 2009;19(12):1711-15.
11. Galvao Neto M, Ramos A, Campos J. Single port laparoscopic access surgery. *Tech Gastrointest Endosc* 2009;11(2):84-93.

11

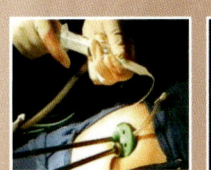

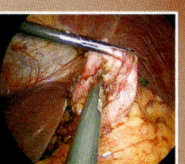

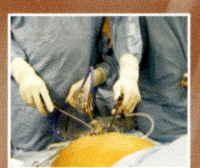

Minilaparoscopia – Estado da Arte

Gustavo Carvalho
Flávio Augusto Martins Fernandes Jr.
Leandro Totti Cavazolla

INTRODUÇÃO

O aprimoramento das técnicas cirúrgicas tem levado o cirurgião a procurar vias de acesso cada vez menos invasivas, que provoquem um trauma menor e, por conseguinte, causem menos dor ao paciente, levando a uma recuperação mais rápida, bem menos incômoda e que, se possível, não deixe marcas visíveis da sua execução.

Com isso surgiu a minilaparoscopia, podendo ser empregada na colecistectomia, na apendicectomia, nas ressecções de cistos hepáticos e mesentéricos, nas herniorrafias inguinais e na doença do refluxo, entre outros. Esta abordagem também pode ser utilizada na ginecologia e na toracoscopia (para simpatectomia, por exemplo), sem esquecer do emprego entusiástico da minilaparoscopia na cirurgia pediátrica.

A colecistectomia minilaparoscópica é onde a técnica se emprega com maior frequência. O estabelecimento da colecistectomia laparoscópica como cirurgia de excelência para a abordagem das doenças benignas da vesícula biliar com indicação cirúrgica, no início dos anos 1990, deu entusiasmo para o desenvolvimento de novas técnicas que trouxessem ainda mais benefícios para os pacientes. A ideia da miniaturização dos instrumentos usuais de 5 e 10 mm para 2 e 3 mm seria a etapa seguinte da laparoscopia como evolução da cirurgia, em busca da mínima invasividade[1,5] (Fig. 11-1).

Os pioneiros da minilaparoscopia com uso de instrumentos de 2 e 3 mm, já no final da década de 1990, ressaltavam suas vantagens, como o menor dano ao paciente, menos dor, recuperação mais rápida, menor tempo de hospitalização, volta precoce às atividades diárias e melhor efeito estético.

Do ponto de vista financeiro, a miniaturização das pinças seria uma evolução de baixo custo, uma vez que o cirurgião estaria empregando os mesmos princípios da laparoscopia com instrumentos menores e a um custo menor se compararmos com outras novas tecnologias.

A miniaturização dos instrumentos fez surgir dúvidas quanto a sua fragilidade, durabilidade, força de apreensão, custo mais alto e grau de dificuldade do seu emprego nas cirurgias, se fizermos paralelo com a videolaparoscopia tradicional, necessitando em alguns casos, de treinamento especial para o uso adequado do equipamento.

Fig. 11-1. Instrumental utilizado em minilaparoscopia.

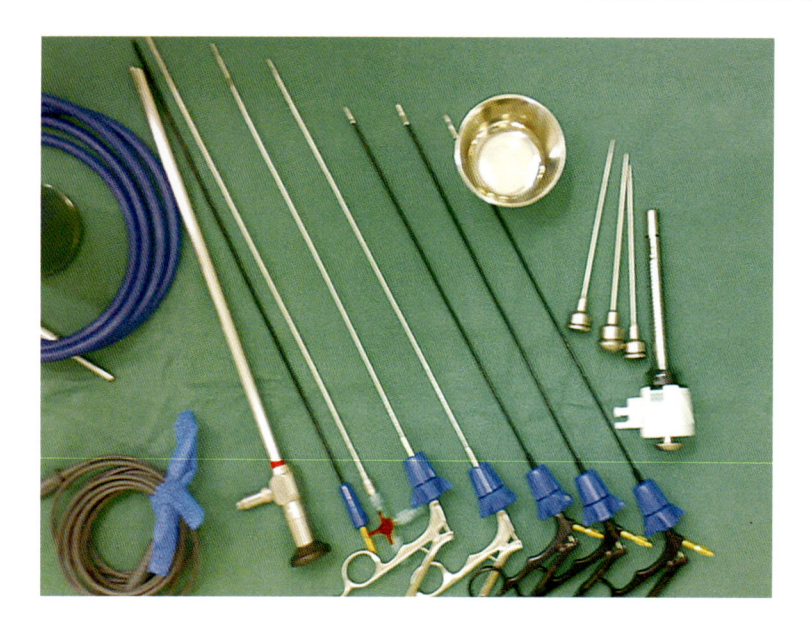

As publicações pioneiras[11] (Michel Gagner *et al.* e Peter Goh *et al.*), ainda com poucos casos, remontam ao final da década de 1990. No início do novo século surgiram os primeiros estudos randomizados, comparando minilaparoscopia com laparoscopia tradicional. No momento já existe evidência científica de grande impacto para justificar a utilização desta abordagem, incluindo revisão sistemática sobre os resultados desta abordagem.[17]

No Brasil, esta técnica possui importantes defensores,[3,4,7] com publicações significativas e relevantes sobre este tema em periódicos indexados.

JUSTIFICATIVA DA MINILAPAROSCOPIA

Os resultados encontrados na laparoscopia convencional fizeram deduzir que a redução na invasividade dos procedimentos cirúrgicos poderia beneficiar os pacientes, na medida em que há menor lesão tecidual e, por conseguinte, menor resposta metabólica ao trauma.

Vários estudos tentam analisar as alterações imunológicas e metabólicas da cirurgia laparoscópica. Podemos citar que como consequência ao menor trauma encontram-se, como relatado por Novitsky *et al.* (2004),[20] menor quantidade de citocinas inflamatórias, menos dor, menores alterações no catabolismo e menor risco de infecção.

Recentemente, Blinman[2] (2010) publicou um modelo matemático para justificar que o somatório de várias pequenas incisões não é equivalente a uma única incisão linear quando se compara com a tensão da incisão, o que equivale a dizer que existe, pelo menos teoricamente, uma vantagem em se utilizar o menor trocarte efetivo. Também reforçamos a ideia, em carta ao mesmo periódico,[6] por intermédio de um modelo matemático simples, que demonstra a área de trauma de um cilindro com os diferentes calibres (Figs. 11-2 e 11-3), ressaltando que a lesão provocada por um trocarte de 10 mm não é 2 vezes maior que um de 5 mm, nem 5 vezes maior que um de 2 mm, pois a lesão ou destruição tecidual não são só lineares, equivalentes apenas ao diâmetro do trocarte, e sim ao volume de um cilindro, ou seja, diretamente proporcional ao quadrado do raio do trocarte para as paredes de mesma espessura.

Desta forma, a utilização da minilaparoscopia reduziria em proporções maiores o dano parietal e seria utilizada na tentativa de diminuir ainda mais o estresse cirúrgico.

Além disso, uma vez que há um grande apelo da sociedade atual por cicatrizes menores, a procura dos pacientes por este benefício é suprida, sendo um atrativo considerável os resultados estéticos desta técnica.

Fig. 11-2. Modelo matemático que demonstra a área de trauma de um cilindro com os diferentes calibres.

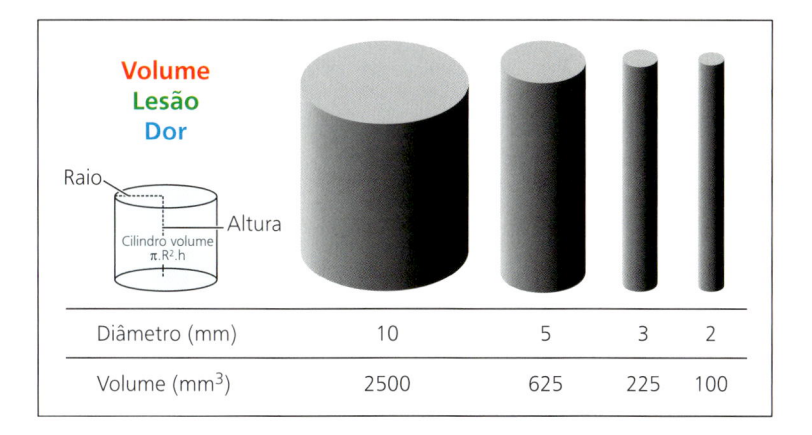

Diâmetro (mm)	10	5	3	2
Volume (mm³)	2500	625	225	100

Fig. 11-3. Tamanho comparativo dos trocartes utilizados em videolaparoscopia convencional e minilaparoscopia.

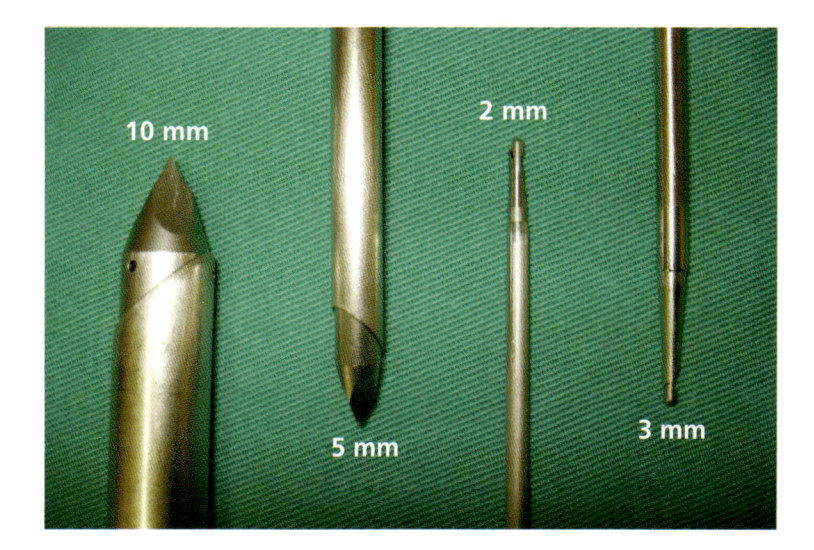

COLECISTECTOMIA MINILAPAROSCÓPICA

DESCRIÇÃO DA TÉCNICA

Alguns aspectos diferenciam a colecistectomia laparoscópica convencional da minilaparoscópica. A técnica cirúrgica é mais delicada e precisa, uma vez que instrumentos mais flexíveis e delicados são utilizados. A revisão da literatura sobre minilaparoscopia demonstra uma grande heterogeneidade na aplicação da técnica. Confecciona-se o pneumoperitônio pela técnica preferencial do cirurgião. Os portais de acesso variam de 1,7 mm a 3,5 mm. A maioria dos cirurgiões utiliza um portal de 10 a 12 mm em região umbilical para a óptica, bem como para o uso de endoclipes. Outrossim, a utilização de laparoscópico de 5 mm em região umbilical também é feita, porém a maioria é de 0°, com imagem de baixa qualidade e fragilidade considerável e, tendo em vista que na maior parte das situações é necessária a retirada de uma peça cirúrgica (o que é realizado por um portal de 10 mm em grande parte das vezes), o seu uso não tem justifica do ponto de vista técnico. A dissecção da vesícula biliar é feita por eletrocautério mono ou bipolar (dissectores, *hooks* ou espátulas) no portal do epigástrio, com instrumentos de 2 e 3 mm (Quadro 11-1).

Em alguns relatos, a artéria e o ducto cístico são clipados utilizando-se clipador de 5 ou 10 mm, que entra pelo portal umbilical, enquanto um laparoscópico de 2-3 mm visualiza pelo epigastro a ligadura com clipes da artéria e do ducto císticos. Há poucos relatos de ligadura dos elementos císticos com nós de confecção intracorpórea.

O ponto de convergência é a retirada da vesícula que é sempre feita pelo portal de 10 mm, através da cicatriz umbilical, introduzindo-se a vesícula em uma bolsa de plástico.

> **Quadro 11-1** Princípios adequadas para a correta cauterização da artéria cística
>
> 1. Utilizar cautério controlado eletronicamente com retorno monitorado
> 2. Usar energia bipolar ou monopolar mista (*blend* – 30 w corte, 40 w coagulação, ou inferior)
> 3. Acionar o eletrocautério em pulsos curtos, nunca superiores a 1 segundo
> 4. Não usar nenhum clipe metálico prévio ao uso do cautério
> 5. Cauterizar a artéria sempre em uma distância superior a 2 cm das estruturas nobres (pedículo hepático, intestino etc.)
> 6. Utilizar pinça dissectora apreendendo a artéria, em diâmetros superiores a 2 mm

Uma variante técnica desenvolvida e utilizada por nosso grupo e referendada por uma casuística expressiva publicada na literatura internacional tem algumas modificações significativas para não utilizar a óptica de minilaparoscopia, o que gera importante redução de custos e possibilidade de aplicação em praticamente qualquer ambiente cirúrgico que disponha de instrumental básico de laparoscopia.

O posicionamento da equipe e dos portais é exemplificado na Figura 11-4, bem como os passos da operação nas Figuras 11-5 a 11-7.

O pneumoperitônio é criado pela técnica aberta na cicatriz umbilical, através de uma incisão longitudinal intraumbilical, na qual é introduzido um trocarte de 10-11 mm de extremidade romba. O paciente é submetido a pneumoperitônio com pressão intra-abdominal que varia de 8-12

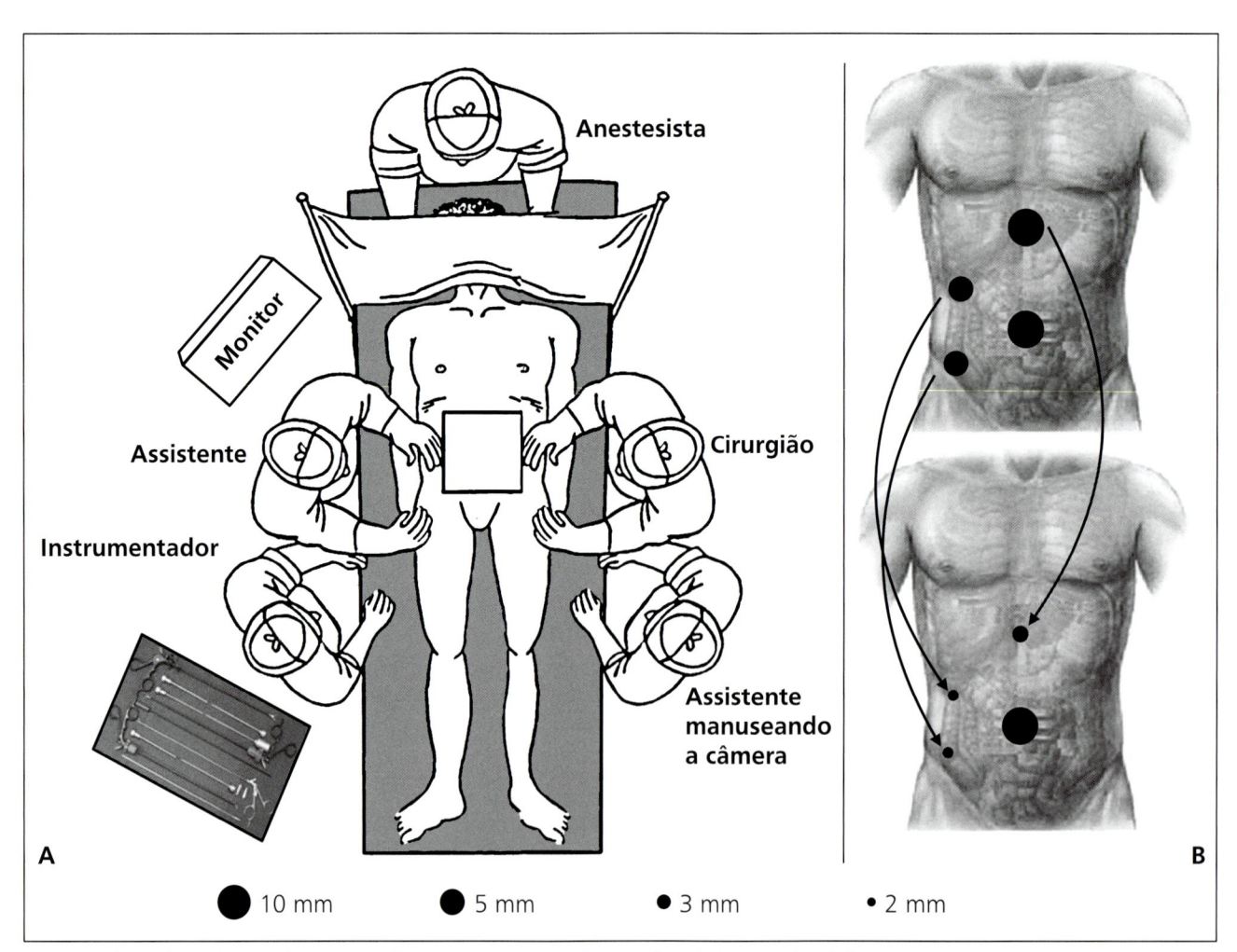

Fig. 11-4. (**A** e **B**) Localização da equipe e das punções para a realização de colecistectomia minilaparoscópica.

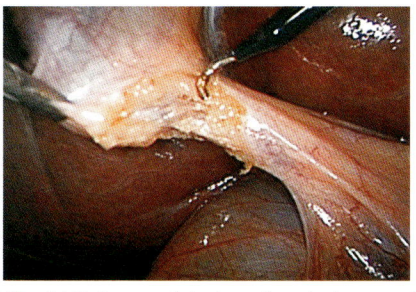

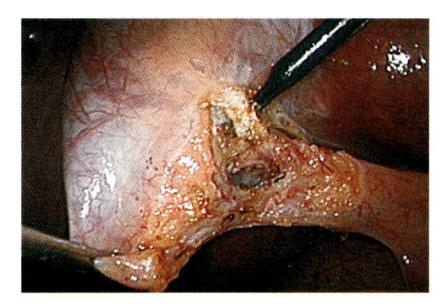

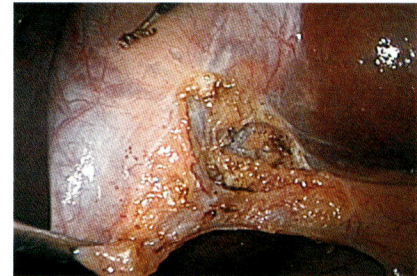

Fig. 11-5. Passos cirúrgicos da colecistectomia minilaparoscópica. Dissecção do infundíbulo vesicular.

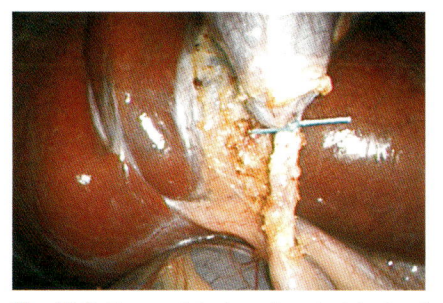

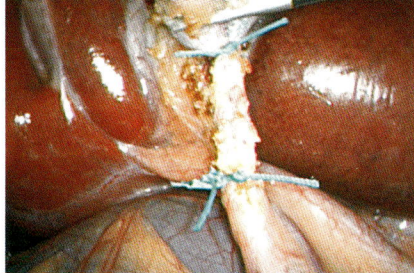

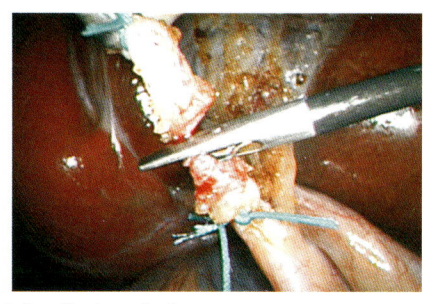

Fig. 11-6. Passos cirúrgicos da colecistectomia minilaparoscópica. Ligadura dos elementos do infundíbulo vesicular.

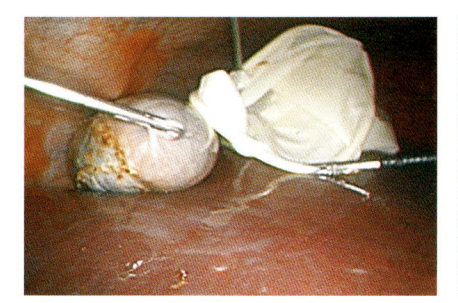

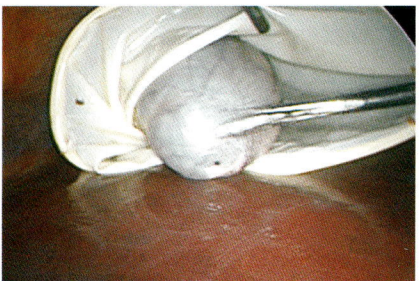

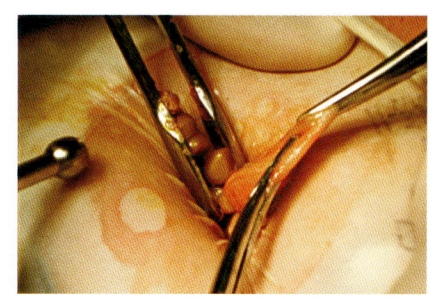

Fig. 11-7. Passos cirúrgicos da colecistectomia minilaparoscópica. Retirada da vesícula biliar.

mmHg. É introduzida óptica de 10 mm com 30° de angulação, e sob visualização direta realizam-se 3 punções com trocartes-agulha (sem válvula e sem borracha de vedação), na parede abdominal. Um trocarte de 3 mm no epigástrio é utilizado para dissecção, corte, coagulação, irrigação e aspiração. Outros 2 trocartes de 2 mm são inseridos na região subcostal direita, o mais lateral para apresentação da vesícula biliar pela tração da região fúndica em direção ao diafragma e a mais medial para apreensão e apresentação da bolsa de Hartmann. É importante ressaltar que o posicionamento destes trocartes deve ser um pouco mais abaixo do rebordo costal para não gerar o efeito alavanca e danificar a pinça.

Após a introdução dos trocartes, realiza-se avaliação da cavidade abdominal antes de se realizar o procedimento. Nos casos potencialmente complicados, converte-se para laparoscopia convencional por meio do uso de trocartes de 5 mm.

O procedimento inicia-se com dissecção do infundíbulo; a artéria cística é identificada e cuidadosamente cauterizada em aproximadamente 3-5 mm de sua extensão, usando-se eletrocautério monopolar bem próximo do infundíbulo da vesícula biliar, evitando-se a possibilidade de lesionar acidentalmente ductos biliares. O ducto cístico é ligado com nós cirúrgicos intracorpóreos, usando fio trançado de poliéster ou poliglatina 2-0 e a dissecção e a hemostasia hepática é realizada com o eletrodo gancho monopolar. Quando necessário, uma colangiografia transoperatória é realizada, introduzindo-se um trocarte agulha de 2 mm extra em região subcostal e, através do mesmo, um cateter 4 F é introduzido no ducto cístico.

Uma bolsa confeccionada com punho de luva estéril, introduzida pelo portal umbilical, é estrategicamente utilizada para remover a vesícula biliar, substituindo bolsas coletoras manufaturadas. Esta bolsa é essencial para evitar o uso de óptica de 3 mm e propiciar uma remoção segura da vesícula biliar. Após a inserção da bolsa pelo portal da óptica, esta é reintroduzida, a vesícula biliar é colocada dentro da bolsa e conduzida pela pinça mais lateral direta para dentro do trocarte da óptica, sob visão direta, por onde o conjunto é retirado.

A vantagem da técnica *clipless* (Carvalho et al.,[3,4] 2010) é a possibilidade do emprego da minilaparoscopia com um custo bem mais baixo, uma vez que se evita a utilização de endoclipes, ópticas miniaturizadas e bolsas manufaturadas para a extração da vesícula biliar, o que certamente aumenta o custo do método minilaparoscópico, evitando sua maior disseminação.[8,9]

A utilização de nós cirúrgicos de confecção intracorpórea, feita de maneira segura, tem mostrado índice de complicações inferior ao uso de clipes. O treinamento em caixa-preta pode garantir maior adestramento, permitindo aproximar o tempo da ligadura com nós ao do uso do clipe. Todos os estudos, sejam eles série de casos, ensaios prospectivos randomizados ou metanálises, demonstram que a minilaparoscopia apresenta tempo cirúrgico maior, quando comparada com a laparoscopia convencional. Um dos tempos da minilaparoscopia que aumenta o tempo total da cirurgia, pela sua miniaturização, é a ligadura por clipes do ducto cístico. A indisponibilidade de clipadores de 2 e 3 mm fazia com que alguns grupos utilizassem como alternativa a troca, durante a cirurgia, da óptica 10 mm no portal do umbigo por óptica de 2 e 3 mm, ou até de 5 mm reposicionada no portal do epigástrio. No portal umbilical, então, passavam-se os instrumentos de 10 ou 5 mm para se clipar o ducto cístico; esta adaptação prolonga o tempo operatório. A confecção intracorpórea de nós cirúrgicos por laparoscopistas bem treinados não aumentará o tempo cirúrgico, pois todo o processo é realizado sem haver necessidade da troca da óptica e sem haver alteração da imagem que existia até este momento de início dos procedimentos de clipagem do ducto cístico.

A cauterização monopolar por coagulação com corrente tipo *blend* em ponto o mais distal possível da artéria cística e bem próximo do infundíbulo da vesícula biliar, torna este procedimento bastante seguro, desde que se observem os cuidados básicos necessários de qualquer procedimento videoendoscópico, tais como: identificação correta das estruturas e não utilização de clipes metálicos quando se pretende utilizar cautério próximo a eles, pois eles podem conduzir energia e, assim, provocar danos a estruturas circunvizinhas entre outros cuidados.

A retirada da vesícula biliar deve ser sempre protegida por meio de bolsa de punho de luva substituindo as bolsas coletoras manufaturadas, permite segurança na extração da vesícula pelo trocarte de 10 mm, sem necessitar de visualização por outro trocarte para verificar perfuração da vesícula biliar com possível extravasamento de cálculos e bile para a cavidade. Também permite a ampliação da incisão aponeurótica umbilical, com o mínimo comprometimento estético, nas situações de grandes cálculos de vesícula biliar.

O procedimento é finalizado com o fechamento da aponeurose do acesso da cicatriz umbilical e curativo sem sutura dos demais acessos de 2 e 3 mm.

Em recente publicação (Carvalho et al.,[4] 2009), foram estudados os primeiros 1.000 casos e os resultados encontrados foram: o tempo cirúrgico médio foi de 43 minutos (25-127 min). Não houve conversão para cirurgia aberta. Em 2,8% dos pacientes houve necessidade de conversão para a colecistectomia laparoscópica convencional (5 mm). Não houve necessidade de conversão para cirurgia laparotômica em nenhum paciente.

As principais complicações observadas foram: infecção da incisão umbilical (2,1%) e hérnias incisionais umbilicais (1,1%). Foi necessária a realização de uma reintervenção laparoscópica para sutura de um ducto acessório tipo Luschka, que ocasionou vazamento de bile. Nesta casuística, não houve mortalidade, danos ao intestino ou aos ductos biliares principais. Não houve hemorragias e nenhum paciente necessitou de reoperação por cirurgia aberta. No pós-operatório, os pacientes apresentaram pouca dor e grande satisfação com relação aos resultados estéticos da cirurgia (Fig. 11-8). O tempo médio de internação hospitalar foi de 16 horas, sendo que 96% dos pacientes receberam alta em até 24 horas (Carvalho et al.,[3,4] 2008).

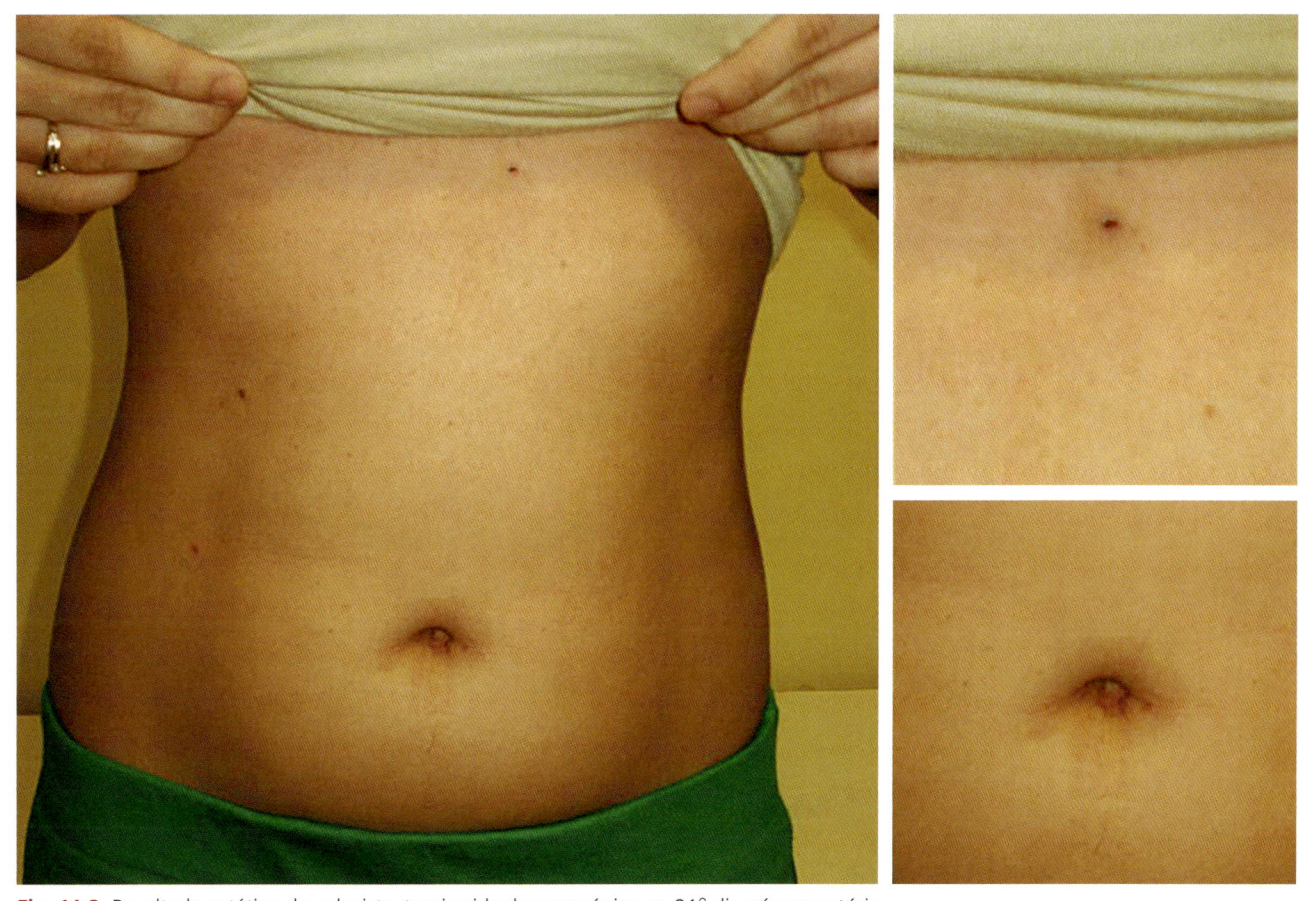

Fig. 11-8. Resultado estético de colecistectomia videolaparoscópica no 21° dia pós-operatório.

RESULTADOS DA LITERATURA

Os resultados da literatura, conforme Hosono et al.[11] (2007), comparando a colecistectomia minilaparoscópica com a laparoscópica convencional estão compilados no Quadro 11-2.

Entretanto, Hosono et al.[11] (2007) e McCloy et al.[17] (2008) criticam os resultados dos estudos utilizados para a confecção da metanálise, pois a qualidade metodológica de alguns ensaios tornou sua análise difícil e diminuiu seu poder estatístico. Além da heterogeneidade entre as técnicas e as medidas dos resultados, a amostra dos ensaios controlados e randomizados levantados e analisados nas metanálises é pequena, sendo o maior número com menos de 150 casos. Contudo, em 2004, Lee et al.[13] já publicavam uma série de 1.011 casos de colecistectomia minilaparoscópica, em que utilizava 2 trocartes de 2 mm, 1 de 5 mm e 1 de 10 mm para óptica, utilizando clipador de 5 mm para ducto e artéria císticas. Houve 0,1% de conversão para a laparoscopia convencional, para o controle de sangramento de artéria cística. Nesta casuística, 10 pacientes apresentaram complica-

Quadro 11-2 Resultado de metanálise entre colecistectomia minilaparoscópica (CML) e colecistectomia laparoscópica convencional (CLC)

Parâmetros avaliados	Maior duração do procedimento	Menor dor	Melhor resultado estético	Número maior de conversão	Menor permanência hospitalar
CML × CLC	CML*♦	CML*♦	CML*♦	CML**	CML*

Adaptado de Honso et al., 2007.
*Diferença estatística.
**Sem diferença estatística.
♦Heterogeneidade entre os resultados: experiência cirúrgica; diferentes instrumentos; curva de aprendizagem.

ções maiores, sendo 1 com abscesso intra-abdominal, 5 com coleperitônio, 2 com lesão de via biliar principal, 1 com lesão de intestino e 1 por hemoperitônio. Onze pacientes tiveram complicações menores como infecção de ferida, hérnia incisional íleo adinâmico e retenção urinária aguda. Estes resultados mostram que esta é uma cirurgia que pode ser feita de forma segura e cujos índices de complicação se equivalem aos da laparoscopia convencional.[19-22]

A colecistectomia por minilaparoscopia é segura, reprodutível e eficiente e produz um resultado cosmético superior ao que hoje denominamos laparoscopia convencional.

Seu uso rotineiro é contraposto pelos altos índices de conversão em colecistites agudas graves, em que a dificuldade torna-se maior e impeditiva para se continuar o procedimento. A maioria dos estudos relatados na literatura exclui de princípio os casos mais difíceis, o que impossibilita se conhecer os resultados reais em todos os pacientes com patologias da vesícula biliar, especialmente nos casos mais complexos.[12-14,16,17,24,25] Entretanto, se executada precocemente na evolução da doença, a colecistectomia minilaparoscópica na colecistite aguda parece ser segura e apresenta bons resultados, não apresentando diferença com a laparoscopia tradicional, além de incisões menores e complicações mínimas, o que pode ser observado na casuística de Carvalho et al. (2009).[4]

APENDICECTOMIA MINILAPAROSCÓPICA

Enquanto a apendicectomia laparoscópica ganha terreno como cirurgia-padrão para o tratamento da apendicite aguda, alguns trabalhos já mostram seus primeiros resultados ainda com menos de 100 casos de apendicectomia minilaparoscópica.[18,27] A recuperação mais rápida, menos dor e melhores resultados estéticos são as vantagens citadas por estes estudos.

A cirurgia laparoscópica ganha espaço nas apendicites iniciais e de diagnósticos difíceis, já que evita-se o incômodo de ampliar uma incisão oblíqua nos casos em que o apêndice se localiza em posições fora do ponto de McBurney, ou para se realizar outro diagnóstico em dores localizadas em fossa ilíaca direita, quando os exames subsidiários não definem o diagnóstico. Neste contexto, o emprego inicial da minilaparoscopia pode ser ainda mais vantajoso.

TÉCNICA DE APENDICECTOMIA MINILAPAROSCÓPICA

A exemplo da colecistectomia, é introduzido o trocarte de 10 mm na cicatriz umbilical pela técnica aberta. Segue-se a introdução de 1 de trocarte de 2 mm em região suprapúbica e outro de 3 mm em flanco direito (Fig. 11-9). Pode ser necessária a introdução de 1 trocarte extra de 2 mm para ajudar na manipulação do apêndice. Após a revisão da cavidade observando os 4 quadrantes do abdome, é confirmado o diagnóstico. Procede-se a identificação da base do apêndice na confluência das tênias no ceco, que é dissecada e ligada por fios de sutura com dupla ligadura com poliglactina 2-0, antes mesmo da dissecção, da artéria apendicular. Por meio da utilização de um eletrodo monopolar em pinça de dissecção procede-se ao próximo passo da cirurgia, que é a obliteração por coagulação da artéria apendicular. O coto apendicular é seccionado com tesoura de 3 mm acima da ligadura, já estando o apêndice dentro de punho de luva confeccionado como bolsa para a retirada do espécime. Nas cirurgias em que há grande quantidade de aderências do apêndice e cuja dissecção romba não consegue desfazê-las com segurança, opta-se sempre por converter para 5 mm e utilizamos a tesoura de bisturi harmônico, para com mais segurança liberar o apêndice. Nestes casos, pode-se também adicionar mais um trocarte de 2-3 mm para ajudar na manipulação do apêndice e aderências. Por último, quando necessário, executamos a irrigação com soro fisiológico e aspiração para limpeza da cavidade. O procedimento é finalizado com o fechamento da aponeurose do acesso da cicatriz umbilical e por curativo sem sutura dos demais acessos de 2 e 3 mm.

Fig. 11-9. Disposição dos portais na apendicectomia minilaparoscópica.

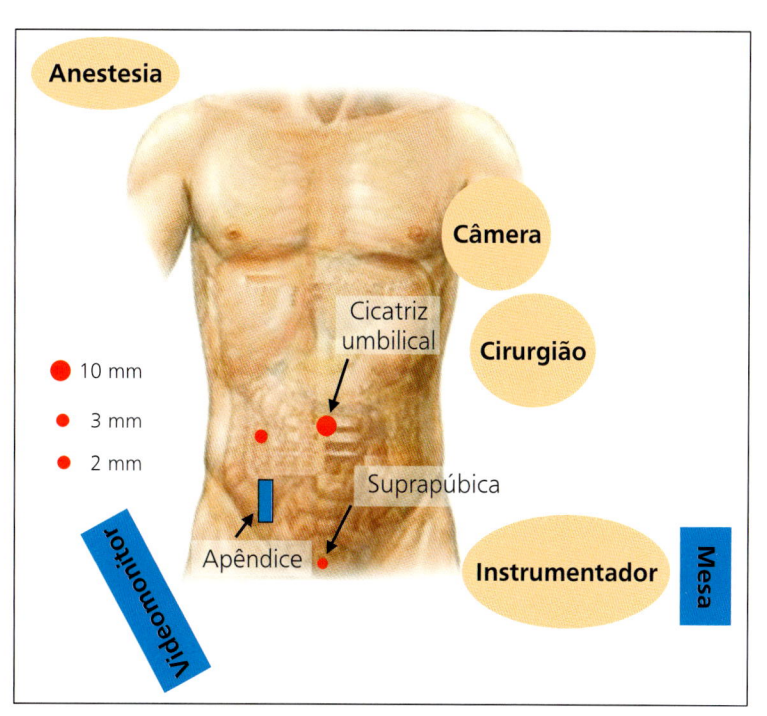

HÉRNIA INGUINAL MINILAPAROSCÓPICA

Os primeiros casos de hernioplastia inguinal por minilaparoscopia foram publicados no final da década passada por Vara-Thorbeck *et al.*, Gagner *et al.*, Ferzli *et al.*[10,15,23] A técnica empregada por eles foi a técnica extraperitoneal total (TEPP).

Loureiro *et al.*[10] (2006) demonstraram a técnica TEPP modificada de baixo custo em periódico especializado nacional, e sua utilização de rotina é factível quando avaliamos o custo operatório e as vantagens no pós-operatório. A realização da TEPP por laparoscopia convencional tem um empecilho: o custo operatório é maior que o da hernioplastia pela técnica aberta. Entretanto, a sua modificação com a não utilização do dispositivo em balão para criar espaço real entre o peritônio e a parede do abdome e sem clipador para fixar a tela na região inguinal, imprescindíveis na técnica videocirúrgica convencional, motivou-nos ao emprego mais rotineiro da hernioplastia inguinal por videolaparoscopia, com a possibilidade natural de evolução para minilaparoscopia.[26] Após um período inicial de adaptação com a TEPP modificada com pinças convencionais, selecionamos alguns casos para minilaparoscopia.

DESCRIÇÃO DA TÉCNICA

É utilizada agulha de Veres em região suprapúbica para insuflar gás no espaço entre o peritônio e a parede abdominal. Com a abertura em cicatriz umbilical até o espaço pré-peritoneal, introduz-se o trocarte de 10 mm e fazem-se movimentos de dissecção romba com a óptica, com o intuito de separar a parede abdominal do peritônio, criando-se o espaço pré-peritoneal real. Assim que se consegue espaço, punciona-se o espaço pré-peritoneal no local da agulha de Veres, por visão direta, com trocarte de 3 mm e de 2 mm mais lateral e cefálico com relação à cicatriz umbilical, em fossa ilíaca do mesmo lado a ser operado (Fig. 11-10). As estruturas que não foram seccionadas por dissecção romba são seccionadas com bisturi elétrico. Após a dissecção e a identificação das estruturas da região inguinal, realiza-se a redução do saco herniário. Parte-se então para a individualização do funículo espermático, seguindo para a acomodação da tela de polipropileno. Procede-se em seguida a retirada dos trocartes e desinsuflação do gás, para a aproximação peritoneal à parede abdominal, sem fixação à tela.

Fig. 11-10. Disposição dos portais na hernioplastia inguinal minilaparoscópica.

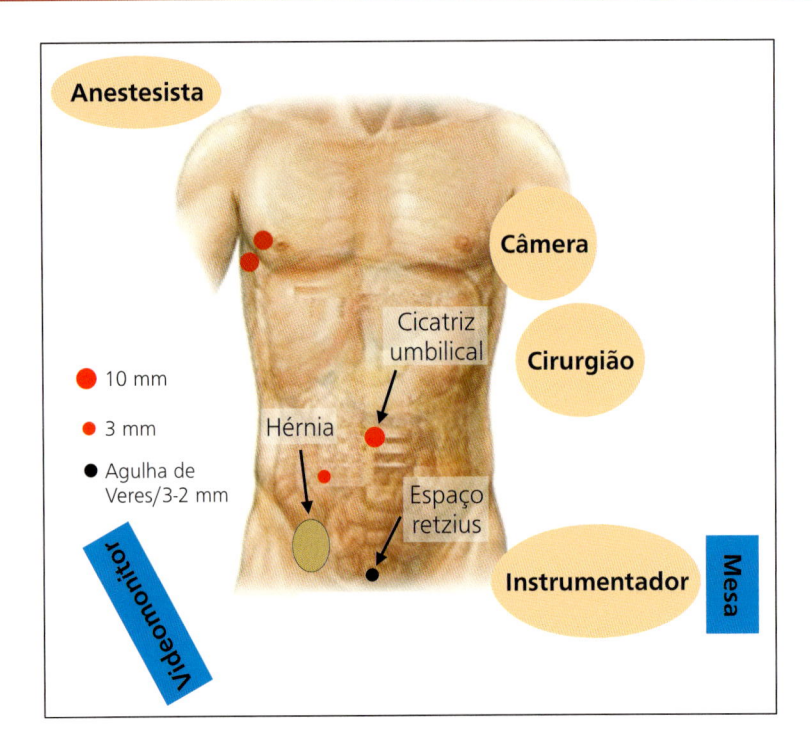

RESULTADOS

Santoro *et al.*[23] relatam bons resultados na sua série inicial, com o uso de cola para a fixação da tela e poucas complicações, demonstrando ser um método factível. Da mesma forma, as publicações internacionais mostram segurança quando utilizadas por laparoscopistas treinados e a recuperação semelhante no pós-operatório com a técnica convencional. A Figura 11-11 demonstra o resultado estético no pós-operatório imediato.

SIMPATECTOMIA MINITORACOSCÓPICA

A simpatectomia por toracoscopia revolucionou o tratamento da hiperidrose primária, pois possui menor invasibilidade do que os acessos realizados anteriormente, antes da década de 1990, permitindo a popularização desta abordagem. A técnica com minitoracoscopia, que é a única forma que

Fig. 11-11. Aspecto estético em pós-operatório imediato de hernioplastia inguinal minilaparoscópica.

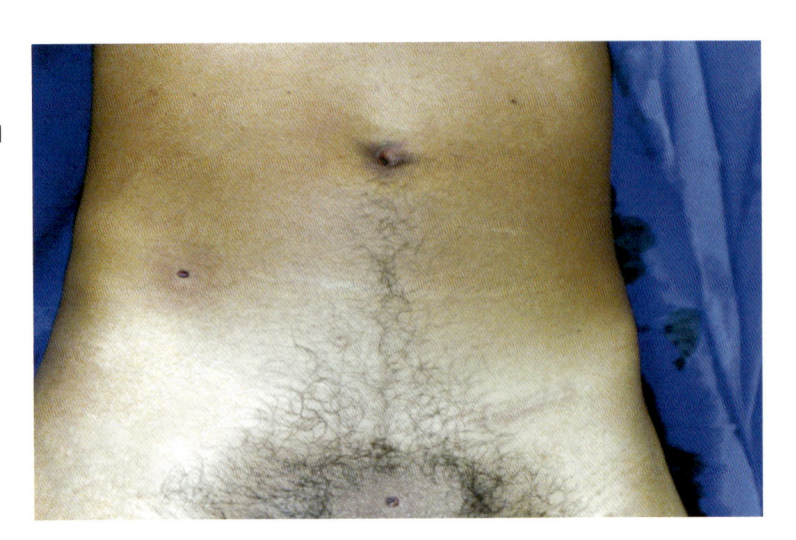

Fig. 11-12. Localização das punções para realização de simpatectomia torácica minilaparoscópica.

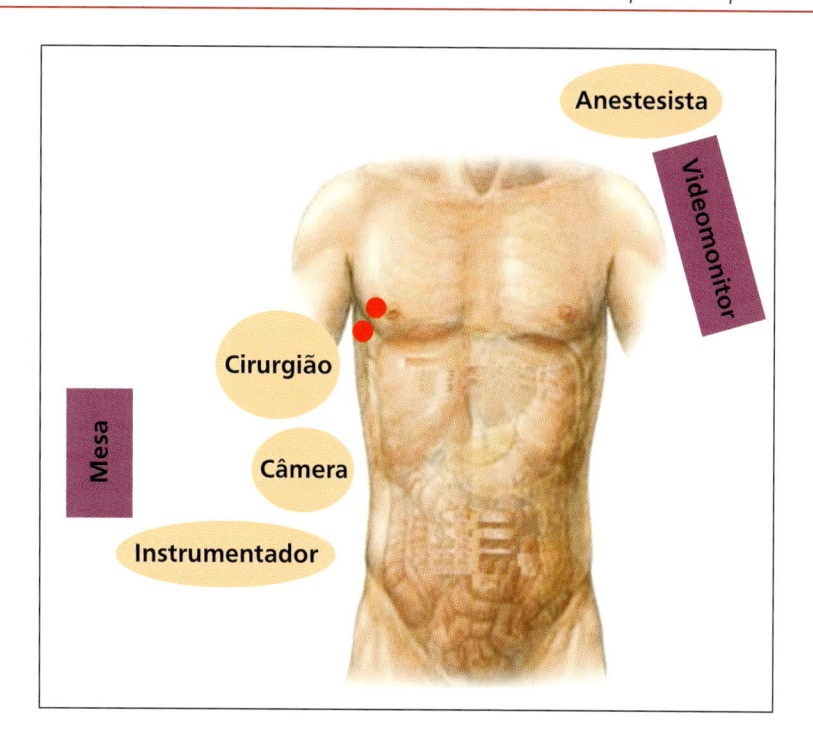

utilizamos atualmente, sendo realizada com uma incisão de 5 mm para óptica e de 3 mm para o eletrocautério *hook* (Fig. 11-12). Fazemos uma cirurgia de cada vez, para cada lado. Utilizando-se sonda traqueal duplo lúmen para ventilar apenas o pulmão contralateral, ocorre a desinsuflação do pulmão assim que se inicia o estabelecimento do pneumotórax com pressões baixas. Puncionamos cefalicamente acima da 4ª costela, na linha axilar anterior, pela técnica aberta, usando trocarte de 5 mm e outro acima, na linha axilar média, de 3 mm para uso do eletrocautério. Após seccionar as fibras da cadeia simpática de T2, T3 e eventualmente T4, em casos selecionados, passamos uma sonda de Nelaton pelo trocarte de 3 mm e começamos a ventilar novamente o pulmão, observando pela óptica sua insuflação até o enchimento quase total do pulmão. A ventilação positiva continua até o fim

Fig. 11-13. Anatomia intratorácica para a realização da simpatectomia.

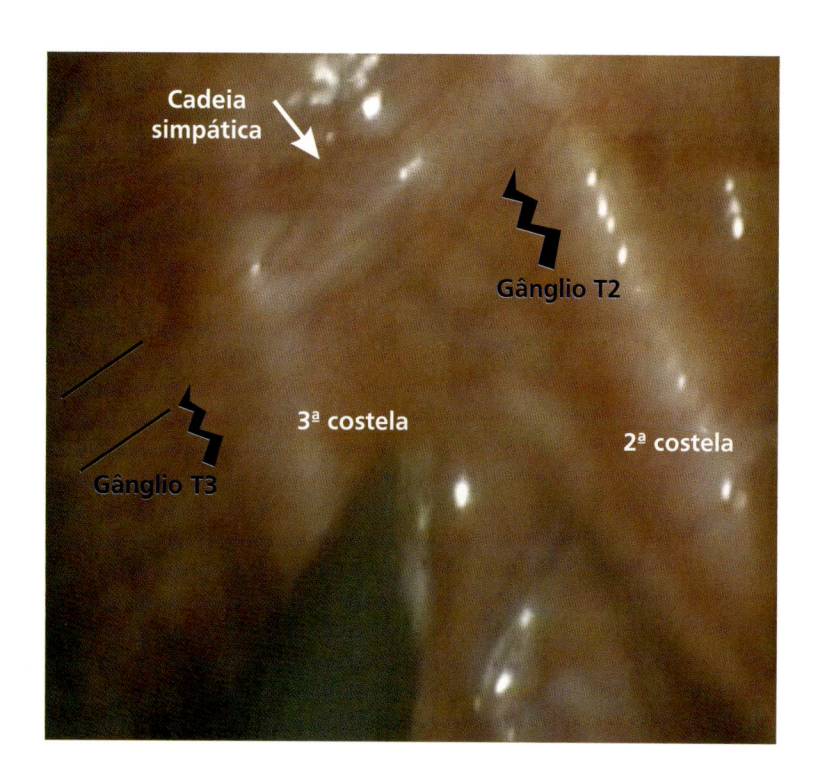

do borbulhamento do soro em que submergimos na outra extremidade da sonda de Nelaton fora do tórax. Apesar da imagem de qualidade menor e a utilização de eletrodo monopolar de menor diâmetro, não há aumento na dificuldade técnica para a realização da cirurgia, não há aumento considerável no tempo da sua execução, nem tampouco comprometimento da segurança em realizá-la. O benefício do uso de trocartes menores, com 5 e 3 mm, e instrumentos mais finos está no menor risco de lesões do feixe intercostal neurovascular, principalmente quando os espaços intercostais são mais estreitos, além de propiciar menos dano à parede torácica, e menor dor no pós-operatório.

CONCLUSÕES

A minilaparoscopia pode ser empregada com segurança em boa parte das cirurgias em que a laparoscopia atua, proporcionando menor lesão, menos dor, recuperação mais rápida e melhores efeitos estéticos.

Juntamente com a cirurgia por portal único e a cirurgia por orifícios naturais, a minilaparoscopia tem gerado entusiasmo e expectativa pela menor invasibilidade. Isto sempre leva a questionamentos de qual será a técnica cirúrgica que trará os melhores resultados com os menores riscos, realizada de forma segura e com custos justificáveis aos seus benefícios.

Advogamos que a minilaparoscopia, assim como as outras novas técnicas, não desempenhará este papel sozinho. O futuro da cirurgia minimamente invasiva será a combinação das 3 abordagens, pois assim estaremos combinando as vantagens e minimizando as desvantagens de cada uma, potencializando resultados em busca dos objetivos da mínima invasibilidade.

REFERÊNCIAS BIBLIOGRÁFICAS

1. Ahn S, Lee K, Kim S et al. Surgical clips found at the hepatic duct after laparoscopic cholecystectomy: a possible case of clip migration. *Surg Lap Endosc PercutTech* 2005;15(5):279-82.
2. Blinman T. Incisions do not simply sum. *Surg Endosc* 2010 July;24(7):1746-51. Epub 2010 Jan. 7.
3. Carvalho GL, Silva FW, Cavalcanti CH et al. Colecistectomia minilaparoscópicas em utilização de endoclipes: técnica e resultados em 719 casos. *Rev Bras Videocir* 2007;5(1):5-11
4. Carvalho GL, Silva FW, Silva JS et al. Needlescopic clipless cholecystectomy as an efficient, safe, and cost-effective alternative with diminutive scars: the first 1000 cases. *Surg Laparosc Endosc Percutan Tech* 2009 Oct.;19(5):368-72.
5. Cavazzola LT. Laparoendoscopic single site surgery (LESS): is it a bridge to natural orifice translumenal endoscopic surgery (Notes) or the final evolution of minimally invasive surgery? *Braz J Videoendosc Surg* 2008;1(3):93-94.
6. Carvalho GL, Cavazzola LT. Can mathematic formulas help us with our patients? *Surg Endosc* 2011 Jan.;25(1):336-7.
7. Costa e Silva IT, Nogueira JCL, Souza PE et al. Colecistectomia agulhascópica: aspectos técnicos e resultados iniciais. *Acta Cir Bras* 1999 Oct.-Dec.;14(4).
8. Franklin Jr ME, Jaramillo EJ, Glass JL et al. Needlescopic cholecystectomy: lessons learned in 10 years of experience. *JSLS* 2006;10:43-46.
9. Golash V. An experience with 1000 consecutive cystic duct ligation in laparoscopic cholecystectomy. *Surg Laparosc Endosc Percutan Tech* 2008;18(2):155-56.
10. Lau H, Lee F. A prospective comparative study of needlescopic and conventional endoscopic extraperitoneal inguinal hernioplasty. *Surg Endosc* 2002;16:1737-40.
11. Hosono S, Osaka H. Minilaparoscopic versus conventional laparoscopic cholecystectomy: a meta-analysis of randomized controlled trials. *J Laparoendosc Adv Surg Tech A* 2007 Apr.;17(2):191-99.
12. Hsieh C. Early minilaparoscopic cholecystectomy in patients with acute cholecystitis. *Am J Surg* 2003;185:344-48.
13. Lee Pc, Lai Ir, Yu Sc. Minilaparoscopic (needlescopic) cholecystectomy: a study of 1,011 cases. *Surg Endosc* 2004 Oct.;18(10):1480-84. Epub 2004 Aug. 24.
14. Leggett PL, Bissell CD, Churchman-Winn R. Cosmetic minilaparoscopic cholecystectomy. *Surg Endosc* 2001 Oct.;15(10):1229-31.

15. Loureiro MP. Hernioplastia endoscópica extraperitoneal: custos, alternativas e benefícios. *Rev Bras Videocir* 2006;4(3):135-38.
16. Mamazza J, Schlachta CM, Seshadri PA *et al.* Needlescopic surgery. A logical evolution from conventional laparoscopic surgery. *Surg Endosc* 2001 Oct.;15(10):1208-12.
17. Mccloy R, Randall D, Schug SA *et al.* Is smaller necessarily better? A systematic review comparing the effects of minilaparoscopic and conventional laparoscopic cholecystectomy on patient outcomes. *Surg Endosc* 2008 Dec.;22(12):2541-53. Epub 2008 Sep.
18. Mostafa G, Matthews BD, Sing RF *et al.* Mini-laparoscopic versus laparoscopic approach to appendectomy. *BMC Surg* 2001;1:4. Epub 2001 Oct. 31.
19. Novitsky YW, Kercher KW, Czerniach DR *et al.* Advantages of mini-laparoscopic vs conventional laparoscopic cholecystectomy: results of a prospective randomized trial. *Arch Surg* 2005 Dec.;140(12):1178-83.
20. Novitsky YW, Litwin DE, Callery MP. The net immunologic advantage of laparoscopic surgery. *Surg Endosc* 2004 Oct.;18(10):1411-19.
21. Reardon PR, Kamelgard JI, Applebaum B *et al.* Feasibility of laparoscopic cholecystectomy with miniaturized instrumentation in 50 consecutive cases. *World J Surg* 1999 Feb.;23(2):128-31.
22. Reardon PR, Kamelgard JI, Applebaum BA *et al.* Mini-laparoscopic cholecystectomy: validating a new approach. *J Laparoendosc Adv Surg Tech A* 1999 June;9(3):227-32.
23. Santoro E, Agresta F, Buscaglia F *et al.* Preliminary experience using fibrin glue for mesh fixation in 250 patients undergoing minilaparoscopic transabdominal preperitoneal hernia repair. *J Laparoendosc Adv Surg Tech A* 2007 Feb.;17(1):12-15.
24. Sarli L, Costi R, Sansebastiano G. Mini-laparoscopic cholecystectomy vs laparoscopic cholecystectomy. *Surg Endosc* 2001 June;15(6):614-18. Epub 2000 Mar. 13.
25. Sarli L, Iusco D, Gobbi S *et al.* Randomized clinical trial of laparoscopic cholecystectomy performed with mini-instruments. *Br J Surg* 2003 Nov.;90(11):1345-48.
26. Skinovsky J, Chibata M, Loureirom P *et al.* Herniorrafia inguinal por videocirurgia pela técnica totalmente extraperitonial sob anestesia locorregional. *Rev Bras Videocir* 2006;4(4):162-65.
27. Wei PL, Huang MT, Chen TC. Is mini-laparoscopic appendectomy feasible for children. *Surg Laparosc Endosc Percutan Tech* 2004 Apr.;14(2):61.

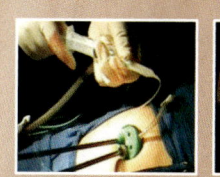

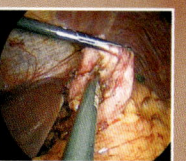

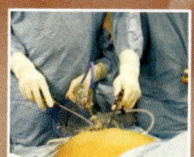

Cirurgia Endoluminal – Perspectivas Atuais

Jeffrey M. Marks

Desde o início dos anos 1970, a endoscopia flexível tem sido a modalidade dominante para o diagnóstico das doenças do trato gastrintestinal. Desde este período, o desenvolvimento tecnológico e metodológico tem tornado possível o uso da endoscopia no tratamento de uma série de condições patológicas que até então eram consideradas como somente tratáveis por procedimentos cirúrgicos a céu aberto. O conceito de cirurgia endoscópica tem-se tornado realidade com o avanço das terapias endoscópicas na realização de ablação mucosa, ressecções e aproximação tecidual. Somada a isto, a progressão para a terapia intra-abdominal iniciou-se e tem evoluído com o progresso da cirurgia endoscópica por orifícios naturais, a NOTES.

ENDOSCOPIA E A TECNOLOGIA DA IMAGEM

Existem diversos avanços recentes em técnica de imagem endoscópica que apresentam o objetivo de detecção imediata de displasia e/ou outras anormalidades mucosas. A habilidade de se realizar uma "biópsia óptica" durante o procedimento endoscópico melhoraria a qualidade da amostra tecidual e da própria ressecção, bem como a terapia endoscópica como um todo. Deve-se notar que estas técnicas podem ser utilizadas tanto para os procedimentos endoscópicos efetivados no trato digestório superior quanto no inferior.

O PRESENTE

CROMOENDOSCOPIA

Esta técnica é fundamentada na coloração de superfícies mucosas para diferenciar as distintas atividades celulares, bem como as anormalidades da mucosa e da submucosa. Líquidos comumente utilizados como agentes tópicos incluem solução de Lugol (potássio-iodado), azul de metileno, índigo carmim e vermelho do Congo. Doenças tais como esôfago de Barrett e carcinoma de células escamosas do esôfago têm sido detectadas com o uso do Lugol.[1] O epitélio queratinizado escamoso normal cora-se em marrom escuro pela reação entre o potássio iodado e o glicogênio; mas inflamação, displasia e carcinoma não se coram, pela falta de glicogênio. A tentativa de se corar o esôfago com azul de metileno pode ser útil na pesquisa do esôfago de Barrett: o azul é avidamente absorvido pelas células absortivas do epitélio colunar (Fig. 12-1). Áreas tingidas de maneira mais escura devem ser biopsiadas para confirmação.

Fig. 12-1. Esôfago corado com azul de metileno demonstrando mucosa de Barrett.

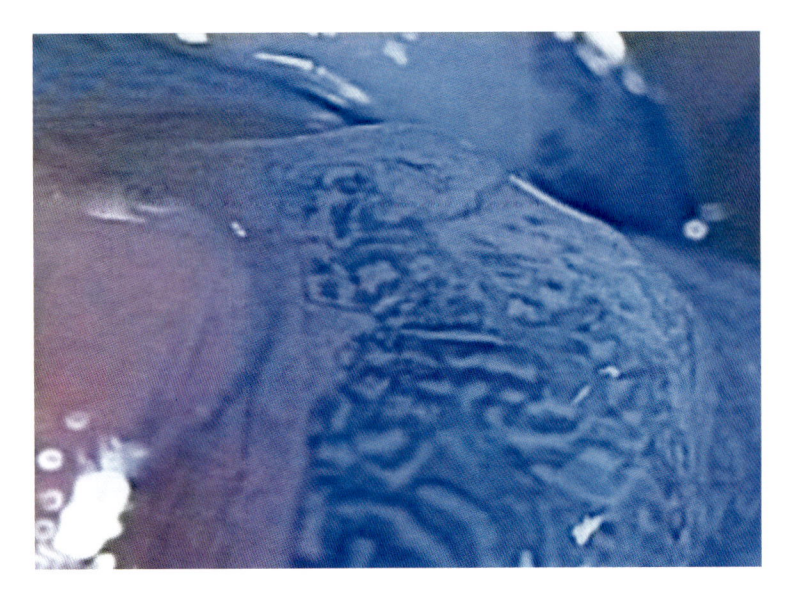

IMAGEM POR BANDA ESTREITA

Na endoscopia por banda estreita, a luz de filtro é utilizada para aumentar a imagem da superfície mucosa, especialmente a rede de capilares superficiais (Fig. 12-2). Este método é frequentemente combinado com magnificação endoscópica. Tanto adenomas quanto carcinomas apresentam uma rica rede de capilares superficiais, que se apresentam com destaque na imagem por banda estreita (*narrow band image*), aparecendo com coloração marrom escura contra a mucosa de fundo azul-esverdeado.[1]

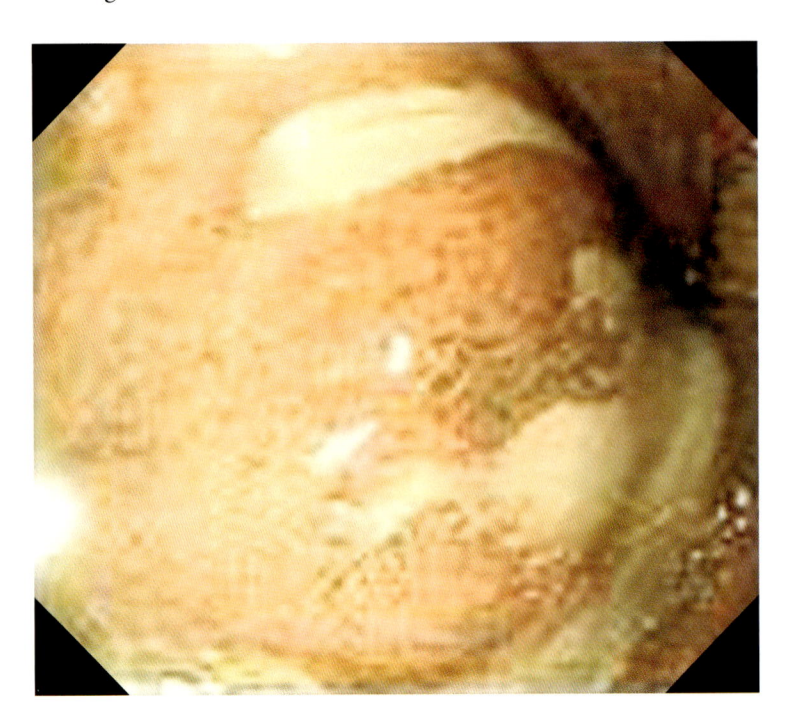

COERÊNCIA ÓPTICA-TOMOGRÁFICA (OCT)

Esta técnica utiliza a reflexão de luz infravermelha para produzir imagens seccionais em 2 dimensões, em tempo real, do trato gastrintestinal. Uma pequena sonda, similar à de ultrassom endoscópico e que não requer contato tecidual, é introduzida pelo canal de trabalho do endoscópio. A OCT produz uma imagem de alta resolução das camadas do trato GI (Fig. 12-3). Apesar de não estar ainda em utilização disseminada, seu uso para o aumento da acurácia na identificação de doenças como o esôfago de Barrett tem crescido.[2]

Fig. 12-2. Imagem por banda estreita.

Fig. 12-3. Coerência óptica-tomográfica (OCT).

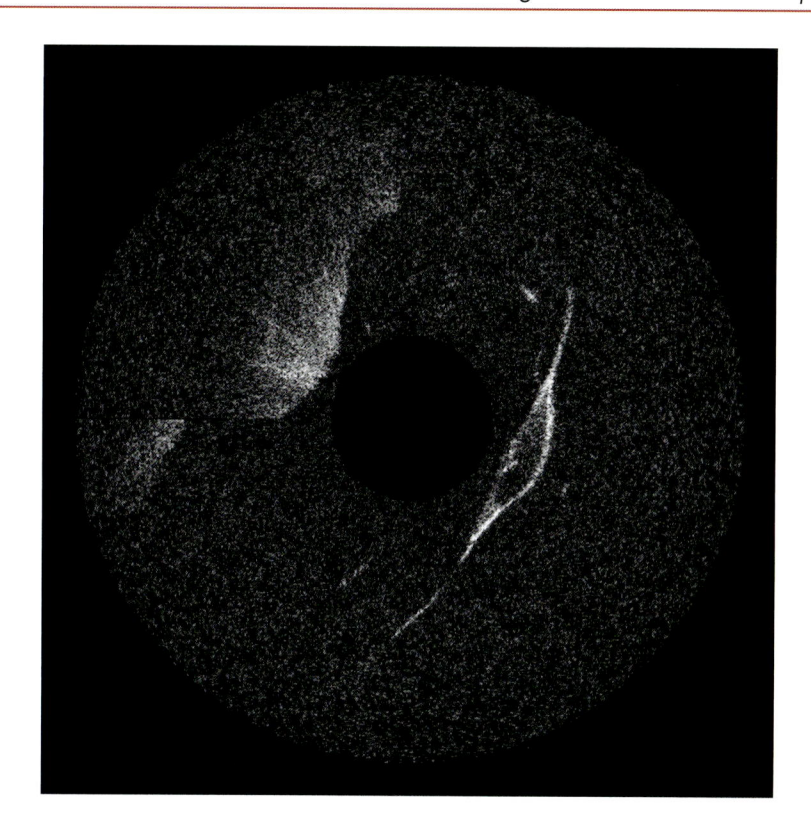

ENTEROSCOPIA POR DUPLO BALÃO

O sistema de duplo balão consiste de um endoscópio com 200 cm de comprimento, com um balão montado distalmente e um *overtube* com 145 cm, com outro balão. O propósito do *overtube* é prevenir a torção do intestino delgado quando o enteroscópio estiver avançando. Os balões, cujas pressões medem 45 mmHg quando inflados, servem para manter a posição do endoscópio e do *overtube* (Fig. 12-4). Estudos clínicos têm documentado 88% de sucesso no exame completo do intestino delgado, nos casos de enteroscopia total (alta e baixa).[3]

Fig. 12-4. Enteroscópio com duplo balão.

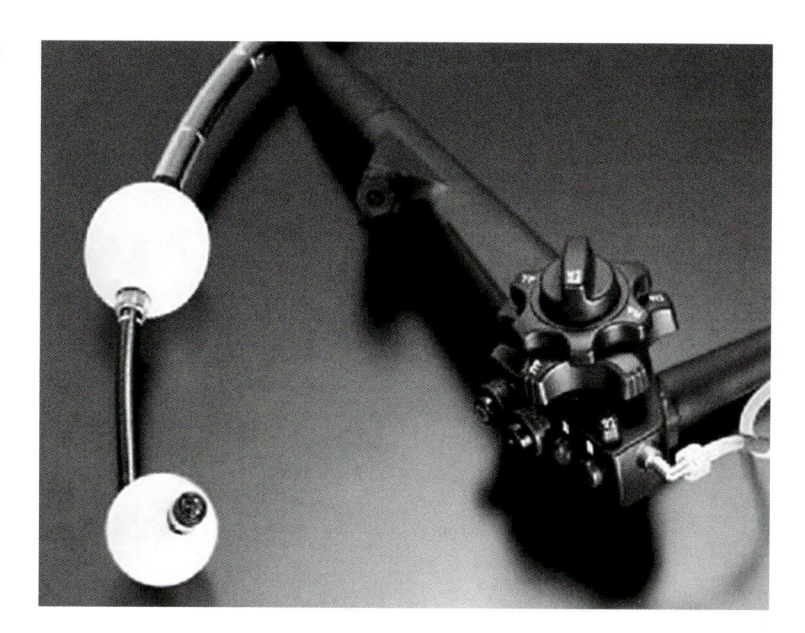

O FUTURO

AUTOFLUORESCÊNCIA

A endoscopia autofluorescente apresenta diversos princípios: a) as mudanças na arquitetura tecidual tal como espessamento mucoso arrefecem a autofluorescência submucosa; b) a neovascularização altera a luz emitida, dispersando-a pelo tecido circundante; c) o microambiente bioquímico, que apresenta atividade com alta redução oxidativa, altera a autofluorescência. A endoscopia autofluorescente tem sido mostrada em estudos pilotos, com o objetivo de melhorar a detecção da displasia no esôfago de Barrett e na colite ulcerativa crônica[4] (Fig. 12-5).

ESPECTROSCOPIA POR LUZ DISPERSA

A espectroscopia por luz dispersa analisa matematicamente a intensidade e o comprimento de onda da luz refletida, com o objetivo de estimar o tamanho e o grau de aglomeração dos núcleos da superfície epitelial. A técnica baseia-se na absorção e na dispersão da luz branca. Pequenos ensaios clínicos utilizaram esta técnica e demonstraram sua eficácia na detecção do esôfago de Barrett e da displasia colônica inicial. A espectroscopia utiliza cálculos de imagem por computação gráfica, em vez de biópsias ópticas, como utilizadas por outras técnicas emergentes, podendo ser utilizada em combinação com aquelas, para detecção precoce de displasias.[4]

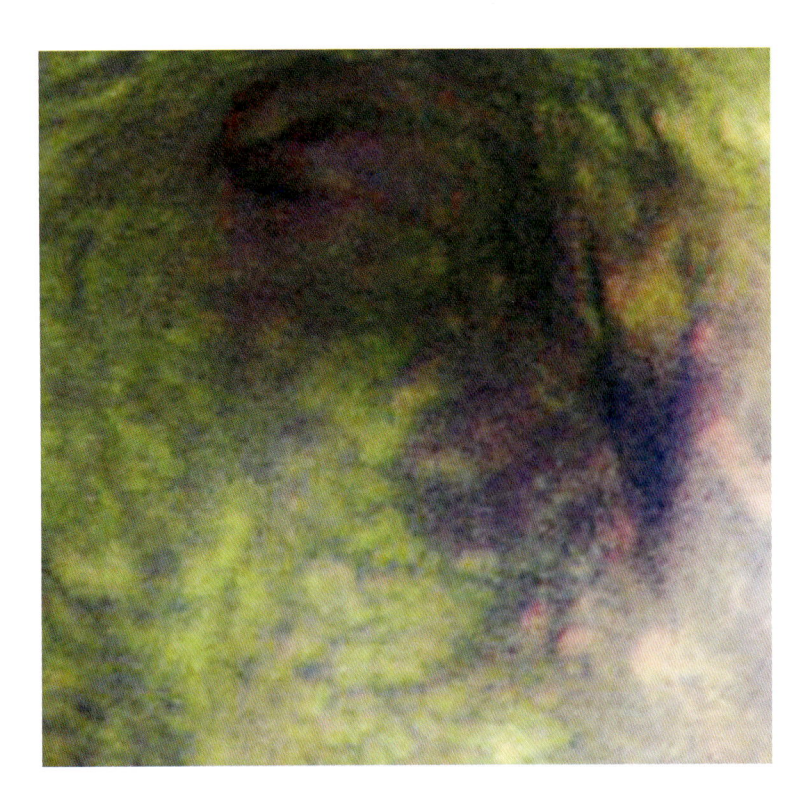

MICROENDOSCOPIA FLUORESCENTE CONFOCAL

A endoscopia convencional utiliza luz branca para visualizar uma ampla área de superfície, com relativa baixa resolução. Em contraste, a endoscopia confocal objetiva a visualização da mucosa e submucosa com resolução subcelular (Fig. 12-6). O processo de magnificação confocal reduz a luz fora do foco (dispersa) acima e abaixo de um plano focal de magnificação 1.000×.

Fig. 12-5. Imagem autofluorescente.

Fig. 12-6. Microendoscopia fluorescente confocal.

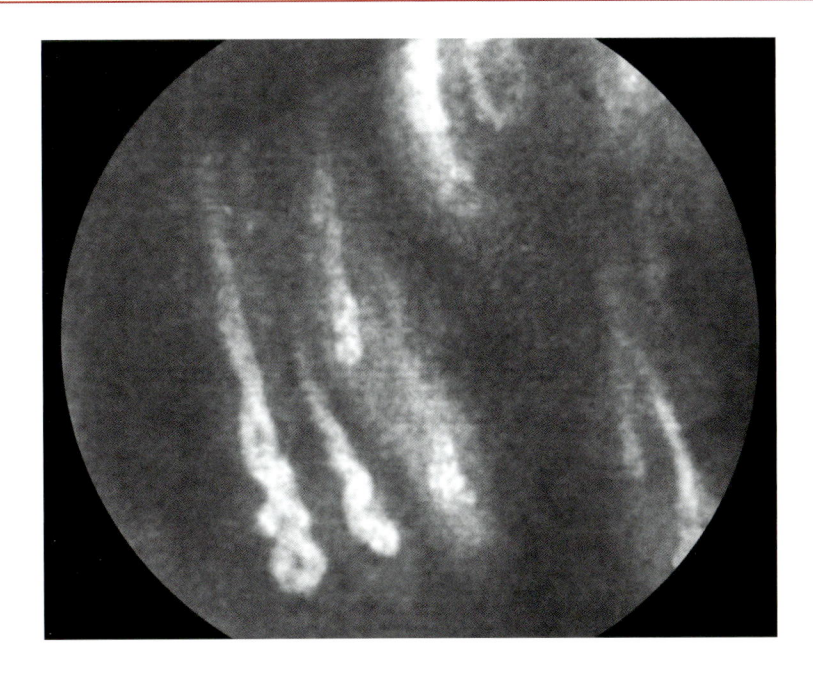

Fig. 12-7. Endoscópio autopropulsado Aer-O-Scope®.

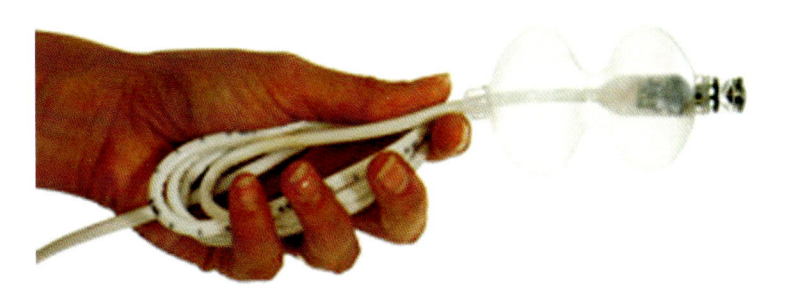

COLONOSCOPIA AUTOPROPULSADA

No esforço de simplificar o processo do exame colonoscópico, endoscópios autopropulsados estão em desenvolvimento. O Aer-O-Scope (GI View Ltda., Ramat Gan, Israel) é um colonoscópio autopropulsado, de uso independente, com navegador próprio (Fig. 12-7). Este equipamento consiste em um introdutor retal descartável, cabo de suprimento de energia e um *scope* embutido em um balão explorador. Um pequeno estudo piloto colocou à prova o conceito do Aer-O-Scope. Em um grupo de jovens voluntários (18-43 anos), o equipamento alcançou o ceco em 83% dos casos. Não houve complicações relatadas. Este colonoscópio não contém nenhum canal de trabalho para intervenções terapêuticas, portanto sua função é somente a de *screening*, neste momento.[5]

Outro colonoscópio autopropulsado, o ColonoSight (Stryker Corp, Kalamazoo, MI), emprega propulsão ar-assistida em um sistema descartável (Fig. 12-8). Um mecanismo pneumático gera a pressão necessária para criar a força propulsora, enquanto o operador dirige o *scope* utilizando as mãos.

O sistema utiliza luz que emite diodos ópticos, em vez de vídeo ou fibras ópticas, e apresenta canais de trabalho descartáveis. Um estudo piloto reportou intubação do ceco em 88% dos casos em tempo médio de 12 minutos, sem qualquer complicação relatada.[5]

Fig. 12-8. Protótipo do endoscópio ColonoSight®.

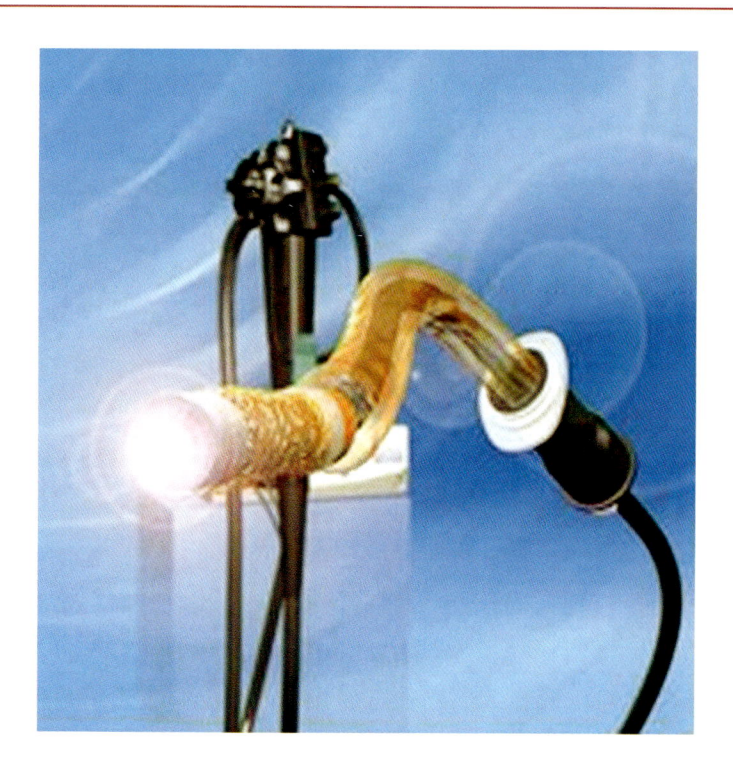

TÉCNICAS ENDOSCÓPICAS TERAPÊUTICAS

O PRESENTE

RESSECÇÃO ENDOSCÓPICA MUCOSA

As aplicações desta técnica incluem o tratamento de neoplasia mucosa em conjunto com a ressecção mucosa endoscópica (EMR). O tratamento das lesões pré-malignas, bem como os cânceres superficiais, pode agora ser manejado pelas técnicas endoscópicas de ressecção tecidual. A EMR tem sido empregada, ainda, para o tratamento de adenomas, lesões displásicas e carcinomas em estágio inicial, incluindo tumores com crescimento radial. Múltiplas variantes técnicas da EMR para os tratos digestórios alto e baixo têm sido desenvolvidas, incluindo injeção submucosa, *suck-and-cut*, *suck-and-ligate* e biópsia em faixa.[6-8]

EMR COM *LIFT* SALINO

A técnica EMR mais comumente utilizada emprega a injeção submucosa de fluido, seguida por polipectomia eletrocirúrgica. O fluido utilizado com maior frequência é a solução salina, com ou sem adrenalina; porém, ácido hialurônico, glicerol e dextrose já foram descritos.[9,10] A bolha criada com a injeção submucosa forma um espaço entre a linha de ressecção e a muscular própria do órgão, permitindo a ressecção da lesão. Um ponto negativo desta técnica é que se a dita injeção não resulta em elevação, pode ocorrer a impressão de que a massa é uma lesão invasiva e que não deva ser ressecada endoscopicamente.

SUCK-AND-CUT EMR

A técnica *suck-and-cut* utiliza um *cap* (boné) especial acoplado à extremidade do endoscópio. A injeção submucosa pode ser efetivada inicialmente como na EMR com *lift* salino, e a lesão é sugada para dentro do *cap*. Um laço fixado no interior do mesmo é utilizado para circular e capturar a lesão, a qual é, então, ressecada por eletrocoagulação, de maneira semelhante à polipectomia. Como em toda técnica termal, o risco de perfuração existe.

SUCK-AND-LIGATE EMR

A técnica *suck-and-ligate* transforma uma lesão séssil ou nodular em um pólipo pedunculado artificial, que pode ser ressecado com técnicas de polipectomia regulares. Uma faixa apropriada é ligada à extremidade do endoscópio e o tecido é então sugado para o mesmo, sendo a faixa posicionada na base da lesão. Isto é feito com ou sem *lift* salino prévios à colocação desta última. O sítio é então ressecado com um laço semelhante à polipectomia rotineira.

As complicações mais comuns da EMR são sangramento e perfuração. O sangramento agudo pode ser controlado com a colocação de clipes endoscópicos ou por injeção de adrenalina diluída. O eletrocautério pode ser utilizado cuidadosamente após a EMR, porque as submucosas fina e serosa são susceptíveis à injúria térmica. O sangramento tardio frequentemente requer endoscopias de repetição, com injeção terapêutica e/ou aplicação de clipes; entretanto, a angiografia seguida por embolização pode ser uma alternativa. As perfurações também podem ser manejadas endoscopicamente, por intermédio da aplicação de clipes ou de *stents* enterais temporários para cobrir o local da lesão. A taxa de perfuração após EMR é de no máximo 5% para lesões grandes no cólon direito.[6]

A ressecção mucosa endoscópica tem sido empregada para adenomas, lesões displásicas e carcinomas em estágio inicial.[6-11] Carcinomas sem invasão submucosa ou disseminação linfonodal podem ser passíveis de manejo por EMR. CT *scan* e ultrassom endoscópico são recomendados para a pesquisa de doença linfonodal, antes da realização da EMR.[12,13] Apesar da visualização de margens livres ao método, taxas de recorrência de carcinomas em estágio precoce podem ser tão altas quanto 40%.[14,15]

DISSECÇÃO ENDOSCÓPICA SUBMUCOSA

Uma extensão da EMR que tem sido recentemente reportada para a ressecção endoscópica de lesões mais extensas é a dissecção endoscópica submucosa (ESD). Com a utilização de uma combinação de agulha de cautério e dissecção com o *cap* do endoscópio, grandes segmentos de tecido podem ser ressecados. A vantagem potencial da ESD é que o método representa um procedimento oncológico mais clássico, quando comparado com a ressecção que ocorre com outras técnicas da EMR, nas quais as margens lesionais, bem como sua profundidade, devem ser mais acuradamente estudadas pela patologia. As complicações podem ser mais altas do que na ESD, quando comparadas com outras técnicas EMR, incluindo sangramento, perfuração e formação de estenoses.[16]

ABLAÇÃO MUCOSA ENDOSCÓPICA

As terapias endoscópicas para a ablação mucosa de doenças tais como esôfago de Barrett têm recentemente avançado muito. A ablação endoscópica por radiofrequência (RFA) é uma tecnologia relativamente nova que tem recebido grande aceitação para o tratamento da metaplasia intestinal, como a vista no esôfago de Barrett[17] (Fig. 12-9). Um sistema com base na utilização de balão, bem como um eletrodo direto planar, que implementa, esta tecnologia, tem sido utilizado nesta forma de terapia. Diversos estudos têm provado a viabilidade e a segurança desta nova técnica, com poucos casos documentados de seguimento pós-procedimento.[18] Estudos futuros sobre os efeitos a longo prazo deste procedimento ainda são necessários.

TECNOLOGIA PARA A APLICAÇÃO DE *STENTS* ENDOSCÓPICOS

Stents endoscópicos podem ser utilizados para o tratamento de estenoses benignas, fístulas e neoplasias obstrutivas.[19-21] O sistema de aplicação é dependente do tipo de *stent* e da localização do problema. O sistema de aplicação endoscópica pode ser embutido no interior do endoscópio (*through-the-scope* – TTS), ou guiado por fio-guia, utilizando-se fluoroscopia. *Stents* TTS são aplicados através do canal de trabalho do endoscópio e são rotineiramente um sistema 10 Fr, necessitando

Fig. 12-9. Ablação mucosa endoscópica com o uso de balão – RFA.

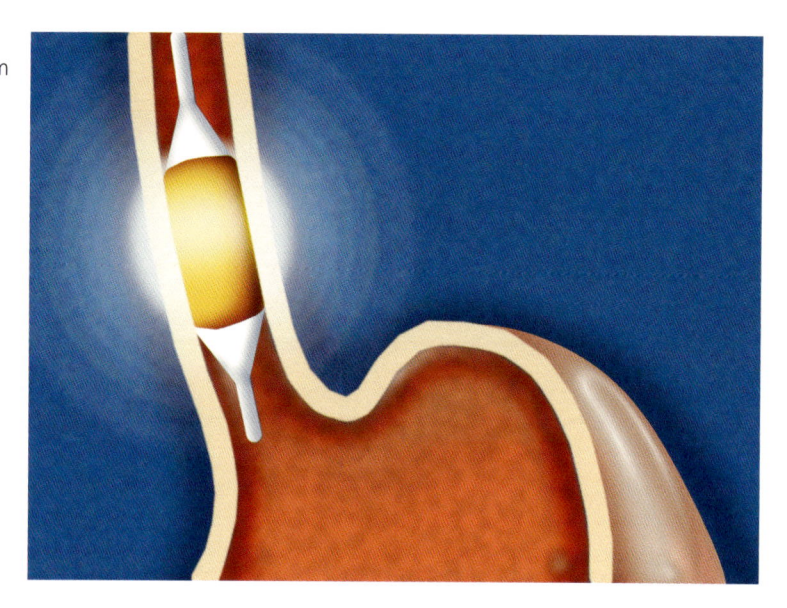

um *scope* terapêutico. Os *stents* não TTS são limitados ao esôfago e ao cólon terminal, incluindo-se a junção esofagogástrica e/ou a região retossigmóidea. Em pacientes já submetidos a ressecções gástricas, este sistema pode também atravessar uma anastomose gastrojujenal, eventualmente estenosada.

As características dos atuais *stents* endoscópicos são bastante diversas. Existem diferentes comprimentos, larguras e morfologias. Somado a isto, *stents* podem ser totalmente cobertos, parcialmente cobertos ou mesmo descobertos. *Stents* endoscópicos cobertos têm sido criados com a única função de fechar temporariamente fístulas esofagianas e/ou em anastomoses proximais do tubo digestivo (Fig. 12-10). Estes *stents* são considerados removíveis, pois causam um mínimo crescimento tecidual em suas extremidades. O maior problema com estas ferramentas é o alto risco de migração.[21] Sangramento, perfuração e obstrução são complicações menos comuns.

Fig. 12-10. *Stent* esofágico totalmente recoberto.

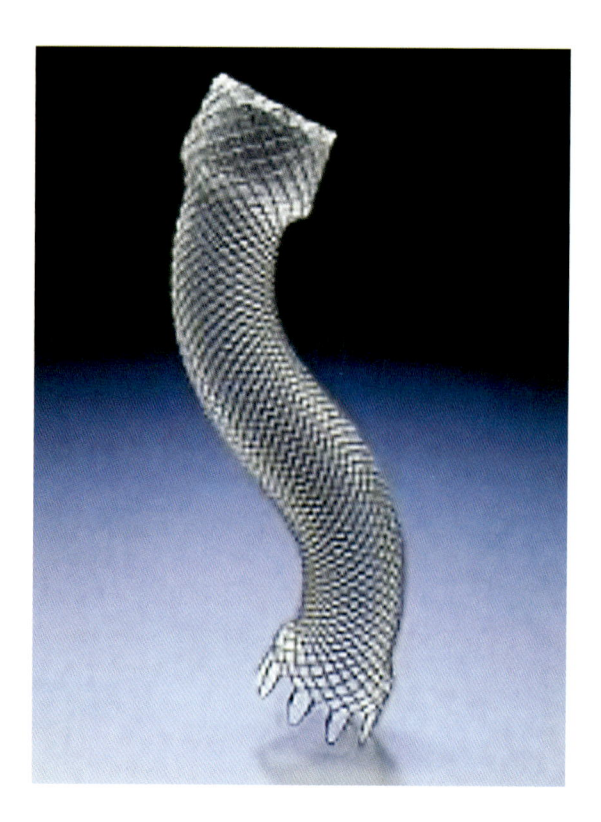

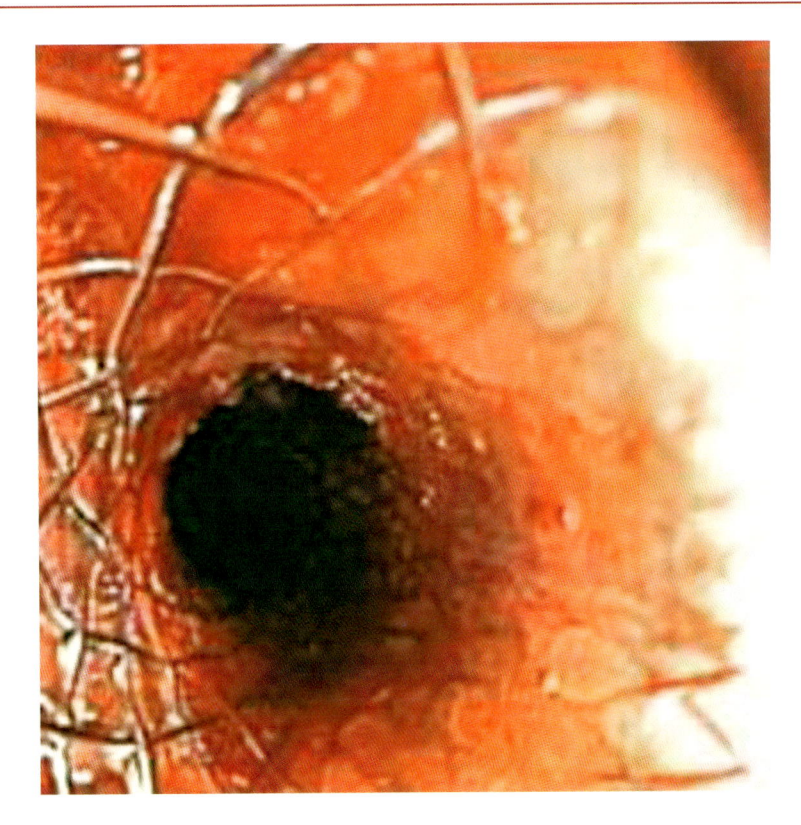

Fig. 12-11. Imagem endoscópica após colocação de um *stent* enteral descoberto.

Stents enterais descobertos, utilizando o sistema TTS de aplicação, não são produzidos para serem removidos e podem ser aplicados para a liberação temporária da obstrução ocasionada por doença neoplásica benigna ou maligna, por meio do trato gastrintestinal (Fig. 12-11). São associados a crescimento tecidual e oclusão ocasional, se forem abandonados. Apresentam baixa taxa de migração. Em doenças irressecáveis, a paliação da obstrução ocasionada pelos *stents* enterais pode ser uma alternativa aos procedimentos cirúrgicos de *bypass*.[22-26]

TERAPIA ENDOLUMINAL PARA A DOENÇA DO REFLUXO GASTROESOFÁGICO

Há uma ampla gama de equipamentos e técnicas endoscópicas recentemente introduzidas para o manejo do refluxo gastroesofágico. Instrumentos de sutura mucosa têm demonstrado eficácia limitada, e injeções de material prostético têm ocasionado preocupações com a segurança do paciente. Sistema de sutura total e aplicação de radiofrequência na junção esofagogástrica têm sido demonstrados como seguros e efetivos na redução dos sintomas do refluxo, possivelmente ocasionando uma barreira distal à exposição ácida. A maior parte das terapias endoluminais para a DRGE tem sido abandonada, em razão de ineficácia e/ou pressões econômicas da indústria.

O FUTURO DAS TERAPIAS ENDOSCÓPICAS

O futuro da endoscopia será fundamentado nos avanços das ferramentas e das aplicações disponíveis para a terapia endoluminal. Técnicas endoscópicas intraluminais e transluminais estão sendo propostas como alternativas cirúrgicas potenciais, assumindo um papel incrivelmente mais invasivo e terapêutico. Recentes avanços na área da cirurgia endoscópica por orifícios naturais (NOTES) uniram cirurgiões e gastroenterologistas no desejo de acessar a cavidade abdominal através de orifícios naturalmente já existentes, incluindo estômago, cólon, bexiga e vagina. Uma aplicação apropriada para esta abordagem ainda não foi claramente elucidada. Há teorias de que a NOTES pode apresentar vantagens distintas sobre a laparoscopia, pois não seria necessário um ambiente totalmente estéril para a sua execução, o que poderia possibilitar a execução de alguns procedimentos sob sedação, de maneira similar a outros procedimentos endoscópicos.[27,28]

As limitações óbvias da NOTES estão fundamentadas na falta de equipamento endoscópico adequado e apropriado. Algumas plataformas para NOTES surgiram precocemente, ainda sem o desenvolvimento de ferramentas endoscópicas adequadas para secção, hemostasia e manipulação tecidual. Plataformas multicanal para a utilização por via transoral e/ou transvaginal, com capacidade interna de manipulação e fixação estão agora se tornando disponíveis. Tesouras, instrumentos de sutura, pinça-cautério bipolar e pinças de preensão são alguns dos novos instrumentos que logo serão adicionados ao armamentário endoscópico. Endoscópios de canal duplo estão normalmente disponíveis e são úteis para técnicas como a biópsia por faixa. Um *scope* futuro deverá permitir triangulação da óptica e dos instrumentos, como já utilizado na laparoscopia.

Estas ferramentas, entretanto, terão um provável maior impacto em outras terapias endoscópicas, tal como a cirurgia endoscópica intraluminal. A habilidade de realizar amplas ressecções teciduais, anastomoses intraluminais e sutura de perfurações são prováveis procedimentos que serão vistos em um futuro bastante próximo na prática rotineira. As ferramentas criadas para as intervenções intraluminais e transluminais permitirão ao endoscopista realizar terapias cirúrgicas para numerosas doenças gastrintestinais. A integração das técnicas de endoscopia flexível com o armamentário do cirurgião gastrintestinal permitem uma abordagem multidimensional para o tratamento das doenças digestivas e o cirurgião moderno deve estar lado a lado aos avanços endoscópicos, a fim de prover adequado cuidado ao paciente.

REFERÊNCIAS BIBLIOGRÁFICAS

1. Chiu HM, Chang CY, Chen CC *et al.* A prospective comparative study of narrow-band imaging, chromoendoscopy, and conventional colonoscopy in the diagnosis of colorectal neoplasia. *Gut* 2007 Mar.;56(3):373-79. Epub 2006 Sept. 27.
2. Isenberg G, Sivak Jr MV, Chak A *et al.* Accuracy of endoscopic optical coherence tomography in the detection of dysplasia in Barrett's esophagus: a prospective, double-blinded study. *Gastrointest Endosc* 2005 Dec.;62(6):825-31.
3. Monkemuller K, Weigt J, Treiber G *et al.* Diagnostic and therapeutic impact of double-balloon enteroscopy. *Endoscopy* 2006 Jan.;38(1):67-72.
4. Sivak MV. Gastrointestinal endoscopy: past and future. *Gut* 2006 Aug.;55(8):1061-64.
5. Ponsky JL. Endoluminal surgery: past, present and future. *Surg Endosc* 2006 Apr.;20(Suppl 2):S500-2.
6. Conio M, Ponchon T, Blanchi S, Filiberti R. Endoscopic mucosal resection. Am J Gastroenterol *Am J Gastroenterol* 2006;101(3):653-63.
7. Uraoka T, Saito Y, Matsuda T *et al.* Endoscopic indications for endoscopic mucosal resection of laterally spreading tumourtumors in the colorectum. *Gut* 2006;55(11):1592-97.
8. Beck DE. Advances in gastrointestinal endoscopic techniques. *Surg Clin North Am Am Surg* 2006;86(4):849-65.
9. Uraoka T, Fujii T, Saito Y *et al.* Effectiveness of glycerol as a submucosal injection for EMR. *Gastrointest Endosc* 2005;61(6):736-40.
10. Fujishiro M, Yahagi N, Kashimura K *et al.* Comparison of various submucosal injection solutions for maintaining mucosal elevation during endoscopic mucosal resection. *Endoscopy* 2004;36(7):579-83.
11. Hurlstone DP, Sanders DS, Cross SS *et al.* Colonoscopic resection of lateral spreading tumourtumors: a prospective analysis of endoscopic mucosal resection. *Gut* 2004;53(9):1334-39.
12. Ahmad NA, Kochman ML, Ginsberg GG. Endoscopic ultrasound and endoscopic mucosal resection for rectal cancers and villous adenomas. *Hematol Oncol Clin North Am* 2002;16(4):897-906.
13. Waxman I. EUS and EMR/ESD: is EUS in patients with Barrett's esophagus with high-grade dysplasia or intramucosal adenocarcinoma necessary prior to endoscopic mucosal resection? *Endoscopy* 2006;38(Suppl 1):S2-4.
14. Bories E, Pesenti C, Monges G *et al.* Endoscopic mucosal resection for advanced sessile adenoma and earlystage colorectal carcinoma. *Endoscopy* 2006;38(3):231-35.
15. Tamura S, Nakajo K, Yokoyama Y *et al.* Evaluation of endoscopic mucosal resection for laterally spreading rectal tumors. *Endoscopy* 2004;36(4):306-12.
16. Chennat J, Konda VJ, Ross AS *et al.* Complete Barrett's eradication endoscopic mucosal resection: an effective treatment modality for high-grade dysplasia and intramucosal carcinoma — an American single-center experience. *Am J Gastroenterol* 2009 Nov.;104(11):2684-92.

17. Avilés A, Reymunde A, Santiago N. Balloon-based electrode for the ablation of non-dysplastic Barrett's esophagus: ablation of intestinal metaplasia (AIM II Trial). *Bol Asoc Med P R* 2006 Oct.-Dec.;98(4):270-75.
18. Chennat J, Konda VJ, Ross AS *et al.* Complete Barrett's eradication endoscopic mucosal resection: an effective treatment modality for high-grade dysplasia and intramucosal carcinoma — an American single-center experience. *Am J Gastroenterol* 2009 Nov.;104(11):2684-92.
19. Keränen I, Udd M, Lepistö A *et al.* Outcome for self-expandable metal stents in malignant gastroduodenal obstruction: single-center experience with 104 patients. *Surg Endosc* 2009 Sept. 3. [Epub ahead of print].
20. Moon JH, Choi HJ, Ko BM *et al.* Combined endoscopic stent-in-stent placement for malignant biliary and duodenal obstruction by using a new duodenal metal stent (with videos). *Gastrointest Endosc* 2009 Oct.;70(4):772-77.
21. Babor R, Talbot M, Tyndal A. Treatment of upper gastrointestinal leaks with a removable, covered, self-expanding metallic stent. *Surg Laparosc Endosc Percutan Tech* 2009 Feb.;19(1):e1-4.
22. Ely CA, Arregui ME. The use of enteral stents in colonic and gastric outlet obstruction. *Surg Endosc Surg Endosc* 2003;17(1):89-94.
23. Meisner S, Hensler M, Knop FK *et al.* Self-expanding metal stents for colonic obstruction: experiences from 104 procedures in a single center. *Dis Colon Rectum* 2004;47(4):444-50.
24. Xinopoulos D, Dimitroulopoulos D, Theodosopoulos T *et al.* Stenting or stoma creation for patients with inoperable malignant colonic obstructions? Results of a study and cost-effectiveness analysis. *Surg Endosc* 2004;18(3):421-26.
25. Baik SH, Kim NK, Cho HW *et al.* Clinical outcomes of metallic stent insertion for obstructive colorectal cancer. *Hepatogastroenterology* 2006;53(68):183-87.
26. Ng KC, Law WL, Lee YM *et al.* Self-expanding metallic stent as a bridge to surgery versus emergency resection for obstructing left-sided colorectal cancer: a case-matched study. *J Gastrointest Surg J Gastrointest Surg* 2006;10(6):798-803.
27. Onders R, McGee MF, Marks J *et al.* Diaphragm pacing with natural orifice transluminal endoscopic surgery (Notes): potential for difficult to wean intensive care unit (ICU). *Surg Endosc* 2007;21(3):475-79.
28. Marks J, Ponsky J, Pearl J *et al.* PEG "Rescue": a practical Notes technique. *Surgl Endosc* 2007;21(5):816-19.

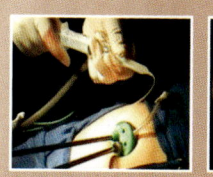

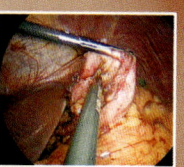

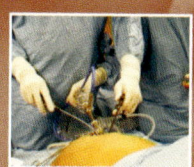

13
Procedimentos Endoluminais – Opções de Tratamento para a Obesidade Mórbida

Sérgio Roll

INTRODUÇÃO

A cirurgia bariátrica mudou muito na última década. O rápido crescimento e o maior interesse neste campo podem ser largamente atribuídos à aplicação de técnicas minimamente invasivas, utilizadas nesses procedimentos complexos. Procedimentos de baixo risco, como a banda gástrica ajustável e as evidências que demonstram a segurança e os benefícios da gastroplastia laparoscópica, fizeram com que houvesse uma aceitação crescente destes procedimentos entre pacientes e médicos.[1]

Atualmente, mais de 220.000 procedimentos bariátricos são realizados anualmente nos Estados Unidos.[2] Estes números são apenas 1,6% dos 13.750.000 indivíduos com obesidade mórbida nos Estados Unidos que satisfazem aos critérios do NIH para a realização da cirurgia bariátrica. No entanto, existem ainda muitos obstáculos para a aceitação e o acesso dos pacientes a estes procedimentos.

Há muitas razões para a baixa aceitação da cirurgia bariátrica; no entanto, é seguro dizer que nenhuma técnica é a ideal, e os procedimentos atuais têm riscos associados.[3] Um fator adicional que deve ser considerado é que, na maioria dos casos, a preferência do paciente determina o tipo de procedimento a ser realizado.

O surgimento de novas tecnologias menos invasivas, que podem ser realizadas por via endoscópica (com risco presumivelmente muito menor), tem um grande potencial para atrair novos pacientes para o tratamento da obesidade mórbida e tentar melhorar os índices de complicações associados aos procedimentos convencionais.[1]

Outra questão importante para a cirurgia bariátrica é o reganho de peso após 3 a 5 anos do procedimento cirúrgico inicial.[4]

Vários dispositivos têm sido aplicados em diversos problemas do pós-operatório da gastroplastia em Y de Roux, como a dilatação do neoestômago, dilatação da gastrojejunoanastomose, perda do anel de silicone nos casos da técnica de Capella e em casos para reparo de fístula, na tentativa de reduzir os riscos e complicações associadas à cirurgia revisional tradicional.[4-5]

PROCEDIMENTOS ENDOSCÓPICOS PRIMÁRIOS

BALÃO INTRAGÁSTRICO PARA A RESTRIÇÃO ENDOLUMINAL

Um dos primeiros dispositivos utilizados foi a bolha Garren-Edwards. O conceito inicial de um dispositivo cilíndrico, que ocupa parte do espaço do estômago colocado por via endoscópica foi proposto em 1982. Aprovado em 1985, pelo *Food and Drug Administration* (FDA) e retirado do mercado em 1988, em razão da pequena tolerância do paciente e maus resultados quanto à sua eficiência, demonstrados em diversos ensaios placebo-controlados.[6]

O mecanismo de ação do balão pode ocorrer por saciedade mecânica, retardo no esvaziamento gástrico, modulação hormonal, efeitos neuronais, modificação de comportamento ou placebo.

As vantagens incluem a facilidade de colocação sob sedação, o fato de ser reversível ou temporário e a baixa morbidade. As desvantagens incluem a pequena perda e a recuperação de peso, após a retirada do balão. Existe no mercado uma versão melhorada da bolha Garren-Edwards, produzido pela BioEnterics Balão Intragástrico (BIB) Sistem (Allergan, Irvine, Califórnia), que foi lançada em meados de 1990. Esse sistema inclui um balão de silicone, que é preenchido com 400 a 700 cc de soro fisiológico e fica no estômago do paciente por um período de no máximo de 6 meses. Embora o dispositivo não esteja aprovado pelo FDA para uso nos Estados Unidos, a experiência europeia e latino-americana é bastante extensa. Genco *et al.*[7] relatou a experiência italiana em um estudo retrospectivo da eficácia e redução de comorbidades. O estudo incluiu 2.515 pacientes com mais de 4 anos de seguimento, com índice de massa corporal (IMC) de 44,4 kg/m^2 e uma ou mais comorbidades em 56,4% dos pacientes. Após 6 meses da introdução do balão, o IMC médio caiu de 44,4 para 35,4 kg/m^2, com perda média do excesso de peso de 33,9%. Fato relevante foi a melhora das comorbidades em 1.242 de 1.394 pacientes (89,1%). Dentre as complicações relatadas, encontramos: perfuração gástrica em 5 pacientes (0,19%), 19 com obstrução gástrica (0,76%), 9 rupturas do balão (0,36%), 32 pacientes com esofagite (1,27%), 5 pacientes com úlcera gástrica (0,19%) e 11 balões removido por intolerância do paciente (0,44%).

SUTURA E DISPOSITIVOS DE GRAMPEAMENTO PARA RESTRIÇÃO ENDOLUMINAL

Gastroplastia vertical endoscópica (VBG) foi descrita pelo uso de um dispositivo de sutura endoscópica, acoplado à ponta do endoscópio (Endoscopic Sewing Nachine) (CR Bard, Inc., Murray Hill, NJ). Este aparelho realiza suturas endoluminais, fixando um anel de plástico na parede gástrica. O procedimento é realizado com a sutura na pequena curvatura gástrica de um anel de plástico, de 3 a 8 centímetros da junção esôfago gástrica. Um tubo de 8 centímetros de comprimento é criado ao longo da curvatura menor gástrica, sutura das paredes anterior e posterior do estômago com o Endoscopic Sewing Machine (ESM). Este estudo foi realizado apenas em estômagos de suínos explantadas.[8]

A Olympus desenvolveu o Eagle Claw Endoscopic Suturing Device (Olympus Corporation, Tóquio, Japão), que realiza suturas endoscópicas. Ele foi usado em um modelo suíno para criar uma pequena bolsa gástrica totalmente dentro de um estômago de suíno explantados.[9] Esta bolsa tem cerca de 100 cc. Após alguns estudos, os autores admitiram que o tamanho desta bolsa gástrica era muito grande para resultar em uma perda de peso considerável em pacientes obesos mórbidos.[10] O objetivo era apenas demonstrar a viabilidade da realização de um procedimento puramente endoluminal para diminuir o volume gástrico. O mesmo grupo publicou outro conjunto de experimentos em 4 animais, que foram mantidos vivos, sendo que, desta vez, a bolsa gástrica tinha a capacidade de 30 cc. A investigação foi limitada pelo seu desenho como um estudo de viabilidade aguda e o sucesso a curto prazo não foi avaliado.[11]

O Bard EndoCinch Sutura System (CR Bard, Inc., Murray Hill, New Jersey) é um dispositivo experimental de gastroplastia vertical endoluminal (EVG). Este dispositivo utiliza uma cápsula de sucção e outro que realiza a sutura na ponta do aparelho de endoscopia. Em 2005, Fogel *et al.* realizaram um estudo de viabilidade em 10 pacientes obesos com uma faixa de IMC entre 28 a 43 kg/m^2. O procedimento foi tecnicamente bem-sucedido em todos os pacientes, com um tempo médio de realização entre 60 a 90 minutos, sem complicações, e uma perda de peso entre 15 a 49 kg em 9 meses de acompanhamento.

Um 2º estudo foi realizado em 2008 por Fogel *et al.*, em uma série de 64 pacientes com IMC de 28 a 60,2 kg/m^2. O tempo médio do procedimento foi de 45 minutos, sem eventos adversos graves. Os pacientes relataram uma redução significativa da fome e da quantidade de alimentos ingeridos, saciedade precoce. Os primeiros resultados da perda de peso foram semelhantes aos tradicionais procedimentos bariátricos, com uma redução significativa do IMC em 1, 3 e 12 meses a partir da realização do procedimento. Os pacientes tiveram uma percentagem significativa de perda do excesso de peso (± SD) de 21,1% ± 62%, 39,6% ± 11,3% e 58,1% ± 19,9% em 1, 3 e 12 meses de seguimento, respectivamente. Cinquenta e nove dos 64 pacientes (94,1%) foram observados com sucesso, com 12 meses de *follow-up*. Quatorze endoscopias foram realizadas em algum momento entre 3 e 12 meses. Destas 14 endoscopias, 5 pacientes tiveram a configuração da sutura intactas, 6 pacientes tiveram EVG parcialmente intactos e 3 tinham perdido o procedimento realizado.[12]

Uma nova geração deste dispositivo (Restore Suturing System™) está sendo avaliada por um estudo multicêntrico, prospectivo, não randomizado, nos Estados Unidos, envolvendo 2 centros (Brigham e Women's Hospital, Boston, Massachusetts, e Cleveland Clinic, Cleveland, Ohio), estando o mesmo projetado para um seguimento de 2 anos.[13]

Um outro dispositivo de grampeamento endoluminal realizando uma gastroplastia transoral foi relatado em 2 estudos recentes em humanos na Bélgica e no México. O sistema de gastroplastia transoral (TOGA™) (Satiety Inc., Palo Alto, Califórnia) foi usado para criar um grampeamento transmural, realizando uma bolsa restritiva ao longo da curvatura menor do estômago. Este estudo teve o acompanhamento de 1 semana, 1, 3 e 6 meses. O 1º estudo incluiu 21 pacientes com eventos adversos graves. Os primeiros resultados demonstraram uma perda de excesso de peso de 24,4% em 6 meses, sem dados a longo prazo.[14] O sistema foi redesenhado para criar linhas sobrepostas de grampos, para assim reduzir a incidência de falhas do dispositivo, e um 2º estudo com 11 pacientes mostrou resultados ainda mais impressionantes do que o primeiro. Em 6 meses, a perda média do excesso de peso foi de 46%. Um seguimento a longo prazo é necessário para determinar se existem deiscência da linha de grampeamento e/ou a dilatação do neoestômago.[15]

O dispositivo SafeStitch (SafeStitch Medical Inc., Miami, Flórida) foi projetado como uma versão endoscópica da sutura laparoscópica, e também pode ser utilizado para realizar gastroplastia endoluminal. Este aparelho utiliza um dispositivo de sucção para mucossectomia, o que facilita a realização de suturas endoluminais para criar uma bolsa gástrica, excluindo a mucosa da linha de sutura. Os ensaios clínicos começaram em 2009.

Vários outros dispositivos foram desenvolvidos, podendo apresentar aplicações para procedimentos endoluminais restritivos. O Power Medical (Power Medical Interventions, Inc., Langhorne, Pennsylvania) lançou um aparelho de grampeamento transoral que pode realizar um grampeamento endoluminal. O dispositivo de sutura endoscópica (Wilson-Cook Medical, Winston-Salem, Carolina do Norte) também pode ser aplicado a uma técnica endoluminal restritiva. Embora esses dispositivos ainda não tenham sido estudados especificamente em procedimentos restritivos endoluminais, eles podem ter algum potencial para o estudo em procedimentos restritivos transorais para o tratamento da obesidade.

PROCEDIMENTOS ENDOLUMINAIS DISABSORTIVOS

Outro dispositivo endoluminal para a perda de peso é a manga de desvio duodeno-jejunal (DJBS), desenvolvido como EndoBarrier™ (GI Dynamics, Lexington, Massachusetts). Este dispositivo é flexível e colocado e removido por endoscopia. O aparelho é aberto nas 2 extremidades e posicionado para transpor o duodeno e a 1ª porção jejunal. A luva permite que o alimento passe, evitando o contato com o duodeno, as vias biliares e as secreções pancreáticas. Destina-se a imitar o desvio do duodeno e do jejuno proximal de uma gastroplastia em Y de Roux (RYGB). O sistema de ancoragem é autoexpansivo e colocado após o bulbo duodenal, diminuindo assim o risco de migração do sistema de ancoragem. Para remover a luva, os cordões proximais são puxados para o colapso do sistema de ancoragem em uma capa de resgate, que foi projetada para reduzir o risco de lesões no trato gastrintestinal durante a remoção. Além da perda de peso, o EndoBarrier™ também pode ter valor no controle do diabetes tipo II.[16] O 1º estudo prospectivo, aberto e em um único centro, foi realizado por Rodriguez-Grunert *et al.*, que demonstrou a segurança na colocação de 10 mangas em 12 pacientes. A manga permaneceu em posição por 12 semanas, com a retirada antecipada em 2 pacientes em razão a dor abdominal. A média de perda do excesso de peso em 12 semanas foi de 23,6%, sendo que a perda mínima foi de 10%. Três dos 4 pacientes diabéticos incluídos no estudo foram controlados com sucesso sem medicação, com níveis normais de glicemia de jejum, apenas 24 horas após o implante. O 4º paciente não demonstrou melhora. Foram relatadas 2 pequenas lesões da mucosa da laringe na extração do dispositivo, bem como alguns sintomas gastrintestinais nas primeiras 2 semanas da colocação do mesmo.[17]

Um estudo multicêntrico, randomizado e controlado, foi iniciado em 2008 com 37 pacientes, 26 dos quais tinham o EndoBarrier™ (DJBS) implantado, com 11 pacientes sob dieta controlada. O tempo médio do procedimento foi 33 minutos para a inserção e 15 minutos para a remoção. O dispositivo foi deixado por 12 semanas, sendo que 4 permaneceram com o mesmo além deste período. Os 2 grupos foram comparados pelo peso e IMC. Ao fim de 12 semanas, a média de perda do excesso de peso do grupo manga foi de 19% em comparação com 6% do grupo-controle (p < 0,001). Oito pacientes diabéticos tipo II mostraram uma redução no uso de medicamentos.[18]

Outros dispositivos de *bypass* endoscópicos incluem a ValenTx (ValenTx, Inc., Hopkins, Minnesota) e BaroSense (Menlo Park, Califórnia). Estes aparelhos foram projetados para a colocação transoral, para a restrição gástrica com ou sem dispositivos combinados mal absortivos para a perda de peso. Tal como acontece com muitas das outras terapias endoluminais, esses dispositivos estão em diferentes fases de desenvolvimento e testes.

DISPOSITIVOS NEUROLÓGICOS E DE ESTÍMULOS ELÉTRICOS

A estimulação gástrica demonstrou a perda de peso em alguns pacientes.[19] Este sistema está sendo desenvolvido para ser colocado por endoscopia ou laparoscopia. Por laparoscopia, a colocação inclui um sistema denominado implante de estimulação gástrica (IGS) (Medtronic Transneuronix, Inc., Mount Arlington, New Jersey), tendo sido criado para ser mais eficaz do que a terapia medicamentosa para a perda de peso, sendo assim muito seguro e eficaz para tratar a obesidade[20] e o Tantalus System Meal-Activated Device (MetaCure EUA Inc., Orangeburg, Nova Iorque), sendo um dispositivo colocado por laparoscopia, com base na nova tecnologia chamada modulação da contratilidade gástrica (GCM), que fornece sinais elétricos sincronizados com a atividade elétrica intrínseca do estômago.[21]

IntraPace (Mountain View, Califórnia) atualmente está desenvolvendo uma plataforma para a colocação endoscópica de um estimulador gástrico para o tratamento da obesidade.

A vagotomia troncular ou bloqueio vagal por laparoscopia tem sido sugerido como um método possível de tratamento da obesidade mórbida. Foi demonstrado que pacientes com úlcera péptica, temporariamente perdem peso após gastrectomia e vagotomia troncular.[22] Os dispositivos de bloqueio vagal incluem VBLOC (EnteroMedics, St. Paul, Minnesota) e TEVX (EndoVx, Inc., Napa, Califórnia). Um estudo multicêntrico (EMPOWER) será realizado para avaliar o bloqueio vagal e a perda de peso.

PROCEDIMENTOS PARA A REVISÃO ENDOSCÓPICA

A cirurgia bariátrica revisional para pacientes com perda de peso inadequado ou reganho de peso é tecnicamente complexa e está associada ao aumento de complicações pós-operatórias.[4-5] Existem algumas opções disponíveis para a gestão de pacientes com reganho ou perda de peso insuficiente no pós-operatório de gastroplastias, que incluem a modificação do comportamento, dieta, exercícios e medicamentos, sendo que esses pacientes geralmente são pouco efetivos e não conseguem atingir uma perda de peso adequada, quando comparada com a perda ocorrida no pós-operatório da cirurgia bariátrica.[4] Uma vez que os mecanismos precisos da ação de um *bypass* gástrico bem-sucedido não são conhecidos (contribuição de restrição, o desvio intestinal, alterações hormonais no intestino), a recuperação do peso dos pacientes é mal compreendida. Atualmente, procedimentos endoluminais têm sido desenvolvidos no sentido de aumentar o componente restritivo da operação. A presunção de que a recuperação do peso ocorre pela dilatação da bolsa ou do estoma é razoável, mas isso não foi comprovado em nenhum estudo prospectivo de longo prazo. No entanto, estes são os alvos para a terapia endoluminal, e os estudos que avaliam estas terapias podem melhorar a nossa compreensão do problema.

A redução no tamanho da gastrojejunoanastomose bem como o tamanho do neoestômago tem sido tentada por meio de injeções endoscópicas de agentes esclerosantes. A escleroterapia foi relatada pela 1ª vez por Spaulding *et al.*,[23] usando morrhuato de sódio como agente. O relato inicial de 20 pacientes demonstrou que 75% perderam peso com uma variação média de 9% no peso em 6 meses após a escleroterapia. A média de volume injetado foi de 6 cc de morrhuato de sódio. A publicação mais recente com mais de 1 ano de acompanhamento de 32 pacientes demonstrou uma reversão do ganho de peso 0,36 kg/mês e uma perda de peso 0,39 kg/mês. Mais da metade dos pacientes começou a perder peso e mais de 90% tiveram perda ou a estabilização de peso. Uma limitação do estudo foi que apenas 32 dos 147 pacientes foram acompanhados por 1 ou mais anos.[24] Outros estudos relataram semelhantes resultados; Loewen e Barba[25] relataram que em 71 pacientes, 30% perderam e 28% ganharam peso, mas 42% não apresentaram nenhuma mudança. Catalano *et al.*[26] relataram uma taxa muito maior de perda de peso, com média de 22,3 kg em 28 pacientes, com maiores quantidades de injeção do morrhuato (média de 14,5 cc). Existe o relato de que um paciente, no estudo, precisou dilatar um quadro de estenose.

Vários dispositivos têm sido desenvolvidos para facilitar a revisão endoscópica de procedimentos bariátricos. A Bard EndoCinch Suturing System (CR Bard, Inc., Murray Hill, Nova Jersey) foi aplicada em casos de dilatação do estoma pós-gastroplastia. Alguns relatos bem-sucedidos de redução endoscópica do estoma foram publicados usando o dispositivo EndoCinch.[27-28] Mais uma vez, a baixa morbidade com relação à abordagem cirurgia revisional é a vantagem da abordagem endoscópica, e a durabilidade do procedimento permanece como uma questão importante. A Bard/Davol realizou um estudo multicêntrico, randomizado, placebo-controlado (avaliação aleatória de sutura endoscópica, RESTORE trial) para determinar se a redução do estoma com o dispositivo EndoCinch promove a perda de peso em pacientes que tiveram *bypass* gástrico.[29]

O dispositivo G-prox com o *endosurgical operating system* (EOS) (USGI, Inc., San Clemente, Califórnia) foi usado para a redução do estoma e do coto gástrico em pós-operatório de gastroplastias em Y de Roux (ROSE). Este sistema envolve uma plataforma sobre a ponta do endoscópio com 4 canais, 1 para o endoscópio em si e 3 para os instrumentos operacionais. Com a possibilidade de realização de uma sutura profunda, de espessura total, a redução do estoma deste procedimento pode, eventualmente, ser mais duradoura. No entanto, a plataforma é complicada de usar e requer um coto gástrico dilatado para acomodar o aparelho. Por esta razão, o dispositivo pode ser limitado ao uso em pacientes que possuem o coto gástrico dilatado no pós-operatório de gastroplastias. Herron *et al.* relataram a viabilidade deste procedimento em modelos ex-vivo e *in vivo* de suínos.[30] Uma série foi realizada em 21 pacientes, em uma única instituição, com reganho de peso de 59 lb pós RYGB foi recentemente apresentado no Congresso da SAGES 2009.[31] Vinte dos 21 pacientes tiveram sucesso na realização e no término do procedimento. Relataram a redução do diâmetro do estoma, em média de 53%, com redução média do coto gástrico de 41%. O tempo médio do procedimento foi de 91 minutos, sem complicações significativas. Uma média de 36% do reganho de peso foi perdido, pós-procedimento, com seguimento de 3 meses em 15 pacientes. A avaliação endoscopia de 3 meses revelou a presença de âncoras em seus locais originais, a preservação da maior parte do estoma/redução da bolsa, a remodelação do tecido e as dobras do tecido fibrótico. Os autores concluíram que a EOS pode ter grande potencial como um método seguro e eficaz para a redução de estoma e coto gástrico no pós-RYGB.

Recentemente, foi publicada a experiência com um novo dispositivo chamado OTSC-Clip, o qual foi desenvolvido para a aproximação de tecidos por meio de um clipe de Nitinol. O mesmo é disparado após a tração do tecido gástrico por uma cápsula acoplada à ponta do endoscópio. Os primeiros resultados descritos por Heylen são animadores, uma vez que foi utilizado em 94 pacientes sem complicações, com um seguimento de um ano o IMC médio após a aplicação do dispositivo baixou de 32,8 para 27,4.[32]

O StomaphyX™ (Endogastric Solutions, Inc., Redmond, Washington) é um dispositivo de aproximação de tecidos, que atualmente tem sido utilizado para a redução do coto gástrico e da anastomose gastrojejunal, em casos de reganho de peso em pós-operatório de gastroplastias com dilatação do estoma e aumento do volume do neoestômago. Este dispositivo descartável utiliza um *over tube* com um mecanismo de fixação do tecido gástrico por meio de prendedores de polipropileno em forma de H (Figs. 13-1 e 13-2). A facilidade do método e a baixa morbidade parecem ser as vantagens deste procedimento. A experiência inicial nos Estados Unidos foi publicada em 2010.[33] Em 39 pacientes submetidos à redução endoluminal da bolsa gástrica com este dispositivo, demonstrou-se a perda do excesso de peso de 7,4%, 10,6%, 13,2%, 13,2%, 17,0% e 19,5% em 2 semanas, 1 mês, 2 meses, 3 meses, 6 meses e 1 ano, em 6 pacientes, com seguimento de 1 ano. Os autores afirmam que estes resultados são consistentes com os resultados iniciais obtidos na Bélgica, realizado por Himpens *et al.* e que o procedimento StomaphyX™ pode ser uma alternativa ao

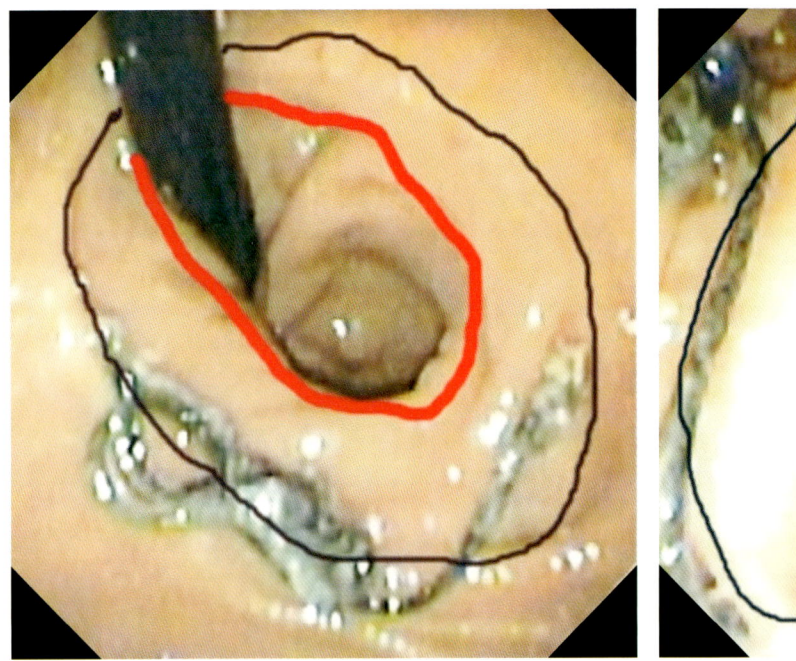

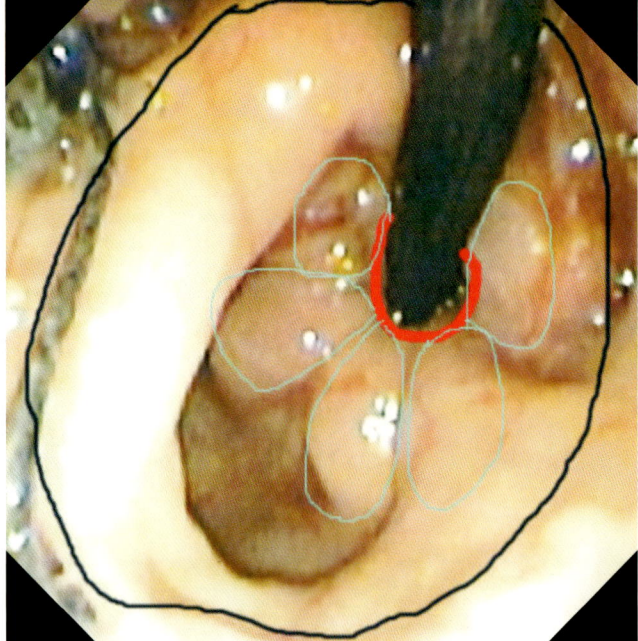

Fig. 13-1. Antes e depois – Abordagem endoluminal para a redução do *Pouch* gástrico – procedimento bariátrico revisional.

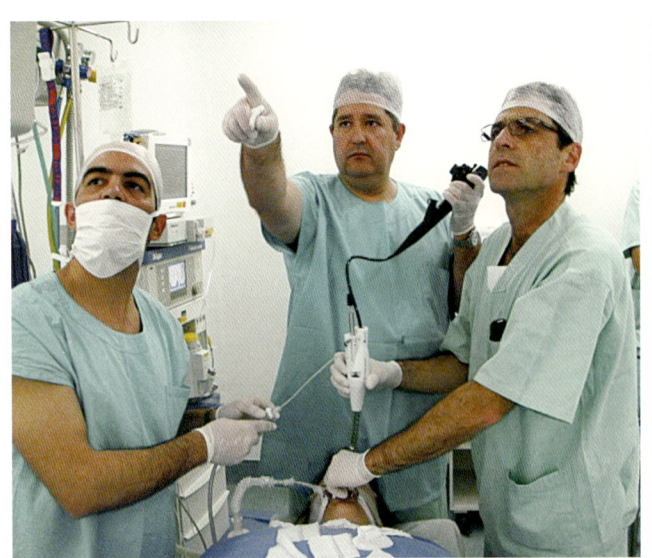

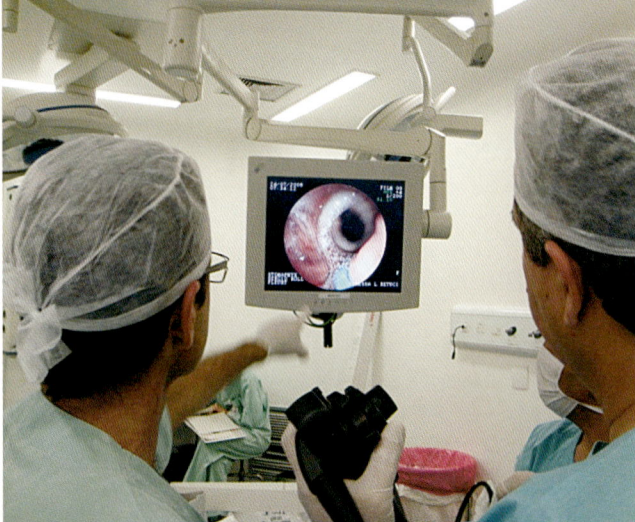

Fig. 13-2. Posicionamento da equipe e visão do cirurgião (Drs. Sérgio Roll, Marco Aurélio D'Assunção e equipe).

tratamento cirúrgico convencional, para pacientes com reganho de peso em pós-operatório de gastroplastia. Uma opção ao uso deste dispositivo é a tentativa de fechar fístulas do coto gástrico em pós-operatório de cirurgia bariátrica. Overcash publicou sua experiência, com bons resultados em 2 casos.[34]

Outras empresas estão desenvolvendo dispositivos endoluminais semelhantes. O NDO Plicator (NDO Surgical, Inc., Mansfield, Massachusetts) não está disponível no mercado, mas também pode ter aplicações em pacientes com reganho de peso. A evidência atual para este dispositivo está limitada a alguns relatórios do caso.

O FUTURO DA CIRURGIA BARIÁTRICA

Enquanto a maioria das técnicas endoluminais estiverem focadas em provar os conceitos restritivos e mal absortivos, a nossa compreensão do mecanismo da perda de peso após a cirurgia bariátrica continua a se expandir. Com isso, aparecem maiores possibilidades de futuro para a cirurgia bariátrica, sendo mais segura, eficaz e menos onerosa. O tratamento cirúrgico continuará a ser importante, dada a pouca eficácia dos tratamentos não cirúrgicos para esta doença tão complexa e multifatorial. A adoção de novas tecnologias para a prática diária deve ser fundamentada em eficácia, segurança e benefícios ao longo dos procedimentos existentes.

REFERÊNCIAS BIBLIOGRÁFICAS

1. Nguyen NT, Root J, Zainabadi K et al. Accelerated growth of bariatric surgery with the introduction of minimally invasive surgery. *Arch Surg* 2005;140:1198-1202.
2. Morgan JP. American Society for Metabolic and Bariatric Surgery, company estimates.
3. Buchwald H, Avidor Y, Braunwald E et al. Bariatric surgery: a systematic review and meta-analysis. *JAMA* 2004;292:1724-37.
4. Schwartz RW, Strodel WE, Simpson WS et al. Gastric bypass revision: lessons learned from 920 cases. *Surgery* 1998;104:806-12.
5. Jones KB. Revisional bariatric surgery — safe and effective. *Obes Surg* 2001;11:183-89.
6. Hogan RB. A double-blind, randomized, sham-controlled trial of the gastric bubble for obesity. *Gastrointest Endosc* 1989;35(5):381-85.
7. Genco A, Bruni T, Doldi SB et al. Bio enterics intragastric balloon: the italian experience with 2,515 patients. *Obes Surg* 2005;15(8):1161-64.
8. Awan AN, Swain CP. Endoscopic vertical band gastroplasty with an endoscopic sewing machine. *Gastrointest Endosc* 2002;55(2):254-256.
9. Hu B, Chung SC, Sun LC et al. Transoral obesity surgery: endoluminal gastroplasty with an endoscopic suture device. *Endoscopy* 2005;37(5):411-14.
10. Mason EE, Printen KJ, Hartford CE et al. Optimizing results of gastric bypass. *Arch Surg* 1977;112:799-804.
11. Kantsevoy SV, Jagannath SB, Niiyama H et al. Endoscopic gastrojejunostomy with survival in a porcine model. *Gastrointest Endosc* 2005;62(2):287-92.
12. Fogel R, De Fogel J, Bonilla Y et al. Clinical experience of transoral suturing for an endoluminal vertical gastroplasty: 1-year follow-up in 64 patients. *Gastrointest Endosc* 2008;68(1):51-58.
13. Personal communication, TRIM trial investigators.
14. Devière J, Valdes GO, Herrera LC et al. Safety, feasibility and weight loss after transoral gastroplasty: first human multicenter study. *Surg Endosc* 2008;22:589-98.
15. Moreno C, Closset J, Dugardeyn S et al. Transoral gastroplasty is safe, feasible, and induces significant weight loss in morbidly obese patients: results of the second human pilot study. *Endoscopy* 2008;40:406-13.
16. Rubino F, Forgione A, Cummings DE et al. The mechanism of diabetes control after gastrointestinal bypass surgery reveals a role of the proximal small intestine in the pathophysiology of type 2 diabetes. *Ann Surg* 2006;244(5):741-49.
17. Grunert LR, Galvao Neto MP, Alamo M. First human experience with endoscopically delivered and retrieved duodenal-jejunal bypass sleeve. *Surg Obes Relat Dis* 2008;4(1):55-59.

18. Schouten R, Rijs C, Bouvy ND *et al. A multi-center efficacy study of the EndoBarrier for pre-surgical weight loss.* Presented at: the international federation for the surgery of obesity XIII world Congress. Buenos Aires, Argentina: 2008 Sept.
19. Cigaina V. Long-term follow-up of gastric stimulation for obesity: the Mestre 8-year experience. *Obes Surg* 2004;14(Suppl 1):S14-22.
20. Shikora SA, Storch K. Implantable gastric stimulation for the treatment of severe obesity: the American experience. *Surg Obes Relat Dis* 2005;1(3):334-42.
21. Sanmiguel CP, Haddad W, Aviv R *et al.* The Tantalus system for obesity: effect on gastric emptying of solids and ghrelin plasma levels. *Obes Surg* 2007;17(11):1503-9.
22. le Roux CW, Neary NM, Halsey TJ *et al.* Ghrelin does not stimulate food intake in patients with surgical procedures involving vagotomy. *J Clin Endocrinol Metab* 2005;90(8):4521-24.
23. Spaulding L. Treatment of dilated gastrojejunostomy with sclerotherapy. *Obes Surg* 2003;13(2):254-57.
24. Spaulding L, Osler T, Patlak J. Long-term results of sclerotherapy for dilated gastrojejunostomy after gastric bypass. *Surg Obes Relat Dis* 2007;3(6):623-26.
25. Loewen M, Barba C. Endoscopic sclerotherapy for dilated gastrojejunostomy of failed gastric bypass. *Surg Obes Relat Dis* 2007;4(4):539-42; discussion 542-43.
26. Catalano MF, Rudic G, Anderson AJ *et al.* Weight gain after bariatric surgery as a result of a large gastric stoma: endotherapy with sodium morrhuate may prevent the need for surgical revision. *Gastrointest Endosc* 2007;66(2):240-45.
27. Schweitzer M. Endoscopic intraluminal suture plication of the gastric pouch and stoma in postoperative Roux-en-Y gastric bypass patients. *J Laparoendosc Adv Surg Tech A* 2004;14(4):223-26.
28. Thompson CC, Slattery J, Bundga M *et al.* Peroral endoscopic reduction of dilated gastrojejunal anastamosis after Roux-en-Y gastric bypass: a possible new option for patients with weight regain. *Surg Endosc* 2006;20(11):1744-48.
29. Personal communication, restore trial investigators.
30. Herron DM, Birkett DH, Thompson CC *et al.* Gastric bypass pouch and stoma reduction using a transoral endoscopic anchor placement system: a feasibility study. *Surg Endosc* 2008;22(4):1093-99.
31. Borao FJ, Gorcey SA, Chaump M. Single site series utilizing the Endosurgical Operating System (EOS) for revision of post Roux-en-Y gastric bypass stomal and pouch dilatation. Presented at: 2009 SAGES Meeting, April 23, 2009, Phoenix, AZ.
32. Heylen AMF, Jacobs A, Lybeer M *et al.* The OTSC-clip in revisional endoscopy against weight gain after bariatric gastric bypass surgery. *Obes Surg* (published online 2010 Sept. 03).
33. Mikami D, Needleman B, Narula V *et al.* Natural orificie surgery: initial US experience utilizing the StomaphyX device to reduce gastric pouches after Roux-en-Y gastric bypass. *Surg Endosc* 2010;24:223-28.
34. Overcash WT. Natural orifice surgery (NOS) using stomaphyX for repair of gastric leaks after bariatric revisions. *Obes Surg* 2008 July;18(7):882-85. Epub 2008 Apr. 26.

14

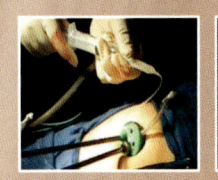

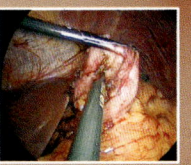

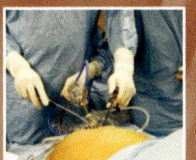

CIRURGIA ROBÓTICA – ESTADO ATUAL

Ricardo Zugaib Abdalla
Rodrigo Biscuola Garcia

INTRODUÇÃO

A robótica, como evolução, veio de forma lenta até as mãos do cirurgião. Foi-se desenvolvendo em laboratório, com o propósito militar de se operar a distância, em locais onde perder o profissional de saúde seria um risco a ser evitado. Com o patrocínio do Ministério da Defesa Americano e a participação de centros de defesa tecnológico foi criado o conceito de manipular um braço robótico em posição natural, intuitiva do operador.

À ergonomia natural se associaram visão com sensação tridimensional e profundidade de campo semelhante aos olhos humanos e a movimentação das pinças sem atrito, como se as mãos estivessem no campo. Isto começou em 1991, desenvolveu-se em laboratório até 1996, tornou-se comercialmente viável e em 2000 foi aprovado pelo FDA americano para o uso comercial. Em termos de manipulação a distância, ficou preso ao desenvolvimento das telecomunicações e eficácia na velocidade da transmissão de dados, pois os comandos e as imagens deveriam ser imediatos, sem atrasos ou sem estarem sob risco de perda de dados. Além disso, o investimento financeiro e o custeio da sua divulgação dependiam de sua própria aceitação pelos profissionais treinados e da demanda populacional, itens que ainda vão aparecer e se desenvolver.

Esta revisão visa a levar ao conhecimento dos que labutam na área operatória o que já foi feito, onde estamos e para onde este fascinante mundo nos levará.

INTERAÇÃO ROBÓTICA NA ARTE OPERATÓRIA

Com a introdução dos robôs na área cirúrgica, no início da década de 1980, numerosas promessas tornaram-se promissoras, a maioria das quais não adquiriu importância na prática operatória regular. O advento da cirurgia minimamente invasiva levou, ao mesmo tempo, à melhora das aptidões robóticas e ao aparecimento do promissor campo do treinamento em realidade virtual. Os investimentos levaram ao desenvolvimento de diversos programas e *sets* de treinamento virtual e de 3 sistemas robóticos: AESOP®, Zeus® e Da Vinci®. Nenhum deles recebeu a designação de robô pelo FDA (*Food Drugs Administration*) americano e nenhum é capaz de realizar tarefas cirúrgicas pré-programadas, o que é a definição oficial de um robô, mas novas tecnologias se desenvolverão e um mundo novo deve abrir-se às portas de nossa realidade cirúrgica.

O uso da robótica tem-se desenvolvido nos últimos 75 anos, mas somente nos últimos 5 anos o uso potencial da chamada mecatrônica no campo cirúrgico tem chamado a atenção da comunidade científica mundial. Nas últimas décadas, os robôs vêm apresentando lugar de destaque no campo da ficção científica; suas descrições variam de máquinas que monotonamente repetem movimentos, como citado pelo escritor tcheco Capek, em 1921, ao ultrainteligente robô de Issac Asimov nos anos 1950, indo ao encontro dos familiares R2D2 e C3PO de *Guerra nas Estrelas e do incrível cyborg* de Exterminador do Futuro.

Os robôs gradualmente ocuparam seu espaço em nosso mundo, realizando tarefas repetitivas, perigosas ou que exijam grande precisão, como na indústria automobilística ou em testes nucleares. Enquanto muitos poderiam exceder a *performance* humana em tarefas específicas, nenhum adquiriu sequer inteligência comparável a um bebê de 2 anos de idade, nunca demonstrando habilidades cognitivas.[1]

Os recentes conceitos de robôs cirurgiões iniciaram com os trabalhos de Scott Fisher, da NASA, na 2ª metade da década de 1980, cujo grupo desenvolveu paralelamente conceitos de realidade virtual, imagens 3D e suas interfaces.[1-4]

Nos estertores da década de 1980, o desenvolvimento paralelo da videocirurgia emergiu no campo cirúrgico. Jacques Perissat apresentou um vídeo de uma colecistectomia laparoscópica no congresso da SAGES americana (*Society of American Gastrintestinal Endoscopic Surgeons*) causando profundo impacto no conceito "grandes cirurgiões, grandes incisões". Logo em seguida, Richard Satava e um time da NASA começaram a desenvolver, sob a chancela de programa militar do pentágono, um programa de cirurgia por telepresença, simplesmente resumido por cirurgia a distância.[1,5]

No início da década de 1990, diversos sistemas robóticos cirúrgicos começaram a ser desenvolvidos, como o RoboDoc®, capaz de realizar anastomoses vasculares e o Artemis®, com manipulação a distância.[10]

Em 1992, os militares americanos desenvolveram o programa DARPA®, com o objetivo de salvar soldados no campo de batalha, utilizando alta tecnologia. Seu uso combinava sensoriamento remoto, robótica, telemedicina e realidade virtual, com a utilização de um veículo militar comandado por controle remoto e equipado com exames de imagem de última geração, em que, uma vez constatada a necessidade, os procedimentos cirúrgicos seriam iniciados por telecirurgia robótica.[1,5,6,8]

Em 1993, Alberto Roveda realizou biópsia hepática em suíno, com a estação cirúrgica situada no laboratório da NASA, em Pasadena, Califórnia, estando o animal operado do outro lado do Atlântico, em Milão (o *delay* foi de 1,2 s) – a sensação tátil e o *biofeedback* foram utilizados nesta experiência.[9-11]

A 1ª aplicação comercial da robótica na manipulação cirúrgica direta aconteceu com o AESOP®, braço mecânico que utilizava comando de voz para o controle do movimento da óptica em videocirurgia.[5-7] Logo em seguida, foram desenvolvidos para uso comercial os sistemas cirúrgicos Zeus® e DaVinci® (Figs. 14-1 a 14-4) e, em abril de 1997, foi realizada a 1ª cirurgia robótica em paciente, na cidade de Bruxelas, por Jacques Himpens e Cardiere.[10,11]

Em 2001, o Zeus® foi utilizado em uma cirurgia transatlântica entre Nova York e Estrasburgo (França), por Marescoux e Gagner[9,10] com *delay* de 155 ms. É importante ressaltar que atrasos maiores que 200 ms inviabilizam as operações feitas com grandes distâncias, pois o tecido pode mover-se antes da percepção de movimento do cirurgião, podendo causar lesões inadvertidas.

Das modalidades que mais bem assimilaram a robótica, a urologia é a mais desenvolvida. O conhecimento endoscópico da especialidade ajudou-os a enxergar melhor a anatomia tridimensional disponibilizada pela óptica e pelos monitores duplos, separando os olhos direito e esquerdo e reconstituindo a imagem no console do cirurgião. As pinças de dissecção e apreensão com movimentos livres de 7 ou 8 graus possibilitaram um trabalho minucioso em espaços pequenos como a pelve masculina e dissecções complexas como da próstata e seus órgãos relacionados. O conforto ergonômico trazido para o cirurgião é mais um ponto favorável para aquela cirurgia que causava cansaço e fadiga para o profissional.

Cirurgia Robótica – Estado Atual | 119

Fig. 14-1. Plataforma robótica da Vinci.

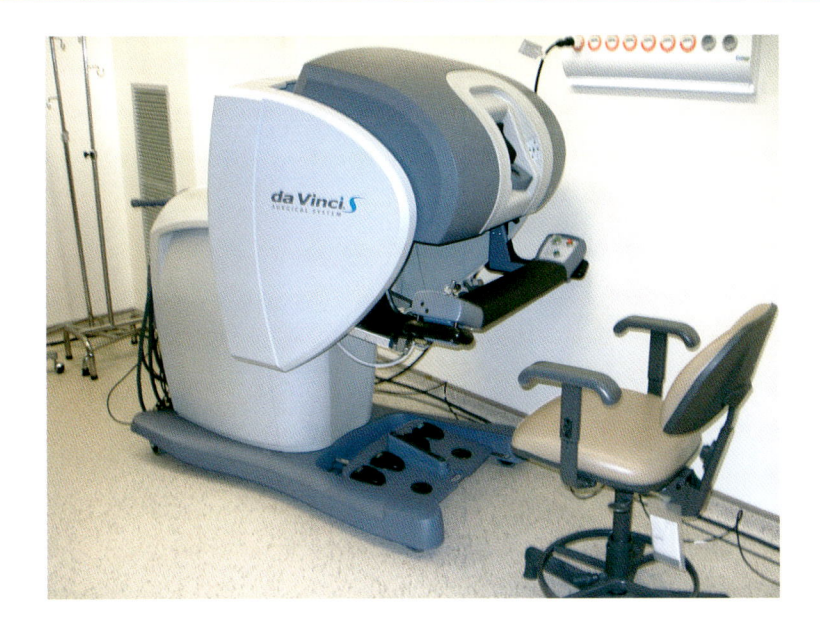

Fig. 14-2. Controles manuais do robô.

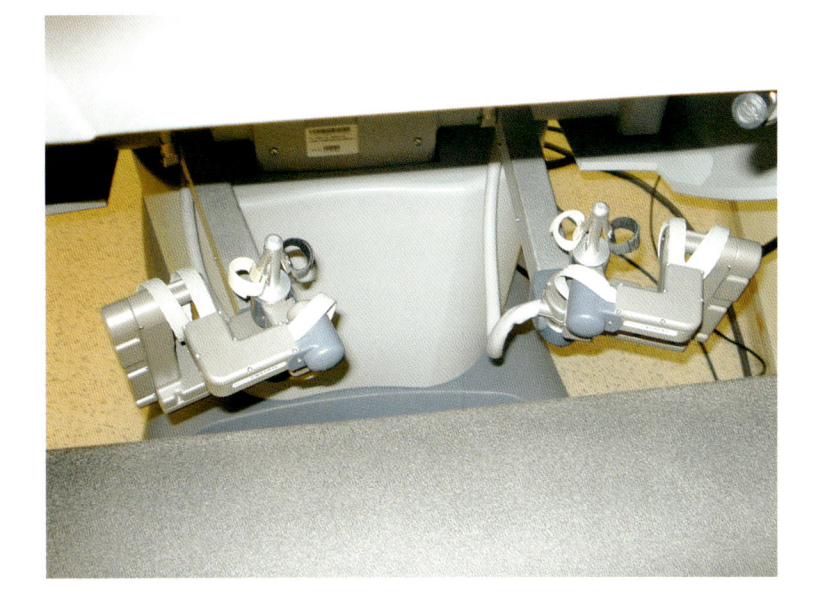

Fig. 14-3. Acoplamento do robô aos trocartes para o início do procedimento cirúrgico.

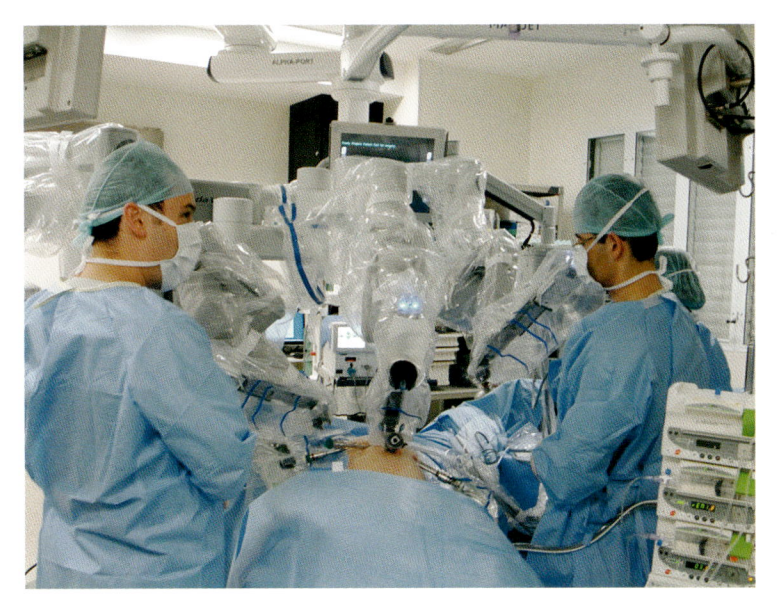

Fig. 14-4. O procedimento cirúrgico robô – assistido.

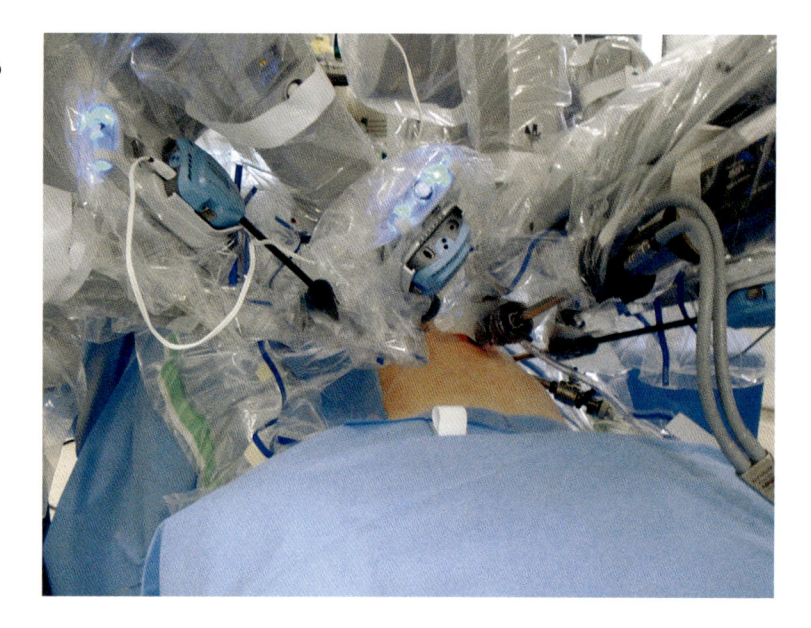

Transferindo estas condições para outros pequenos espaços, como a cavidade oral, ou outras situações que exigem estabilidade cirúrgica para a dissecção linfonodal de áreas nobres, podemos encontrar vantagens e transpor técnicas talvez impossíveis sem os braços robóticos. Embora ainda não seja muito difundida, a cirurgia de parede abdominal representa um novo desafio factível com o uso do robô, uma vez que os braços articulados permitem movimentos antes impossíveis com uso da laparoscopia ou mesmo com a mão humana. Não é uma nova técnica cirúrgica, mas a utilização da tecnologia para aperfeiçoar os princípios técnicos de cirurgia, com benefício inicial favorável ao paciente, mas estendido para melhorar o trabalho do cirurgião.

Muitas restrições da cirurgia minimamente invasiva prosperaram em razão de uma dificuldade de proliferarem comercialmente, soluções pontuais de melhora dos instrumentos cirúrgicos, ou novos dispositivos para auxiliar na dissecção, diérese ou hemostasia. Mas adicionando informação e informática médica às mãos dos cirurgiões surge um sem-número de possibilidades que podem estimular uma maior aplicabilidade com soluções que acabarão sendo exigidas por instituições e profissionais compromissados com excelência e qualidade no melhor tratamento cientificamente possível.

A demanda para o treinamento adequado do cirurgião exige tempo, disponibilidade e, certamente, recursos financeiros. Uma máquina robótica tem a capacidade de trabalho ilimitada, dependendo do uso de pinças de diferentes aplicações, que são trocadas ou desativadas eletronicamente, após um certo número de usos, número, este, seguro o bastante para que elas não percam suas características ideais de apreensão, diérese, hemostasia e sutura.

Os cirurgiões envolvidos nos primeiros treinamentos em robótica no Brasil foram expostos ao assunto em um período mínimo de 1 ano, com um período mínimo de 2 dias em laboratório e em alguns casos submetidos a espectadores de cirurgias em centros fora do país. Todo envolvimento denotou dedicação maior que o período de laboratório com uma discussão crítica e de aplicabilidade ao método, somados a experiência e a habilidade do grupo, todos afeitos ao ensino e à pesquisa médica. O treinamento-padrão dá noção da tecnologia e de como manipular o robô. Ficou claro que quanto maior o número de pessoas envolvidas, melhores são o procedimento e a assistência ao paciente. Na videocirurgia sempre se fez necessário um câmera bem treinado; na robótica faz-se necessário um 1º auxiliar bem treinado; uma instrumentadora; um anestesista; uma circulante de sala; um engenheiro; um técnico de informática e a enfermagem. Apesar de não manipular a câmera, o 1º auxiliar tem como responsabilidade o uso de pinças laparoscópicas que auxiliam o procedimento, além da observação minuciosa dos movimentos do robô, que podem causar danos ao paciente se não forem bem controlados. A capacitação é semelhante para todos, o que muda é o tempo de formação em cada área.

No 1º ano de uso da videocirurgia robô assistida, foram feitas pouco mais de 300 cirurgias nas diversas áreas, com nuances próprias dos serviços que a introduziram no país, mas com resultados favoráveis quanto ao entendimento do uso da tecnologia e sua assimilação no mercado de saúde.

Em algumas especialidades, como a cirurgia de cabeça e pescoço, estão sendo feitos estudos para provar sua viabilidade comercial e até sua vantagem frente aos custos da cirurgia convencional.

Por se tratar de procedimento de agressão mínima, algumas evidências de menor tempo de internação e menor tempo para recuperação, com melhor controle da dor, provavelmente nos casos difíceis, já são aparentes. Pelo treinamento mais abrangente e pela necessidade de utilizar instrumentos delicados, ficam expostos a maior qualidade no procedimento difundida em toda a equipe envolvida, e talvez mais difícil de demonstrar ao paciente que vive o procedimento anestesiado.

Nos tumores difíceis, nas grandes ressecções linfonodais e nos pacientes obesos de grau avançado ficam claras as tendências de uso do método para facilitar o procedimento e popularizar a qualidade que o robô permite. Além disso, destaca-se a facilidade de trabalho em dissecções pélvicas e no retroperitônio. Quem começa com a robótica sente uma vantagem facilitadora intuitiva, pois está trabalhando em posição natural, olhando para os próprios movimentos em eixo ergonômico.

A evolução intelectual dos robôs deverá permitir que partes ou todo o ato cirúrgico seja programado previamente e realizado por eles, superando as limitações físicas humanas, como fadiga muscular e nossos limitados movimentos articulatórios.

A diminuição do tamanho dos equipamentos e de seu custo e a nanotecnologia, fazendo com que pequenos robôs trabalhem no interior de nosso corpo, devem revolucionar ainda mais a medicina nos tempos vindouros.

Cabe salientar que a experiência que vivemos nas nossas instituições permite-nos enxergar a diferença e a importância que é combinar o que se sabe da cirurgia aberta complexa, de um cirurgião com vivência na modalidade, com o treinamento, em laboratório virtual, de quem é hábil na videocirurgia. A vantagem é do paciente, as experiências se completam e o resultado é fascinante.

A robótica e sua interação com os procedimentos médicos vieram para se estabelecer e crescer. Seu domínio fará da cirurgia uma arte melhor e mais completa.

REFERÊNCIAS BIBLIOGRÁFICAS

1. Satava RM. Robotics, telepresence and virtual reality: a critical analysis of the future of surgery. *Minimally Invasive Therapy* 1992;1:357-63.
2. Soler L, Ayach N, Nicolau S et al. Virtual reality, augmented reality and robotics in digestive surgery. USA: *World Scientific Publisher Edition* 2004;476-84.
3. Gutt CN, Oniu T, Mehrabi A et al. Robot-assited abdominal surgery. *Br J Surg* 2004;91:1390-97.
4. Giulianotti PC, Coratti A, Angelini M. Robotics in general surgery: personal experience in a large community hospital. *Arch Surg* 2003;138:777-84.
5. Satava RM. Virtual reality and telepresence for military medicine. *Comput Biol Med* 1995;2:229-36.
6. Satava RM. Surgical robotics: the early chronicles: a personal historic perspectives. *Surg Laparosc Endosc Perc Tech* 2002;12:6-16.
7. Wang Y, Sackier J. Robotically enhanced surgery: from concept to development. *Surg Endosc* 1994;8:63-66.
8. Wickham JEA. Future developments of minimally invasive therapy. *Brit Med. J* 1995;308:193-96.
9. Himpens J, Leman G, Cardiere GB. Telesurgical laparoscopic cholecystectomy. *Surg Endosc* 1998;12:1091.
10. Marescoux J, Leroy J, Gagner M et al. Transatlantic robot-assisted telesurgery. *Nature* 2001;413:379-80.
11. Anvari M, McKinley C, Stein H. Establishment of the world's first telerobotic remote surgical service. *Ann Surg* 2005;241:460-64.

15

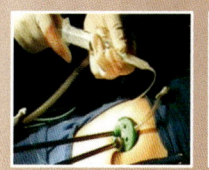

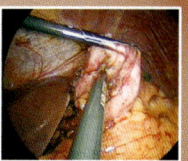

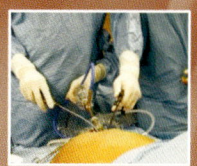

REALIDADE VIRTUAL E O ENSINO EM VIDEOCIRURGIA

James Skinovsky
Sérgio Roll

INTRODUÇÃO

Cirurgia minimamente invasiva, telecirurgia, robótica e realidade virtual; estas fronteiras tecnológicas têm revolucionado a prática operatória na atualidade. Toda nova tecnologia visa a melhoria da qualidade de atendimento aos nossos pacientes, mas demanda da classe médica a saída da inércia científica, o treinamento, o gasto de tempo e dinheiro e estresse. Os cirurgiões já lideraram no passado grandes revoluções médicas, como a introdução da antissepsia por Semelweiss, o uso da anestesia por Warren, a antibioticoterapia, os transplantes e o início da cirurgia minimamente invasiva por Mouret e Perissat. Estamos no limiar de uma nova revolução na qual combinaremos mínimos acessos, informática, robótica e teletransmissão?

O advento da cirurgia minimamente invasiva levou ao aparecimento de diversas tecnologias paralelas, como a realidade virtual e sua aplicação no ensino cirúrgico, a robótica em cirurgia, a telemedicina e o ensino a distância, todas elas com aplicação prática promissora. Um mundo novo deve abrir-se às portas de nossa realidade cirúrgica.

Este capítulo visa levar ao conhecimento dos que labutam na área operatória o que já foi feito, onde estamos e para onde este fascinante mundo virtual nos levará.

REALIDADE VIRTUAL E A ARTE OPERATÓRIA

Realidade virtual (RV) é uma tecnologia gerada por computação que disponibiliza informação, com o objetivo de simular a vida em seu meio ambiente natural.

Apesar de soar aos nossos ouvidos como um filme de ficção científica, esta tecnologia já está ao nosso redor há vários anos; desde os anos de 1940, programas de simulação têm sido utilizados para avaliar e certificar pilotos da aviação militar e comercial. Durante os últimos anos, a RV tem avançado para o campo da medicina, prometendo tornar-se, nos tempos que virão, a próxima grande revolução no ensino médico.

Os primeiros movimentos no sentido da aplicação do mundo virtual no campo cirúrgico aconteceram na 1ª metade da década de 1990, já então anunciados pelo profeta da tecnologia médica, Richard Satava, em seu estudo *Robotics, telepresence and virtual reality: a critical analysis of the future of surgery*,[1] publicado em 1992.

Fig. 15-1. Algoritmo – problemas no aprendizado atual da videocirurgia

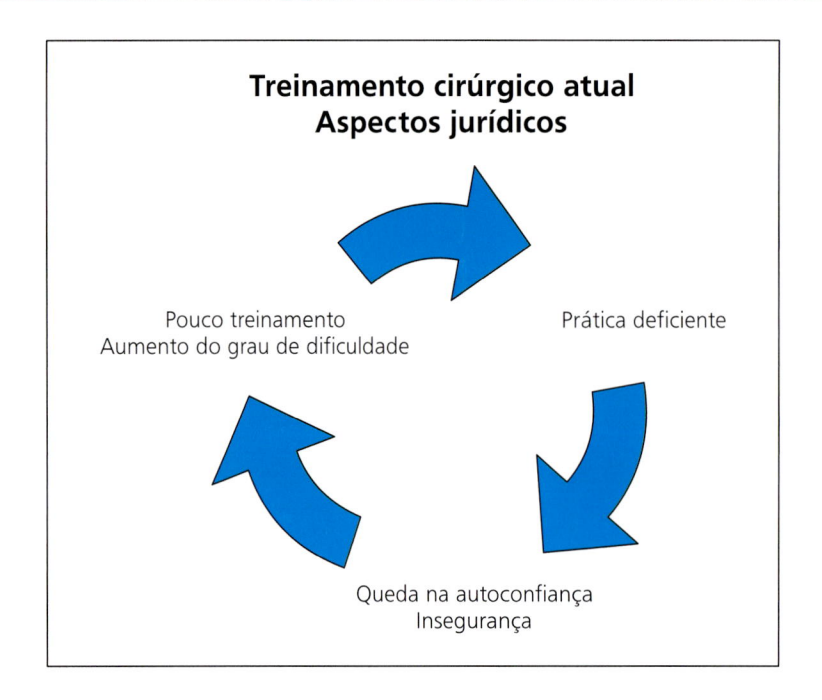

Treinamento cirúrgico atual
Aspectos jurídicos

- Pouco treinamento / Aumento do grau de dificuldade
- Prática deficiente
- Queda na autoconfiança / Insegurança

No treinamento cirúrgico, em decorrência de problemas jurídicos, os aprendizes têm pouca oferta de operações para treinamento, levando à prática deficiente e à queda na autoconfiança – Figura 15-1. Com o aumento do grau de dificuldade dos procedimentos operatórios ofertados no mundo moderno, torna-se imperativo que os aprendizes tenham uma arena para seu aperfeiçoamento; com o advento desta tecnologia, isto se tornou realidade.

Diversos estudos ao redor do globo têm demonstrado que as habilidades a serem adquiridas pelos cirurgiões que se iniciam em videocirurgia são aprendidas de maneira mais rápida com o uso dos simuladores cirúrgicos, pois além da exaustiva repetição, os treinandos são avaliados pelo próprio programa, fazendo com que suas imperfeições sejam reconhecidas e corrigidas de maneira efetiva.[2-11]

Os atuais simuladores já permitem que o treinando experimente a sensação tátil individualizada por tecido, o chamado *biofeedback*, aproximando ainda mais a simulação da realidade.[10,12]

APLICAÇÕES ATUAIS DA REALIDADE VIRTUAL EM CIRURGIA

- Aprendizado em modelos anatômicos virtuais.
- Simulação em treinamento cirúrgico: a 1ª aplicação desta tecnologia em cirurgia videolaparoscópica foi em modelo de treinamento para colecistectomia; desde então variados modelos de *sets* de treinamento e de tarefas foram sendo disponibilizados, discutidos e avaliados.

Já existem no mercado simuladores para:

- Cirurgias ortopédicas (Projeto Hipócrates); procedimentos endoscópicos variados, envolvendo cirurgia vascular, urologia e o aparelho digestório (endoscopia digestiva alta e baixa – diagnóstica e terapêutica, colangiopancreatografia retrógrada endoscópica, coledocoscopia etc.).
- Cirurgias videolaparoscópicas, cuja simulação inclui: tarefas básicas – sutura, hemostasia, dissecação etc.; colecistectomia; gastrofundoplicatura; hernioplastia inguinal, incisional; gastroplastia e outras[13-16] – Figuras 15-2 a 15-4.

Esta inovadora tecnologia apresenta marcadas vantagens, como[17]:

- Eficiência: elimina o risco de lesões inadvertidas em pacientes reais, durante o desenrolar da curva de aprendizado inicial, prevenindo problemas jurídicos decorrentes.

Realidade Virtual e o Ensino em Videocirurgia **125**

Fig. 15-2. Modelo de simulador – DeltaTech®, Simendo®, USA.

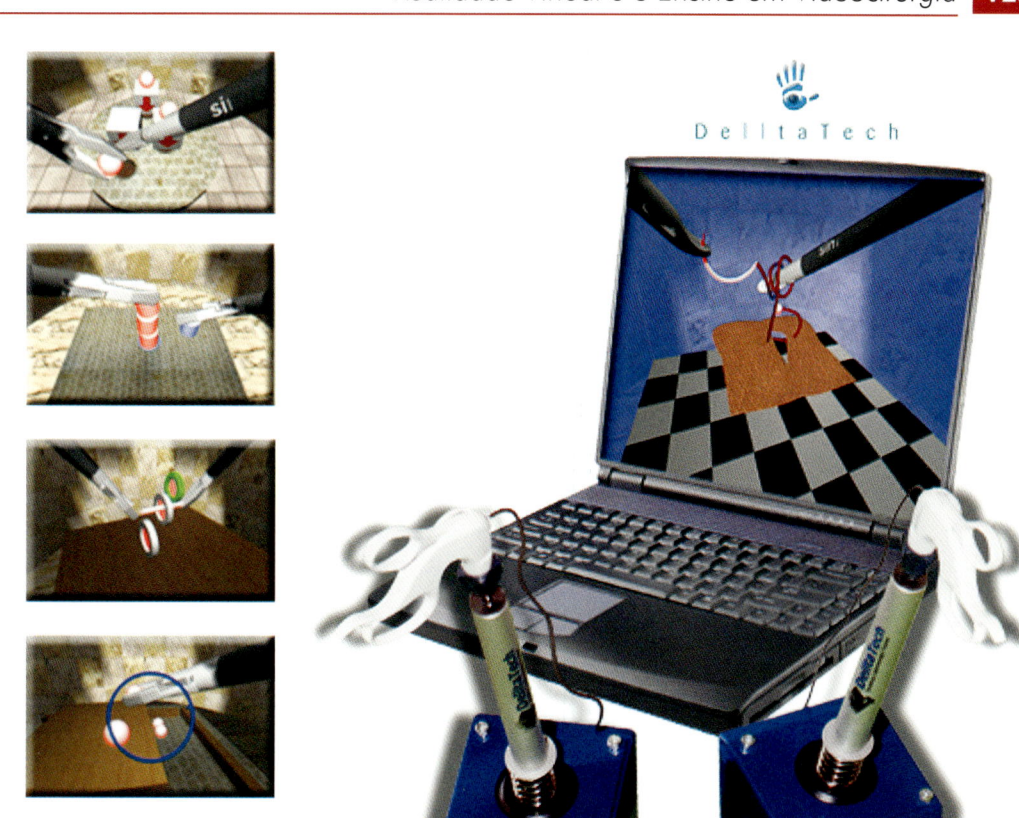

Fig. 15-3. Simulador de colonoscopia, Simbionix®, USA

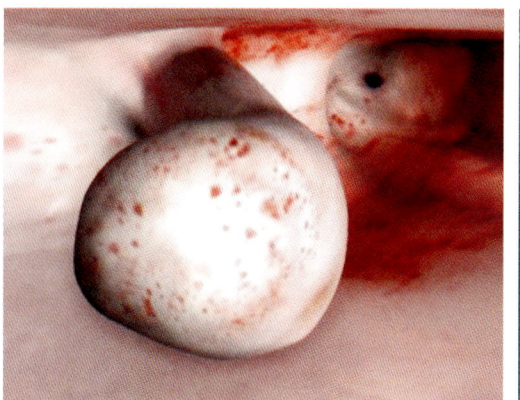

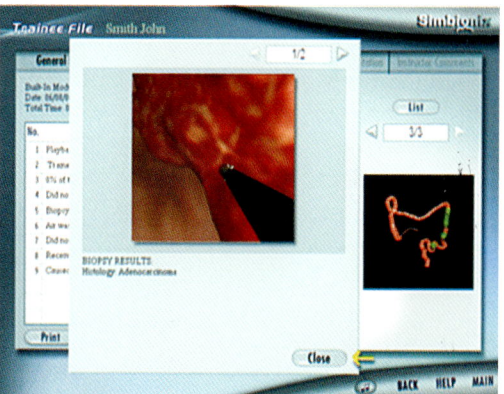

Fig. 15-4. Instrumental virtual, Simbionix®, USA.

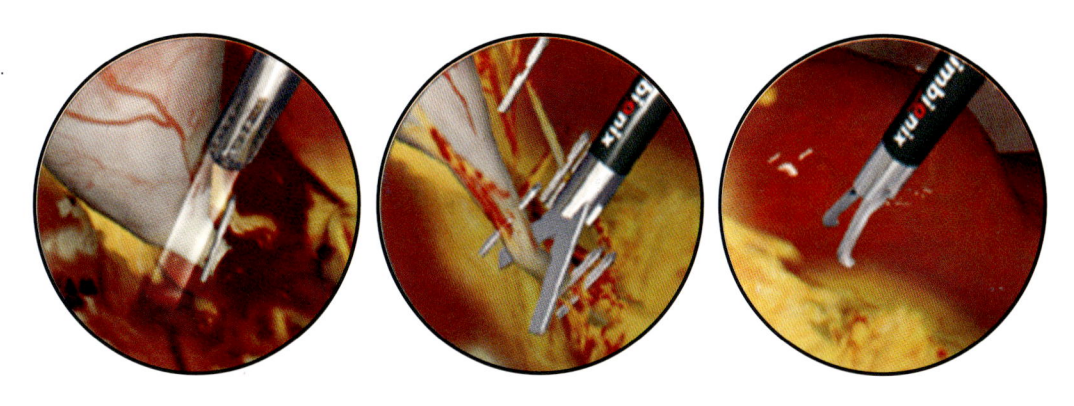

- Objetividade: a realidade virtual pode, objetivamente, avaliar e medir a competência técnica, bem como sua evolução, levando inclusive à melhora da autoestima cirúrgica.
- Ética: a técnica permite a exaustiva repetição inicial, fazendo com que o treinando suba os próximos degraus (modelos animais, humanos), já com maior segurança e habilidade.
- É menos ofensiva do que treinar em modelos animais, podendo, com o passar do tempo, tornar-se menos onerosa.
- Apresenta como desvantagem o custo, pois novas tecnologias são caras, mas a tendência de barateamento, ocasionado pela concorrência e pelo desenvolvimento tecnológico, é irrefreável.

OLHANDO PARA O FUTURO

Assim como os simuladores são agora os parâmetros rotineiros de treinamento utilizados no campo da aviação e da atividade aeroespacial, logo também o serão na área médica. Estes equipamentos permitirão cada vez mais a instrução da correta técnica operatória sem a necessidade da utilização de pacientes vivos, pelo menos nos estágios iniciais do treinamento.

Como Satava[18] declarou: "simuladores somente são válidos no contexto de um currículo educacional total", ou seja a simulação faz parte importante do processo de aprendizado como um todo, o qual deve contar também com a prática em caixas-pretas, animais e finalmente com a cirurgia tutorada em humanos.

A futura geração das imagens virtuais permitirá a clara visualização da anatomia cirúrgica em tempo real, por meio da interface com imagens orgânicas individuais armazenadas previamente à cirurgia, definindo planos de dissecação conforme a anatomia interna do indivíduo, em 3 dimensões. É a chamada navegação cirúrgica virtual.

Em 1998, o artigo intitulado *Virtual Reality Applied to Hepatic Surgery Simulation: The Next Revolution*,[19] publicado no Annals of Surgery, por Marescoux *et al.*, previa: "Usando conceitos de realidade virtual (navegação, interação e imersão), planejamento cirúrgico e treinamento, o ensino e o aprendizado de procedimentos complexos podem ser plenamente possíveis. A habilidade de praticar o gestual cirúrgico repetidamente irá revolucionar o treinamento, e a combinação de planejamento operatório e simulação melhorará a eficiência da intervenção, levando ao ótimo aproveitamento à causa do paciente".

Oito anos depois, em 2006, o "futuro" foi demonstrado por Marescoux, no X Congresso Mundial de Cirurgia Endoscópica, em Berlim.

Com o advento da realidade virtual, os cirurgiões terão a oportunidade de aprender e praticar as habilidades inerentes à sua área de trabalho, quantas vezes quiserem e onde desejarem, bastando para isso um programa de computador, uma tela e um jogo de *joysticks*.

A próxima geração da internet, com fibras ópticas de 45 Mbyte/s universalmente distribuídas, podem tornar a cirurgia remota realidade em diversos locais no planeta.

Os sistemas atuais são somente o início desta revolução, pois o futuro próximo vislumbra uma única estação de trabalho, comandada pelo cirurgião, em que imagens pré-operatórias do paciente podem ser acessadas durante o procedimento, permitindo a navegação virtual em tempo real e a perfeita visualização anatômica transoperatória. Além disso, o sistema controlará o meio ambiente da sala cirúrgica (temperatura, luz etc.), o uso e a potência instrumental (cautérios, bisturi ultrassônico) e o sistema de comunicação com o exterior (telemedicina), o que podemos chamar de "Centro Cirúrgico do Futuro" – Figuras 15-5 e 15-6.

A ilimitada capacidade humana de dar forma aos seus sonhos, de unir o futuro ao presente, de buscar o intangível, é o que nos traz a certeza de que nenhum devaneio é impossível e de que o tempo vindouro na verdade inicia-se daqui a 1 minuto. Benvindo ao futuro!

Fig. 15-5. Modelo da chamada "Sala Cirúrgica do Futuro", Sysmatec®, Brasil.

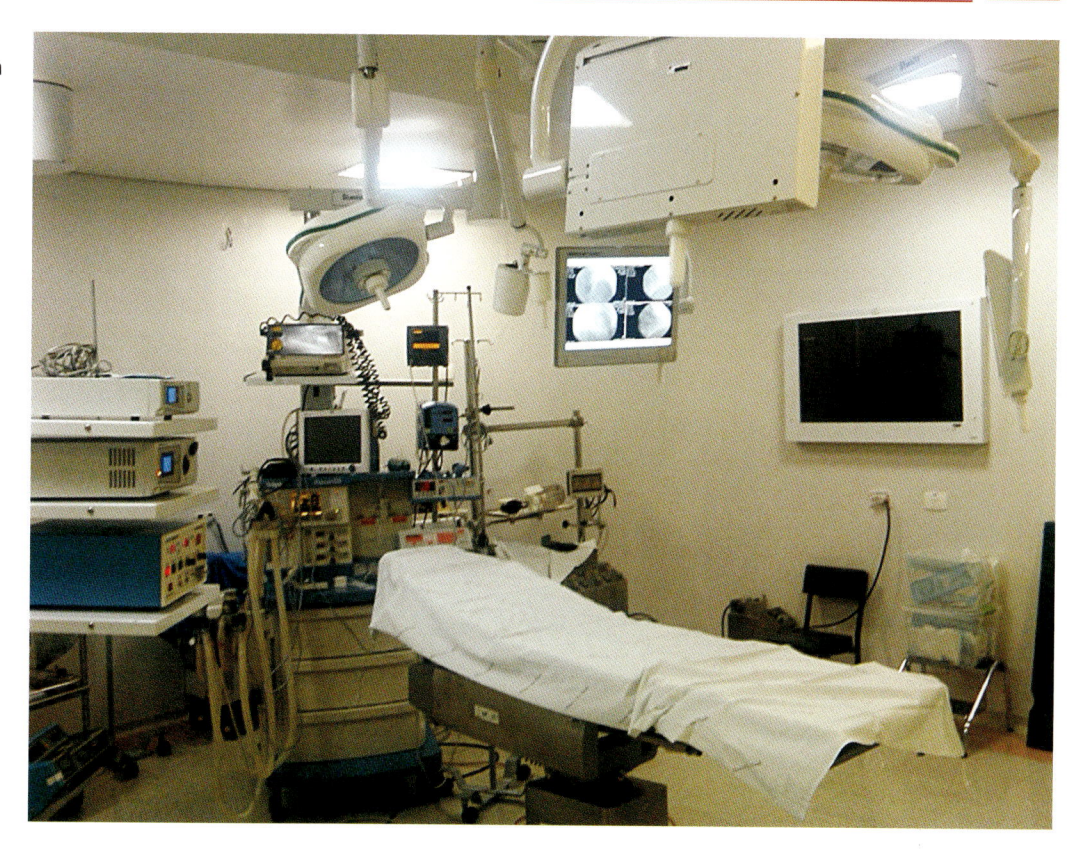

Fig. 15-6. Painel de controle da sala cirúrgica, Sysmatec®, Brasil.

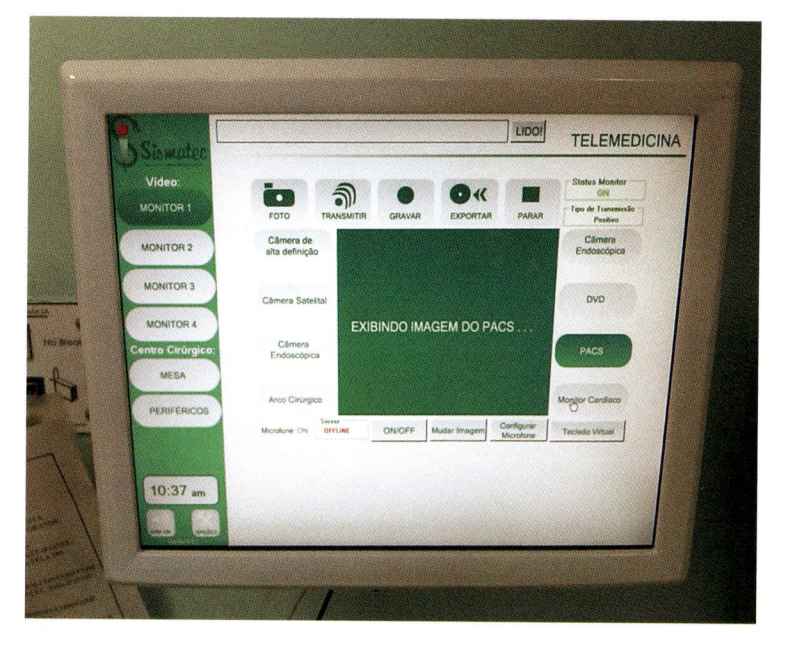

REFERÊNCIAS BIBLIOGRÁFICAS

1. Satava RM. Robotics, telepresence and virtual reality: acritical analysis of the future of surgery. *Minimally Invasive Therapy* 1992;1:357-63.
2. Soler L, Ayach N, Nicolau S et al. Virtual reality, augmented reality androbotics indigestive surgery. USA: *World Scientific Publisher Edition*, 2004. p. 476-84.
3. Raibert M, Playter R, Krummel TM. Theuse of a virtual reality hapticde vice in surgical training. *Acad Med* 1998;73:596-97.
4. Ota D, Loftin B, Saito T et al. Virtual realityin surgical education. *Comput Bio Med* 1995;25(2):127-37.

5. Ahlberg G, Heikkinen T, Leijonmarck CE et al. Does training in a virtual reality simulator improve surgical performance? *Surg Endosc* 2002;16(1):126-29.
6. Grantcharov TP, Rosenberg J, Pahle E et al. Virtual reality computer simulation. *Surg Endosc* 2001;15(3):242-44.
7. Woodman R. Surgeons should train like pilots. *Br Med J* 1999;319:1312.
8. Gallagher AG, McClure N, McGuigan J et al. Virtual reality training in laparoscopic surgery: a preliminary assessment of minimally invasive surgical trainer virtual reality. *Endoscopy* 1998;30:617-20.
9. Cushieri A. Visual display sand visual perception in minimal access surgery. *Sem Laparoscopic Surg* 1995;2:209-14.
10. Satava RM. Virtual reality and telepresence for military medicine. *Comput Biol Med* 1995;2:229-36.
11. Wihelm DM, Ogan K, Roehrborn CG et al. Assesment of basic endoscopic performance using a virtual reality simulator. *J Am Coll Surg* 2002;195(5):675-81.
12. Wickham JEA. Future develop ment of minimally invasive therapy. *Brit Med J* 1995;308:193-96.
13. Himpens J, Leman G, Cardiere GB. Telesurgical laparoscopic cholecystectomy. *Surg Endosc* 1998;12:1091.
14. Marescoux J, Leroy J, Gagner M et al. Transatlantic robot-assisted tele surgery. *Nature* 2001;413:379-80.
15. Anvari M, McKinley C, Stein H. Establish ment of the world's first tele robotic remote surgical service. *Ann Surg* 2005;241:460-64.
16. Schout BM, Hendrikx AJM, Scheele F et al. Validation and implementation of surgical simulators: a critical review of present, past and future. *Surg Endosc* 2010;24:536-46.
17. Skinovsky J, Chibata M, Siqueira DE. Realidade virtual e robótica em cirurgia – onde chegamos e para aonde vamos? *Rev Cole Bras Cir* 2008;35(5):334-37.
18. Satava RM. Surgical education and surgical simulation. *World J Surg* 2001;25(11):1484-89.
19. Marescoux J, Clement JM, Tasseti V et al. Virtual reality applied to hepatic surgery simulation: the next evolution. *Ann Surg* 1998;228:627-34.

16

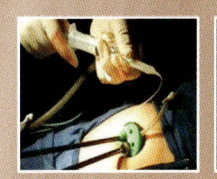

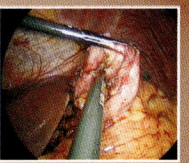

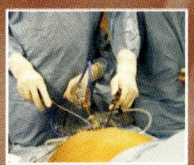

TREINO E SIMULAÇÃO – COMO ENSINAR AS NOVAS TECNOLOGIAS CIRÚRGICAS

Miguel Prestes Nácul
Marco Cezário de Melo
Marcos Dias Ferreira

INTRODUÇÃO

A história da medicina expressa uma constante evolução fundamentada no desenvolvimento técnico e na aplicação de novas tecnologias, estimulada pela curiosidade humana e ações de pioneirismo. Remonta à idade antiga o interesse médico pela observação do interior do corpo humano. No passado, a propedêutica baseava-se unicamente no exame físico, sendo o interior do corpo humano observado apenas pelos seus orifícios naturais. A endoscopia nasceu com a ginecologia, sendo a vagina o 1º orifício a ser examinado por um espéculo. No século XIX, diferentes autores desenvolveram criativas formas de visualização da uretra, bexiga e útero. Entretanto, apenas no início do século XX, com a utilização de novos equipamentos e instrumentais, foi possível o acesso ao interior da cavidade abdominal com instrumentos ópticos, introduzidos pelo fundo-de-saco vaginal e pela parede abdominal anterior. Este método, denominado de celioscopia ou laparoscopia, evoluiu significativamente ao longo do século, tornando-se procedimento diagnóstico importante, em especial na ginecologia.

Ao longo do século passado, novas soluções tecnológicas propiciaram o desenvolvimento de equipamentos que determinaram a expansão das possibilidades do método de diagnóstico a terapêutico. A grande explosão da laparoscopia cirúrgica ocorreu a partir do final da década de 1980 especialmente pelo desenvolvimento das microcâmeras e seu acoplamento à óptica laparoscópica. Em 1985 Eric Mühe, em Boblingen, na Alemanha, e em 1987 Philippe Mouret, em Lyon, na França, realizaram as primeiras colecistectomias por laparoscopia; a 1ª colecistectomia videolaparoscópica no Brasil foi realizada por Thomas Szego, em São Paulo, no ano de 1990. Estabeleceram-se então as condições que propiciariam o surgimento da cirurgia videolaparoscópica com sua rápida e espetacular expansão mundial, concretizando assim o maior avanço da cirurgia no século XX. A partir deste momento, a videolaparoscopia foi incorporando gradativamente o tratamento de diferentes doenças, alcançando *status* de "padrão-ouro terapêutico" em várias situações como, por exemplo, a colecistectomia videolaparoscópica no tratamento da colelitíase. O advento da cirurgia videolaparoscópica alcançou não apenas a cirurgia geral e a cirurgia do aparelho digestivo, como também as demais especialidades cirúrgicas, caracterizando o conceito mais amplo de videocirurgia. O incremento na qualidade e da variedade dos equipamentos e instrumentais, aliados à natural evolução do padrão técnico dos cirurgiões, determinaram um rápido avanço do método, o qual se tornou altamente especializado. Assim, a realização de procedimentos por videocirurgia requer um processo de aprendizagem complexo e bem estruturado. A videocirurgia alcançou uma projeção tão importante no contexto da maior parte das especialidades cirúrgicas que o domínio do método tornou-se fundamental para o cirurgião, inclusive para procedimentos de maior complexidade, o que determina uma procura crescente por cursos e estágios por parte dos cirurgiões de diferentes especialidades. No momento, o ensino desta abordagem se encontra no centro da discussão sobre educação em cirurgia. Associado a isto, o constante desenvolvimento tecnológico gerou novos procedimentos como a minilaparoscopia, a cirurgia por portal ou incisão única (LESS), cirurgias de acesso por orifícios naturais (NOTES) e a robótica, que necessitam, em maior ou menor grau, de um treinamento específico, mesmo que utilizando o ambiente da videocirurgia.

A introdução de uma nova técnica no tratamento de uma doença depende inicialmente da sua proposição por cirurgiões pioneiros. A partir disto, a técnica é aceita pela comunidade científica, com base em estudos bem conduzidos metodologicamente, o que é relativamente complexo. A comparação entre técnicas necessita de uma grande amostra de pacientes em cada braço da pesquisa, o que tende a inviabilizar este tipo de estudo ou diminuir o seu grau de recomendação. Estudos que avaliam questões específicas como, por exemplo, dor pós-operatória, tempo de retorno às atividades e custos, têm sido mais utilizados na comparação de técnicas.

Em 1999, o Professor Jacques Perissat, da Universidade de Bordeaux, na França, descreveu um gráfico (Fig. 16-1) que mostra que todo "novo procedimento cirúrgico" passa por uma fase de inovação quando é realizado pelos pioneiros. Em seguida, existe uma generalização, passando a ser realizado por cirurgiões especialistas em centros mais estruturados tecnologicamente e mais tarde por cirurgiões gerais em centros menores, chegando a uma situação de consenso. Estabelecem-se, assim, as indicações do uso da técnica no tratamento de diferentes doenças. Algumas técnicas acabam por necessitar de ajustes e outras caem em obsolescência ou mesmo em descrédito.[1-3,5,8-12,25]

Miguel Pedroso, de São Paulo, analisando as razões de novos procedimentos serem difíceis de se popularizarem, utiliza a videocirurgia colorretal como exemplo. Neste processo há necessidade de se determinar o tamanho da curva de aprendizagem, quais as dificuldades encontradas para a realização dos procedimentos, os requisitos indispensáveis para o cirurgião executá-los com segurança e qual a sua aplicabilidade. Entre os fatores de dificuldade da disseminação de novos procedimentos, estão os relacionados com a técnica operatória, o paciente, a doença, o equipamento, a equipe cirúrgica e mesmo o próprio cirurgião. Fatores relacionados com a técnica operatória incluem o maior tempo cirúrgico e a falta de sistematização técnica. Dentre os relacionados com o paciente, existe a dúvida sobre

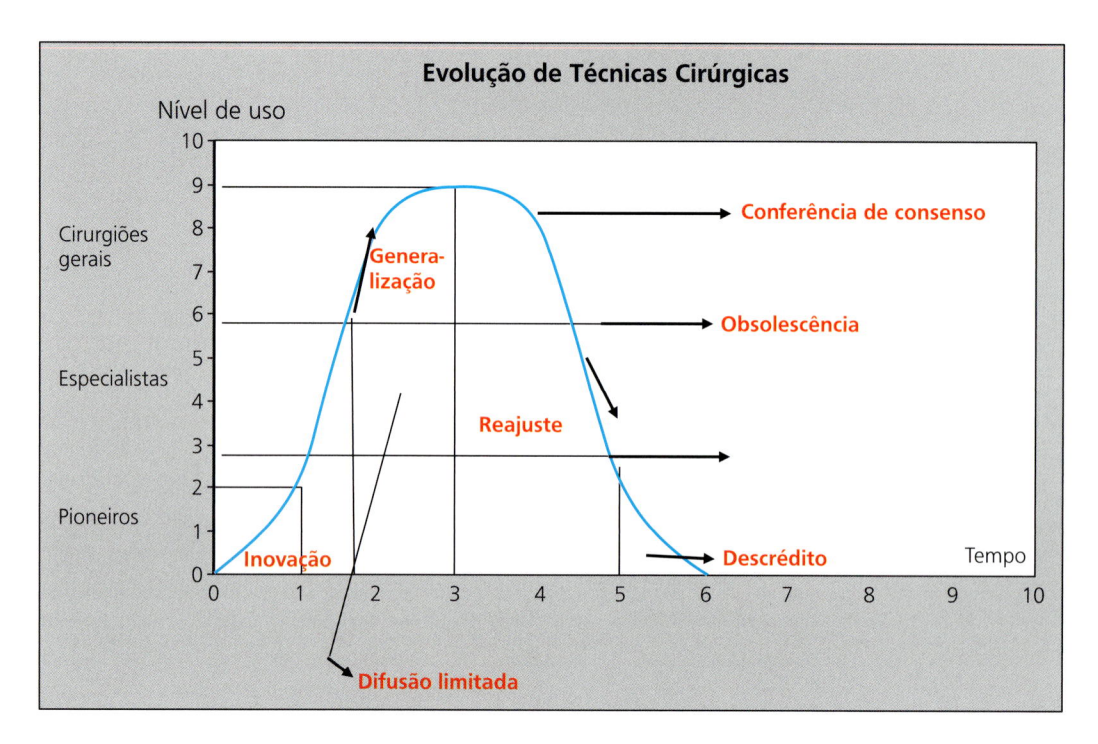

Fig. 16-1.

os benefícios, os riscos da nova técnica e os tipos de complicações não usuais em pacientes não esclarecidos sobre os procedimentos. Com relação à doença, são citados a aplicabilidade da técnica e o pequeno número de casos em que o método será utilizado inicialmente.

Evidentemente que novos procedimentos exigem novos equipamentos e instrumentais que geram custos adicionais significativos. Com relação à equipe cirúrgica, percebe-se uma curva de aprendizagem mais longa, a necessidade de equipes motivadas, além da resistência em reaprender a operar. O cirurgião, muitas vezes de índole conservadora e dogmática, fica à frente da situação de ter de investir em equipamentos, em formação (frequentemente longa e cara), envolvido em uma realidade médica no Brasil de baixa remuneração aos profissionais e sem cobertura para o uso de equipamentos e instrumentais necessários, tanto pelos planos de saúde privados quanto pelo sistema público de saúde (SUS).

ENSINO DE NOVAS TECNOLOGIAS

O ensino da videocirurgia deve ser interpretado como a aprendizagem da incorporação de tecnologias. Incorporações tecnológicas determinam o aumento da complexidade e a realização dos novos procedimentos, o que determina a necessidade de novos aprendizados com a aquisição de outras habilidades motoras. Portanto, a aprendizagem é contínua. O futuro da videocirurgia encontra-se relacionado com a implantação de novas tecnologias que provocam desestabilização no desempenho do cirurgião, desafiando-o a mais um passo na aprendizagem para o reforço de suas habilidades adquiridas, aplicadas a estas novas situações. No ensino da videocirurgia, cada nova implantação tecnológica requer um processo de aprendizagem específico, necessitando de ambiente adequado que reproduza esta nova abordagem.

Os benefícios secundários da videocirurgia, como a diminuição da dor pós-operatória, a redução da resposta inflamatória, o retorno imediato às atividades diárias, a redução de complicações da ferida cirúrgica (infecções e hérnia incisional), entre outros, foram amplamente comprovados e retratados em pesquisas científicas realizadas em todo o mundo. No entanto, os cirurgiões estão sempre em busca de melhorar a condição atual, em busca de novos procedimentos para minimizar ainda mais o trauma cirúrgico. No início de mais um século, move-se a roda da história pela curiosidade e engenhosidade de médicos pioneiros que serão julgados no futuro, mas que, sem dúvida, já fazem parte da história da medicina. Com o consentimento dos pacientes e sempre em busca de um procedimento cirúrgico menos doloroso, de mais rápida recuperação, com melhor resultado estético, todos estão atrás do procedimento "invisível". Como sempre na história da cirurgia, a solução virá pela via tecnológica associada à pesquisa médica. O estabelecimento destes novos procedimentos dependerá da ultrapassagem da fase inicial de seu desenvolvimento. Com o mínimo de experimentação humana e com respeito a preceitos éticos, os pioneiros buscam um novo patamar não só para a colecistectomia, mas também para toda a cirurgia.

Conforme David Rathner, as tecnologias para o desenvolvimento da cirurgia no século XXI incluem rotas de acesso endovasculares e endoluminais, imagem digital, cirurgia assistida por computador, cirurgia orientada por imagem (uso do navegador), cirurgia percutânea guiada por imagem, novos sistemas de utilização de energia, biologia molecular e engenharia genética (dos tecidos). Utilizando o ambiente da videocirurgia, destacam-se os procedimentos por orifícios naturais (NOTES), as cirurgias por portal ou acesso único (LESS) e a minilaparoscopia. A videocirurgia robótica aparece com grande destaque, aplicada a determinados procedimentos e também pode fornecer plataformas aplicáveis a estas outras novas técnicas.[26-32]

ROTAS DE ACESSO ENDOLUMINAIS – NOTES

Também na área da endoscopia, os últimos anos mostraram uma mudança dos paradigmas, fazendo com que uma ferramenta eminentemente diagnóstica evoluísse para um sofisticado método cirúrgico com abordagem, não somente do aparelho digestório, mas também da cavidade peritoneal e torácica. O NOTES (*Natural Orifice Transluminal Endoscopic Surgery*) é uma extensão da capacidade da endoscopia flexível em acessar órgãos fora da luz intestinal com objetivo diagnóstico e terapêutico, incluindo a realização de procedimentos cirúrgicos como apendicectomia, colecistectomia, entre outros. A ideia do acesso às cavidades por orifício natural leva à convergência entre a videocirurgia, a endoscopia intervencionista e os procedimentos guiados por imagem. A utilização de um orifício natural, a fim de minimizar os traumas cirúrgicos, foi primeiramente demonstrada em animais em 2004. No entanto, o interesse por esta técnica aumentou após o 1º caso realizado em um ser humano, na Índia. Uma nova era da cirurgia minimamente invasiva poderia ser alcançada. A mudança de paradigma é evidente: o que era uma complicação de um procedimento endoscópico (violação de uma víscera) passa a ser considerado uma via de acesso para a cirurgia, ou seja, um procedimento comum e desejável. No entanto, esta técnica deve suplantar uma série de questões ainda não respondidas. O papel da violação de uma víscera hígida (essencial para realizar o procedimento) como também a possibilidade de provocar complicações graves (desenvolvimento de fístulas digestivas, sepse etc.) são fatos que não podem ser negligenciados, sendo fonte do principal questionamento à sua introdução na prática diária.

Mesmo ainda em fase experimental, apesar da publicação de séries em humanos, a NOTES pode completar a evolução da cirurgia aberta para a videocirurgia em direção à cirurgia sem cicatriz, buscando facilitar ainda mais a recuperação do paciente, provavelmente reduzindo a necessidade de anestesia e uso de analgésicos, além da melhora do resultado estético. A aceitação dos pacientes para estes procedimentos pode ser maior, o que justificaria o investimento para tornar este tipo de acesso efetivo e seguro a fim de ser acrescentado aos recursos do cirurgião. No entanto, no processo de desenvolvimento deste novo método é fundamental que não se repitam os erros cometidos no processo evolutivo da videocirurgia, em especial no que se refere à educação e treinamento. Para que qualquer técnica inovadora seja incluída no arsenal de opções em cirurgia endoscópica, são necessários estudos que comprovem que a mesma é efetiva na resolução da doença, com aceitáveis taxas de morbidade e mortalidade, no mínimo comparáveis com as técnicas consideradas padrão. Procedimentos por via transluminal, realizados através de orifícios naturais, reproduzem características das técnicas minimamente invasivas com a eliminação da possibilidade de complicações na parede abdominal e evidente benefício estético. Entretanto, permanece indefinido se sua eficácia e segurança permitem que possa ser empregada em larga escala. Sem dúvida, a NOTES representa mais uma quebra de paradigmas da técnica operatória, porém é fundamental que o acesso por orifícios naturais demonstre ser tão seguro quanto o acesso pela parede abdominal.

No sentido de auxiliar e controlar o processo evolutivo do método, 14 líderes da *American Society of Gastrintestinal Endoscopy* (ASGE) e da *Society of American Gastrintestinal and Endoscopic Surgeons* (SAGES) reuniram-se na cidade de Nova York em julho de 2005 para formar o NOSCAR *(Natural Orifice Surgery Consortium for Assessment and Research)*. Formou-se assim, um grupo entusiasmado por esta nova modalidade operatória, mas comprometido em desenvolver com segurança a introdução dessas novas tecnologias. Criou-se uma orientação à evolução do novo método, com a sugestão de que todo o caso operado fosse previamente aprovado pela IRB *(Institutional Review Board)* com registro e posterior publicação dos resultados. Esta entidade atuaria, portanto, para coordenar, delinear e desenvolver estudos comparativos NOTES × LAPAROSCOPIA, realizados por meio de fundos governamentais ou privados.

Diversas barreiras potenciais à introdução da NOTES na prática clínica foram levantados pelo grupo NOSCAR como a questão do acesso à cavidade peritoneal, o fechamento gástrico/intestinal, a prevenção de infecção, o desenvolvimento de sistemas para sutura e anastomose, a orientação espacial, o desenvolvimento de plataformas de trabalho estáveis, o treinamento, o controle de hemorragia intraperitoneal, o manejo de infecções iatrogênicas intraperitoneais, as alterações fisiológicas e a síndrome compartimental. Outro fator discutido é se a NOTES deveria ser realizada por endoscopista, pelo videocirurgião ou por ambos. Parecem faltar canais de comunicação ou troca de informação entre os mesmos. As dificuldades em desenvolver as habilidades fundamentais necessárias à realização da NOTES são evidentes. Tanto que o NOSCAR criou um *"NOTES Team Development Criteria"* que determinou regras claras, como: concordar em dividir conhecimentos, realizar procedimentos em seres humanos somente com a aprovação prévia do IRB com registro obrigatório dos casos, equipe multidisciplinar e ser membro da SAGES e/ou ASGE, além de manter uma estrutura adequada de laboratório a pesquisa e treinamento.

Entre as várias questões levantadas que dificultam tecnicamente o procedimento, a orientação espacial expressa peculiaridades do ponto de vista do ensino dessa nova técnica. O endoscopista trabalha em linha com a imagem, ou seja, os instrumentos passam pelos canais de trabalho (canaletas) do endoscópio. Já o videocirurgião está acostumado a trabalhar em espaços maiores, com múltiplos instrumentos e portais de acesso com angulações distintas ao seu ângulo de visão. A questão da orientação espacial envolve o uso do endoscópio em retroflexão, imagem de cabeça para baixo e imagem em espelho. Assim, a orientação espacial pode ser a barreira principal à execução de procedimentos mais avançados. É evidente que a experiência pode superar incongruências espaciais, porém é difícil que procedimentos complexos sejam executados com a velocidade e a facilidade da videolaparoscopia, por exemplo. Partindo da aplicação dos princípios aprendidos em operações videolaparoscópicas avançadas, orientação e triangulação seriam exigências fundamentais para todo o sistema cirúrgico. No entanto, com relação aos procedimentos por NOTES, alguns cirurgiões e endoscopistas defendem a ideia de que estes procedimentos devam ser realizados com os princípios da endoscopia e com a utilização dos instrumentos em linha.

Como dito anteriormente, outra questão significante é saber quem vai realizar o procedimento. Quem vai operar? Jeffrey Ponsky da *Cleveland Clinic Foundation* (Cleveland, OH) descreve que já na década de 1980, o *American Board of Surgery* sugeria que o médico residente em cirurgia geral deveria ter experiência em procedimentos cirúrgicos minimamente invasivos incluindo laparoscopia e endoscopia. Lembra que muitos dos endoscopistas são gastroenterologistas clínicos e que NOTES é uma cirurgia e que estas diferenças em especialização e treinamento têm implicações éticas, políticas e econômicas. Mihir Wagh e Christopher Thompson enfatizam que tanto o treinamento dos gastroenterologistas quanto dos cirurgiões não envolve NOTES e que o manejo das complicações intra-abdominais, como sangramento, perfuração, lesões de órgãos, está no domínio da cirurgia. A aplicação de procedimentos por NOTES em seres humanos vai determinar a mudança do treinamento em gastroenterologia e cirurgia. É necessário oferecer programa de treinamento avançado em NOTES focado nas deficiências dos programas de cada uma das áreas. Para que a NOTES amadureça como uma tecnologia viável, o desenvolvimento técnico e tecnológico deve ocorrer. NOTES deve ser realizada por um time com habilidades em endoscopia terapêutica avançada e cirurgia laparoscópica. No presente momento, a criação de um projeto que envolva estas 2 áreas objetiva desenvolver o método em nível experimental, no sentido de avaliar o seu potencial para uso em pacientes humanos. O cirurgião que trabalha com o sistema digestório deve acumular experiência em endoscopia, incluindo a endoscopia terapêutica, o que é um desafio para o mesmo.

Devemos lembrar que o ambiente a ser manipulado na NOTES é diverso do vivenciado pela videocirurgia, necessitando, também de um processo de aprendizagem específico. Assim como em videocirurgia, precisamos aprender a operar de novo! A cirurgia experimental em modelos animais tem sido a base para o desenvolvimento das distintas técnicas de acesso por diferentes órgãos (estômago, cólon, vagina, esôfago, bexiga) e para a realização de procedimentos cirúrgicos diversos (colecistectomia, esplenectomia, pancreatectomia, colectomias etc.). O uso de cadáver (ELITE = *Endoscopic-Laparoscopic Interdisciplinary Training Entity Model*) também tem sido descrito. Existem modelos inorgânicos disponíveis, como o *Erlangen Model*, manequins, além dos próprios simuladores de endoscopia. Em médio prazo, espera-se também o desenvolvimento de simuladores em realidade virtual específicos. O *NOSCAR* ressaltou a necessidade de experiência extensa com modelos antes de aplicação no homem. De qualquer maneira, no que se refere à NOTES, ainda é cedo para o estabelecimento de rotinas de treinamento, estes procedimentos não têm definição de padrão técnico ou tecnológico, e a experiência em seres humanos é relativamente pequena. É necessário prover treinamento cruzado entre os investigadores, encorajar treinamento de time para ambas as especialidades, desenvolvendo experiências formais em nível de pós-graduação em imagem endoscópica e laparoscópica.[20,21]

CIRURGIA DE PORTAL OU INCISÃO ÚNICA (LESS)

Partindo da ideia estabelecida pela NOTES, ou seja, procedimentos minimamente invasivos realizados por acesso único, utilizando-se vários instrumentos pelo mesmo acesso, foi proposta a realização de cirurgia através da parede abdominal com um único portal de acesso ou uma única incisão. Vários termos têm sido utilizados para descrever estes procedimentos: cirurgia de portal único (*single port surgery*), cirurgia de incisão única (*single incision surgery*) ou ainda LESS (*laparo-endoscopic single site surgery*). Estes procedimentos surgiram como alternativa razoável aos procedimentos laparoscópicos, pois diminuem o número de portais de acesso e à NOTES já que não entram através de vísceras. São realizados com instrumentos adaptados da videolaparoscopia (normais, de menor calibre ou articulados) em um ambiente videocirúrgico, tornando-se por isso uma alternativa mais agradável ao cirurgião, facilitando sua adaptação com relação a outros tipos de abordagens. Alguns cirurgiões consideram os procedimentos LESS como um estágio intermediário entre a videocirurgia tradicional e a NOTES, necessária para obter uma formação adequada e preparando para os procedimentos exclusivamente translumenais no futuro.

Conforme discutido anteriormente, a formação do cirurgião para o procedimento transluminal é mais complexa, já que é necessário conhecimento e experiência em laparoscopia avançada e em endoscopia intervencionista, o que não é uma realidade atual da maior parte dos cirurgiões. Na NOTES utiliza-se a endoscopia flexível, muito mais complexa de dominar, pelo menos no estágio atual do desenvolvimento dos instrumentos. Definitivamente, LESS está muito mais próxima do conceito de laparoscopia tradicional podendo ser mais naturalmente aceita pelo cirurgião. Mesmo assim, o cirurgião necessita desenvolver novas habilidades. LESS apresenta algumas peculiaridades que aumentam a complexidade do procedimento como a exigência de máxima precisão e coordenação dos movimentos entre cirurgião e auxiliares; menor amplitude de movimentos, dificuldade e, às vezes, impossibilidade de manter a imagem dos instrumentos cirúrgicos no centro da tela do monitor, necessidade de movimento conjunto da câmera com os instrumentos, o que exige movimentos ainda mais delicados e precisos do que na laparoscopia. Em LESS, o "ótimo" é inimigo do "bom", ou seja, o "câmera" é afetado pela colisão dos instrumentos, o que faz a visão ficar, muitas vezes, periférica. Porém, se a visão é considerada segura, é permitida a continuidade do procedimento por impossibilidade do incremento da situação visual.

As mesmas técnicas de ensino da videocirurgia são aplicadas ao treinamento em LESS, adaptadas ao uso de instrumental articulado e do portal ou incisão única que limitam a amplitude dos movimentos. A utilização de modelo animal mostrou que todos os procedimentos propostos são viáveis. Alguns fatores, entretanto, devem ser avaliados antes de escolher a técnica de incisão única ou portal único para a realização de um procedimento. Por exemplo, o uso de óptica ou instrumentação flexível pode minimizar ou mesmo resolver o problema de colisão entre os instrumentos. O procedimento por incisão única provou ser menos difícil de realizar do que o procedimento por portal único, pois permite uma ampla gama de movimentos, embora limitados quando comparados com a cirurgia laparoscópica convencional. Independentemente da técnica, LESS ou NOTES exigem o treinamento como time, reforçando a necessidade de adequado treinamento não só do cirurgião, mas também de toda a equipe. A ideia da LESS não é apenas servir de ponte para o desenvolvimento da cirurgia transluminal, mas também permitir que um grande número de problemas cirúrgicos seja solucionado por esta técnica. Só a aplicação da investigação científica dirá se essa abordagem é superior, ou não, à tradicional cirurgia videolaparoscópica.[14,16,24]

MINILAPAROSCOPIA

A redução do diâmetro dos instrumentos cirúrgicos, para 2 e 3 milímetros, com o intuito da obtenção de um melhor resultado estético e diminuição da agressão à parede abdominal, foi proposta na metade da década de 1990, por cirurgiões como Michel Gagner e Peter Goh. No entanto, a baixa resistência e a ruptura frequente dos dispositivos disponíveis contiveram o entusiasmo inicial para a sua utilização. Com o avanço da tecnologia, este tipo de instrumental evoluiu em sua durabilidade e eficiência. Associado ao surgimento da NOTES, houve um verdadeiro ressurgimento do uso da minilaparoscopia como substituta da laparoscopia tradicional com a possibilidade de utilização destes dispositivos em outras técnicas menos invasivas, como a LESS e a própria NOTES. A ideia de que estes instrumentais teriam uma vida útil muito inferior aos de 5 mm também não se tem provado verdadeira. Com exceção da óptica de 3 mm, os demais instrumentos se mostraram quase tão duráveis quanto os de 5 mm.

Porém, até cirurgiões experientes podem necessitar de um período de treinamento e adaptação ao migrarem para os instrumentos minilaparoscópicos, objetivando um índice de sucesso aceitável, com um mínimo de perda do instrumental. O método pedagógico a ser utilizado no ensino da minilaparoscopia é o mesmo aplicado à formação em videocirurgia, adaptado à particularidade do instrumental mais delicado. Peculiaridades da técnica com relação à confecção de nós e suturas e o uso da eletrocirurgia monopolar ou bipolar, em substituição ao uso de clipes cirúrgicos, devem também ser treinados nos modelos disponíveis, inclusive cirurgia experimental em animais.[15]

Provavelmente, todas estas diferentes abordagens (transluminal, minilaparoscópica e NOTES) atuem em conjunto, aumentando o armamentário do cirurgião em benefício dos pacientes, auxiliando na definição segura da melhor abordagem a ser utilizada em cada caso.

LIMITES INDIVIDUAIS E AS NOVAS ABORDAGENS

James Rosser chama a atenção para o fato de que treinandos em videocirurgia com manuseio prévio de *videogame*, especialmente os mais hábeis nesses jogos, têm um melhor desempenho no treinamento inanimado. Selim Dinçler, comparando a curva de aprendizagem entre 2 cirurgiões executando um mesmo procedimento (retossigmoidectomia), mostrou que, apesar do número de procedimentos necessários à se chegar para proficiência ter sido o mesmo, os cirurgiões mantiveram tempos cirúrgicos, índices de conversão e de complicações significativamente diferentes. Teodor Grantcharov, analisando 37 cirurgiões sem experiência em videocirurgia, que realizavam treinamento motor em realidade virtual, classificou-os em 4 tipos de acordo com tempo de execução, taxa de erro e economia de movimentos. Destes, 5,4% não demonstraram qualquer melhora com a repetição de 10 ações similares. Parece claro que a aprendizagem no ambiente da videocirurgia traz dificuldades distintas para cada aprendiz na dependência, não somente da experiência ao longo de sua formação motora, da infância à idade adulta, como também de potencialidades inatas e individuais.

Para a realização da videocirurgia "tradicional", algumas adaptações descritas anteriormente foram necessárias. Na minilaparoscopia pouco se requer a mais na sua execução, pois a diferença básica é o manuseio de um instrumental mais delicado. Quando da realização da LESS, no entanto, o cirurgião perde as angulações importantes na tração e na exposição visceral e a instrumentação passa a ser realizada "em linha", requerendo, por vezes, o uso de instrumentais angulados ou flexíveis. Na NOTES, além do manuseio "em linha", existe a dificuldade de orientação espacial, extremamente complicada no trabalho em retroversão, quando se trabalha "em espelho", além da área restrita de manuseio.

Destes novos tipos de abordagens, somente a robótica representa vantagem para quem as realiza apresentando diminuição significativa das limitações inerentes à videocirurgia. Aliás, foi por isso que a robótica teve um crescimento vertiginoso nos últimos anos. A difusão e a venda em larga escala deste equipamento de alto custo deveu-se à maior facilidade proporcionada aos urologistas na realização da prostatectomia radical de forma minimamente invasiva. Com a robótica, o cirurgião que realiza a videocirurgia, passa a ter uma visão tridimensional com a utilização de um *Head Mounted Display* (o *Insite Vision System*), usa um maior grau de liberdade de movimentos por conta do sistema *Endowrist* que acrescenta uma articulação ao instrumental tradicional e, além disso, permite movimentos mais precisos e mais ágeis por conta do ajuste de movimentos em escala reduzida. Pela possibilidade de interposição de um computador entre o cirurgião e o paciente, pode eliminar movimentos involuntários, possibilitando ainda, no futuro, uma melhor sensação háptica, uma orientação por equipamentos de imagem usados como navegador etc. Ergonomicamente é bem melhor para o cirurgião possibilitando, ainda, uma atividade tutorial a distância. Apesar de todas estas vantagens da telerrobótica, para sua utilização, existe necessidade de treinamento adicional, com criação de novas habilidades, em especial na montagem do robô.

CONCLUSÃO

O progresso médico tem sido inspirado pela curiosidade humana e viabilizado pela incorporação dos avanços técnicos e tecnológicos. Nos últimos anos, as possibilidades da videocirurgia foram amplamente exploradas com a expansão constante de suas fronteiras. Procedimentos cirúrgicos considerados antes impossíveis são hoje realizados de forma rotineira. Conceitos ditos como definitivos vêm sendo superados. A evolução da videocirurgia só foi possível em função do esforço de pioneiros tanto na esfera médica como na tecnológica e o grande beneficiário da aplicação dos avanços tecnológicos é, e sempre será, o nosso paciente. Já que atualmente praticamente todos os procedimentos cirúrgicos podem ser realizados por videocirurgia, devemos discutir não o que podemos, mas o que devemos fazer por esta técnica. Já expressava Ivete D'Ávila, ex-presidente da SOBRACIL, que a videocirurgia é fruto do desenvolvimento tecnológico deste fim de século que fomentou também a globalização científica e econômica. A limitação existe enquanto não surge solução tecnológica, estando a videocirurgia limitada apenas pela velocidade do avanço tecnológico e por nossa imaginação. Isto se comprova com a proposta de novas técnicas como a minilaparoscopia, LESS, NOTES e a robótica, que tem como objetivo melhorar o desempenho do cirurgião gerando melhores resultados, menor repercussão fisiológica e melhor resultado estético, ampliando os limites da videocirurgia. A velocidade das novas descobertas aumenta de forma exponencial. As mudanças determinam alterações profundas em conceitos preexistentes, mas soluções morais e éticas levarão décadas para serem resolvidas. A realidade hoje mostra que a videocirurgia não é o ponto final do processo evolutivo da cirurgia, mas sim a transição entre a cirurgia aberta e as formas emergentes de procedimentos não invasivos.

A questão central é como determinar um eficiente e abrangente processo evolutivo da videocirurgia no nosso meio e como ensinar estas novas técnicas. Fica evidente a necessidade de investir vigorosamente em tecnologia, ensino, treinamento e qualificação. Nós não mais debatemos a validade desta técnica pioneira, mas sim nos preocupamos em como educar e treinar residentes e cirurgiões. A utilização de um processo pedagógico mais eficiente e alinhado à filosofia contemporânea, que rege o uso da videocirurgia no contexto das especialidades cirúrgicas, mostra-se altamente necessária. Necessitamos de mais centros de treinamento com aparelhagem melhor, tanto do ponto de vista humano quanto tecnológico, de caráter permanente, com projetos de ensino de duração mais prolongada, com maior ênfase em orientação organizacional e apoio tutorial. O desenvolvimento de "escolas formadoras de videocirurgiões" deve ser incentivado. Nos próximos anos, a realidade virtual e o ensino a distância pela telemedicina devem ser incorporados ao ensino da videocirurgia de forma plena. O ensino em videocirurgia deve iniciar já na graduação médica.

O objetivo final do processo pedagógico é determinar um eficiente e abrangente processo evolutivo da videocirurgia, disseminando o conhecimento sobre o método, mantendo o melhor padrão de qualidade cirúrgica, possibilitando um treinamento efetivo e uma atividade profissional mais bem estruturada, atualizada e segura. Deve conferir uma base educacional sólida e utilizar conceitos modernos em sintonia com a tendência mundial. Deve preparar o profissional para desenvolver seu potencial evolutivo de forma "ilimitada". O aperfeiçoamento dos métodos de ensino e a aprendizagem de novas técnicas evoluem com a incorporação de novas tecnologias para o ensino, em que a simulação cirúrgica e a valorização plena do processo de avaliação determinarão uma adaptação melhor e mais rápida às novas técnicas e tecnologias aplicadas à cirurgia.

REFERÊNCIAS BIBLIOGRÁFICAS

1. Colégio Brasileiro de Experimentação Animal (COBEA) – *Manual para técnicos em bioterismo*. ICB-USP, São Paulo: Winner Graph, 1996.
2. Dent TL. Treinamento, credenciamento e avaliação na cirurgia laparoscópica. *Clin Cir Am Norte* 1992;5:1021-28.
3. Goldenberg S, Tonini K, Goldenberg A. A vídeo-cirurgia e a cirurgia experimental. In: Margarido NF, Saad R. Cecconello I et al. *Vídeo-cirurgia*. CBC São Paulo: Robe 1994. p. 131-38, tomo I.

4. Ivankovich AD, Miletich DJ, Albretcht RF *et al.* Cardiovascular effects of intraperitoneal insufflation with carbon dioxide and nitrous oxide in the dog. *Anesthesiology* 1975;42:281-87.
5. Kelling G. Uber oesophagoskopie, gastroskopie und koelioskopie. *Munch Med Wochenschr* 1901;49:21-26.
6. Safran DB, Orlando R. Physiologic effects of pneumoperitoneum. *Am J Surg* 1994;167:281-86.
7. Vitale GC, Sanfilippo JS, Perissat J. *Laparoscopic surgery*. Philadelphia: JB Lippincott, 1995.
8. Soper NJ, Stockmann PT, Dunnegan DL *et al.* Laparoscopic cholecystectomy. The new 'gold standard'? *Arch Surg* 1992;127:917-21.
9. Keus F, Jong JAF, Gooszen HG *et al.* Laparoscopic versus open cholecystectomy for patients with symptomatic cholecystolithiasis (Cochrane Review). In: The Cochrane Library, Issue 2, 2008. Oxford: Update Software.
10. Moorthy K, Munz Y, Sarker K *et al.* Objective assessment of technical skills in surgery. *BMJ* 2003;327:1032-37. Reznick R. Teaching and testing technical skills. *Am J Surg* 1993;165(3):358-36. Nuzzo G *et al.* Bile duct injury during laparoscopic cholecystectomy: results of an italian national survey on 56 591 cholecystectomies. *Arch Surg* 2005 Oct.;140:986-92. *Endoscopy* 2009 May;41(5):395-99.
11. Nácul MP. Anais do VIII Congresso de Medicina da Universidade Católica de Pelotas. *Rev Saúde da UCPEL, Pelotas* 2007 Jul./Dez.;1(2).
12. Martins MVDC, Skinovsky J, Coelho DE *et al.* SITRACC – Single Trocar Access – a new device for a new surgical approach. *J Brazilian Soc Videosurgery* 2008 Apr./June 1(2).
13. Carvalho GL, Silva FW, Cavalcanti CH *et al.* Colecistectomia minilaparoscópica sem utilização de endoclipes: técnica e resultados em 719 casos. *Rev Bras Videocir* 2007;5(1):5-11.
14. Cavazzola L. Laparoendoscopic single site surgery (LESS). Is it a bridge to natural orifice translumenal endoscopic surgery (NOTES) or the final evolution of minimally invasive surgery? *J Brazilian Soc Videosurgery Year* 2008 July/Sept. 1;1(3).
15. Seymour N, Gallagher A, Roman S *et al.* Virtual reality training improves operating room performance results of a randomized, Double-blinded study. *Ann Surg* 2002 Oct.;236(4):458-64.
16. Satava RM. Virtual reality and telepresence for military medicine. *Comput Biol Med* 1995 Mar.;25(2):229-36.
17. Satava RM. Emerging technologies for surgery in the 21st century. *Arch Surg* 1999;134:1197-202.
18. Gillen S, Wilhelm D, Meining A *et al.* The "ELITE" model: construct validation of a new training system for natural orifice transluminal endoscopic surgery (Notes). *Endoscopy* 2009 May;41(5):395-99.
19. Hu B, Chung S, Sun L *et al.* Kantsevoy eagle claw II: a novel endosuture device that uses a curved needle for major arterial bleeding: a bench study. *Gastrointest Endosc* 2005 Aug.;62(2):266-70.
20. Ali M, Rasmussen J, Bhasker R. Teaching robotic surgery: a stepwise approach. *Surg Endosc* 2007 June;21(6):912-15.
21. Marecik S, Prasad L, Park J *et al.* A lifelike patient simulator for teaching robotic colorectal surgery: how to acquire skills for robotic rectal dissection. *Surg Endosc* 2008 Aug.;22(8):1876-81.
22. Muller EM *et al.* Training for laparoendoscopic single-site surgery (LESS). *Int J Surg* 2009, doi:10.1016/j.ijsu.2009.11.003.
23. Périssat J, Collet D, Monguillon N. Advances in laparoscopic surgery. *Digestion* 1998;59:606-18.
24. Bruce V, Green P. Visual perception: physiology, psychology and ecology. London: LEA, 1985.
25. Perreault J, Cao CGL. Effects o friction of haptic pereption in simulated endoscopic environments. In: *Proceedings of the 48th Annual Meeting of the Human Factors and Ergonomics Society* 2004. p. 1704-7.
26. Silva JA, Casanova JAA, Riberior Filho NP *et al.* Acerca da métrica da percepção do espaço visual. On the metric of visual space. *Arq Bras Oftalmol* 2006;69(1):127-35.
27. Melo MAC. Questões relacionadas à aprendizagem motora na videocirurgia. *Rev Bras Videoc* 2007;5(2):79-89.
28. Rosser JC, Lynch PJ, Cuddihy L *et al.* The impact of vídeo games on training surgeons in the 21st century. *Arch Surg* 2007;142:181-86.
29. Dinçler S, Koller MT, Steurer J *et al.* Multidimensional analysis of learning curve in laparoscopic sigmoid resection. *Disease Colon Rectum* 2003;46(10):1371-78.
30. Grantcharov TP, Jensen PF. Can everyone achieve proficiency with laparoscopic technique? Learning curve patterns in technical skills acquisition. *Am J Surg* 2009 Apr.;197(4):447-49. Epub 2009 Feb. 13.
31. Hu JC, Hevelone ND, Ferreira MD *et al.* Patterns of care for radical prostatectomy in the United States from 2003 to 2005. *J Urol* 2008 Nov.;180(5):1969-74. Epub 2008 Sept. 17.
32. Berry AM, Korkes F, Ferreira MD *et al.* Robotic urethrovesical anastomosis: combining running and interrupted sutures. *J Endourol* 2008 Sept.;22(9):2127-29.

17

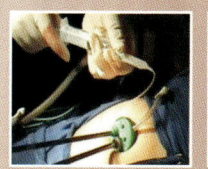

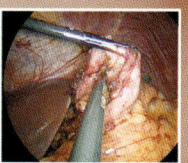

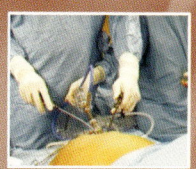

O Ensino Médico-Cirúrgico e a Era da Internet

Alessandro Brawerman
Eduardo Juliano Alberti

A união da medicina com novas tecnologias trouxe um mundo de novas possibilidades. Os serviços oferecidos vão desde *web sites* especializados no estudo e no aperfeiçoamento de profissionais médicos, passando por transmissões ao vivo de cirurgias pela Internet, chegando até as mais sofisticadas soluções, como simuladores de realidade virtual e procedimentos cirúrgicos a distância usando robôs.

Este capítulo visa a apresentar diversos cenários possíveis unindo a medicina com a Internet, dentre eles, conceitos e casos de uso de telemedicina e portais de Internet com foco no estudo de medicina e cirurgia.

TELEMEDICINA E CASOS DE USO

A telemedicina envolve todos os serviços de saúde que são afetados pela distância entre profissionais da área da saúde e pacientes, ou ainda outros profissionais, e que podem ser resolvidos pelo emprego de tecnologias de informação e comunicação. A troca de informações provida pelo emprego de tais tecnologias pode incluir informações de diagnóstico, tratamentos, educação ou pesquisas.

"A telemedicina é definida como a troca de informações utilizando tecnologia de informação e de comunicação em saúde e a distância".[1]

No ano de 2002, o Conselho Federal de Medicina resolveu, por meio da resolução CFM nº 1643/2002, considerando avanços tecnológicos, necessidades médicas, aplicabilidade de tecnologias e facilidade de uso, que alguns serviços médicos poderiam ser aplicados pela telemedicina observando fatores como: segurança da informação, responsabilidade profissional do médico e proteção do paciente (Conselho Federal de Medicina, 2010).[2,3]

Segundo o Conselho Brasileiro de Telemedicina e Telessaúde, a Telemedicina pode ser subdividida atualmente nas seguintes modalidades (CBTMS, 2010):

- *Teleconsulta:* consulta médica a distância. Para isso, pode ser empregado qualquer meio tecnológico que transporte som, imagem ou comunicação escrita.
- *Teleconferência:* busca de esclarecimento diagnóstico ou orientação terapêutica, pelo médico e seu paciente, de um profissional ou instituição mais experiente, só alcançável por telecomunicação.
- *Televigilância:* acompanhamento de um paciente a distância por um profissional de saúde ou instituição hospitalar.
- *Teleassistência:* prestar auxílio médico a um doente distante.

Uma frente de avanço tecnológico e pesquisa bastante conhecida é a RUTE (Rede Universitária de Telemedicina). Esta iniciativa do Ministério de Ciência e Tecnologia do governo brasileiro consiste em uma rede integrada de universidades, hospitais e centros de pesquisa com o objetivo de aprimorar as tecnologias e estudos a respeito da telemedicina. Sob a coordenação da Rede Nacional de Ensino e Pesquisa – RNP – apoiada pela Financiadora de Estudos e Projetos – FINEP – e pela Associação Brasileira de Hospitais Universitários – Abrahue – a RUTE põem à disposição das instituições o *backbone* nacional da RNP e redes comunitárias, a fim de prover infraestrutura para serviços de comunicação (RUTE, 2010).[4]

A telemedicina já está aplicada de forma funcional em muitos serviços médicos. Um exemplo é a Telemedicina da Bahia – instituição formada pela união de médicos – que realiza eletrocardiogramas transtelefônicas para acompanhamento de pacientes cardiopatas, emissões de laudos de ECG's e telerradiologia (Telemedicina da Bahia, 2010).[5]

A monitoração transtelefônica é um registro, ativado pelo paciente, de seu ritmo cardíaco. O paciente carrega ou usa o monitor enquanto se dedica às suas atividades normais. O monitor armazena trechos do ECG em um *chip* digital, os quais podem ser, então, transmitidos por uma linha telefônica e registrados no departamento em papel.

Este serviço é normalmente prestado 24 horas por dia, durante os 7 dias da semana e os laudos são disponibilizados em média de 5 a 15 minutos após o envio, garantindo a troca de informações de forma rápida.

Outro exemplo de uso de telemedicina foi realizado pelos hospitais Satakunta Central Hospital e Noormarkku Health Center. Localizados na Finlândia e distantes 15 km entre si, executaram um estudo com o objetivo de avaliar os diagnósticos realizados utilizando teleconferência. No método adotado, um clínico geral, guiado por um cirurgião que o acompanhava por meio de videoconferência, realizou os exames físicos em 50 pacientes do sexo feminino, logo após uma equipe realizou os mesmos procedimentos, porém de maneira tradicional.

Como resultado deste estudo, obteve-se que dos 50 diagnósticos realizados por teleconferência, 48 foram confirmados pelo método tradicional. As pacientes aprovaram o sistema por não necessitarem passar pelo desconforto da viagem até um centro de referência.[6] Pode-se também acrescentar que o sistema pode ser aplicado a regiões de difícil acesso, o que é muito comum no Brasil, de forma a aumentar o número de diagnósticos realizados prematuramente.

O professor Genival Veloso de França discute em seu artigo "Telemedicina: breves considerações eticolegais" a questão ética aplicada à telemedicina. Genival afirma que a "telemedicina tem vantagens potenciais e sua demanda aumentará à medida que os meios de telecomunicação tornem-se cada vez mais disponíveis e confiáveis". A relação médico-paciente ganha destaque na opinião de Genival, pois apesar de todos os benefícios trazidos pelas técnicas da telemedicina, os princípios de crédito e respeito, privacidade e autonomia não podem ser deixados de lado. Além disso, o paciente deve ser alertado quanto ao risco da assistência médica a distância e que apesar do médico possuir seus deveres de conduta e responsabilidade relacionados com os procedimentos realizados, o paciente não deixa de ser responsável por possíveis maus resultados provenientes do uso das técnicas da telemedicina.[7]

A criação de novas tecnologias traz o progresso da comunicação entre as pessoas e profissões, desta forma profissionais podem reunir-se – sem se importarem com a distância e sem sair de seus consultórios – e discorrer sobre assuntos diversos e de interesse mútuo, solucionar problemas ou até mesmo conversar com seus pacientes.

PORTAIS MÉDICO-EDUCACIONAIS

Na área da educação, de forma semelhante, *web sites* oferecem desde serviços de busca especializados na área de medicina, como é o caso do Bibliomed, focado principalmente em fornecer ferramentas de aprendizado a estudantes e profissionais da saúde, até a orientação específica a áreas cirúrgicas, como é o caso do LapSurg e da WebSurg, cujo objetivo é prover treinamento *online* em cirurgias.

Composto por uma equipe de áreas diversas, o LapSurg Institute[8] é atualmente dividido em 2 vertentes: o portal LapSurg e o LapSurg Institute, apresentado na Figura 17-1.

Fig. 17-1. Lapsurg Institute.

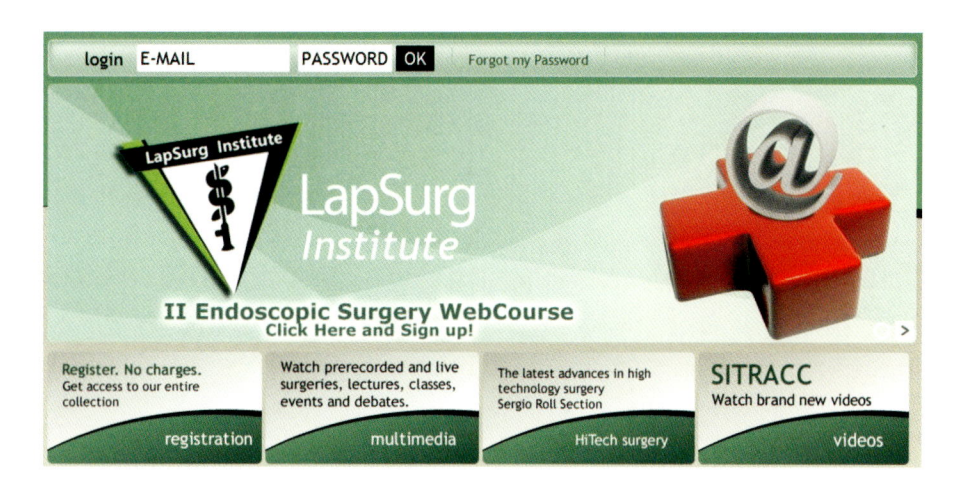

O portal LapSurg visa à difusão gratuita de conhecimentos e técnicas de videocirurgias. Há disponibilidade de vídeos de cirurgias, palestras, área de debates e, até mesmo, transmissão de cirurgias em tempo real pela Internet, este último um dos diferenciais do portal. Acessando a área restrita, o usuário pode consultar o acervo, no qual pode encontrar artigos, aulas, pesquisas, entrevistas e conteúdo multimídia.

Para complementar o portal LapSurg e proporcionar mais oportunidades a seus usuários, foi criado o Lapsurg Institute. Este instituto tem por objetivo ofertar a profissionais, nacionais ou internacionais, cursos presenciais e a distância de diversas áreas relacionadas com a videocirurgia e oportunidades de realização de programas de *Fellowship*, nos quais o profissional passa por período tutorado de treinamento, aperfeiçoando suas habilidades nas mais novas técnicas de videocirurgia.

Assim como o Lapsurg, outro portal muito acessado mundialmente é o WebSurg – *World Eletronic Book of Surgery*, apresentado na Figura 17-2. Ele oferece a seus usuários vídeos de cirurgias, casos clínicos, dicas, conferências, debates, entrevistas com especialistas e cursos especializados. Abordando áreas diversas, o portal é considerado uma das maiores coleções educacionais do mundo sobre cirurgias minimamente invasivas. O profissional que deseja informações pode acessar o *link* "*Virtual University*" disponibilizado pelo portal e se pôr a par do "estado da arte" no que se refere a cirurgias e equipamentos cirúrgicos.[9]

A Bibliomed – Companhia de Internet Bibliomed – disponibiliza treinamentos para as principais áreas médicas. Possui sedes no Brasil, Argentina e Estados Unidos, e tem como fundadores grandes empresas da área da saúde como a *Latin Healthcare Fund* e como sócios grandes grupos médicos dos países sede. Disponibiliza 2 portais na Internet: o Bibliomed e o Boa Saúde.

O portal Bibliomed, apresentado na Figura 17-3, disponibiliza apresentações científicas e educativas, aplicativos para *PalmTops*, artigos médicos, banco de imagens, notícias, dietas, central de toxicologia e congressos virtuais. Possui, como grande diferencial, uma área em que assinantes podem consultar livros técnicos completos e uma seção chamada "Educação Profissional", que contém *links* para revistas médicas, monografias e teses.[10]

O portal BoaSaúde é um *web site* que oferece informações a usuários leigos. Abordando de maneira ágil e clara assuntos como exames de rotina, AIDS, obesidade, dia mundial da saúde e câncer. O portal é uma boa opção para usuários que desejam tirar dúvidas do dia a dia.

A ABC Medicus, com seu portal, propõe que um paciente instruído, com base em informações científicas, pode debater com seu médico extraindo dele informações mais concisas e, de certa forma, auxiliando em um diagnóstico mais ágil. O usuário, ao acessar o *web site*, apresentado na Figura 17-4, pode assistir vídeos, ver fotos, verificar o significado de nomes científicos e sintomas em um dicionário especializado, além de realizar busca por hospitais e médicos.[11]

Outra opção para os profissionais de medicina é O *MedCenter MedScape*, Figura 17-5. Esta é uma plataforma *online* que oferece conteúdo profissional a médicos e outros profissionais da área da saúde, além de ofertar ferramentas de educação. Os serviços ofertados vão desde artigos técnicos revisados até pontos de vista de profissionais e casos clínicos diversos.

142 *Capítulo 17*

Fig. 17-2. Portal do Websurg.

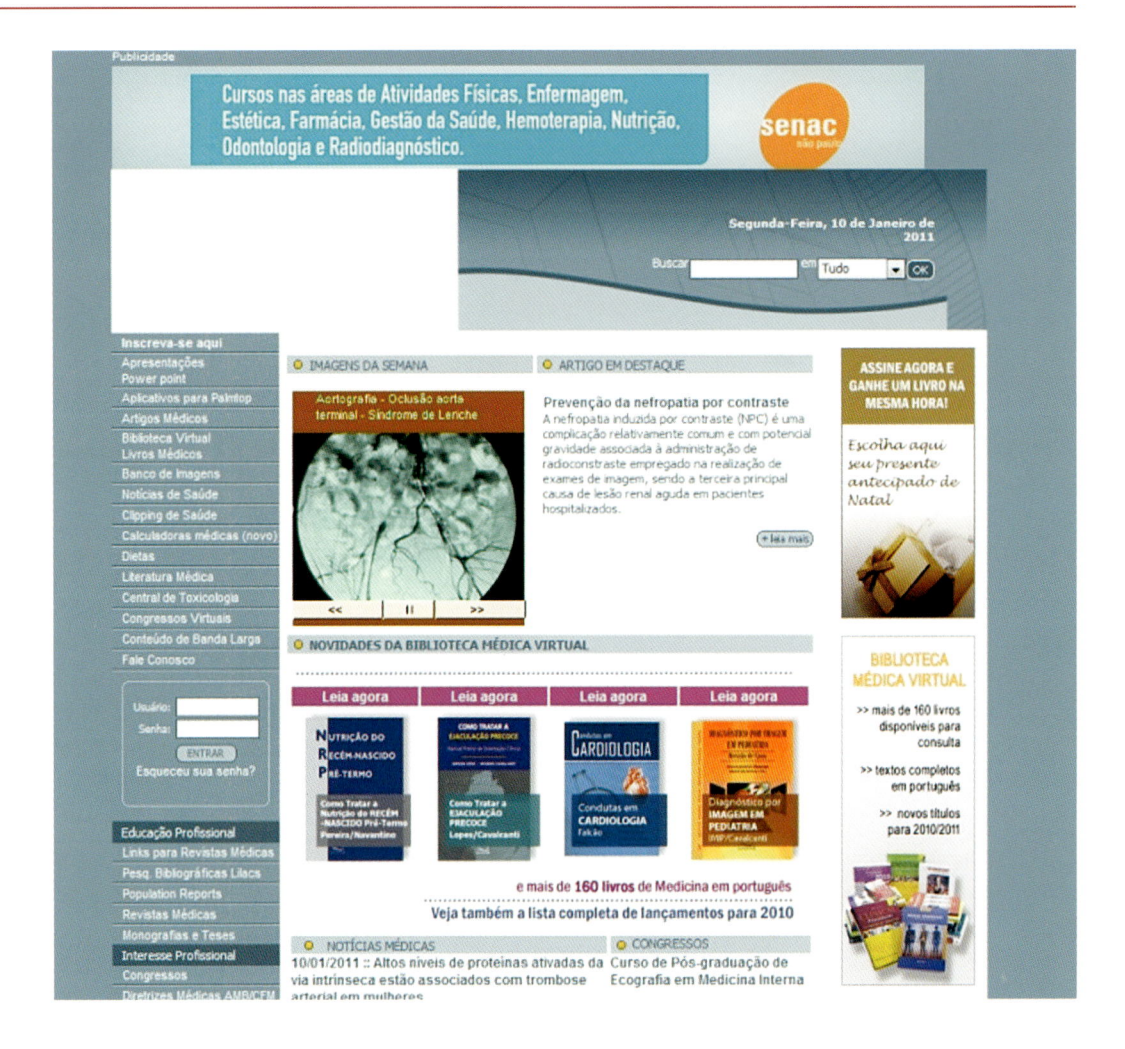

Fig. 17-3. Portal Bibliomed.

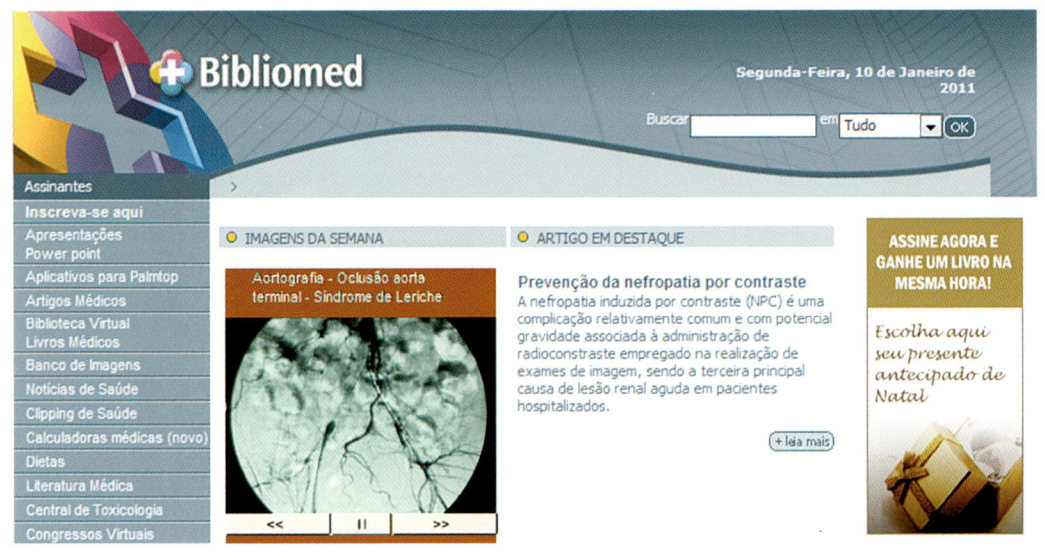

Fig. 17-4. ABC Medicus.

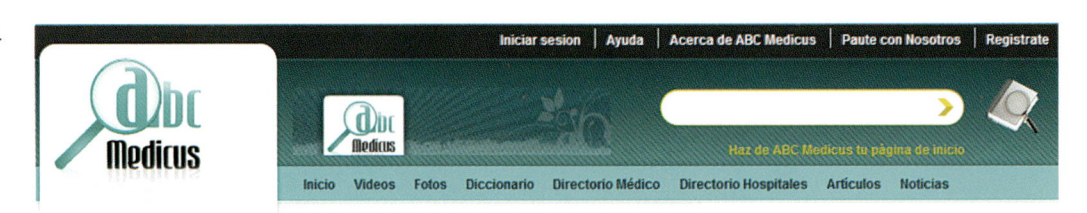

Fig. 17-5. MedCenter MedScape.

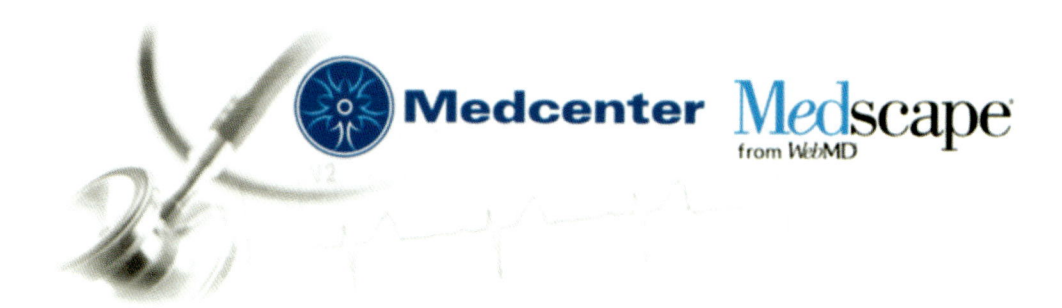

O usuário cadastrado recebe informações personalizadas ao seu perfil, estudantes e profissionais de medicina recebem informações científicas voltadas a esses perfis, enquanto os demais usuários são considerados pacientes, recebendo informações mais generalizadas e reformuladas, visto que não possuem conhecimento aprofundado. O profissional que acessa sua conta no *web site MedCenter MedScape* encontra informações detalhadas em um glossário com os principais procedimentos e sintomas, congressos, notícias, casos clínicos e opiniões de especialistas em diversas áreas e assuntos (desde administração em saúde até novos tratamentos).[12]

Para finalizar esta seção, o portal da EBSCO *Information Services*[13,14] é apresentado na Figura 17-6. Por meio de seu portal A to Z®, o assinante pode buscar todo o tipo de trabalho, sejam estes artigos, teses ou monografias; ou buscar por jornais e revistas (eletrônicas ou não). O *web site* conta com mais de 81 mil trabalhos enviados ao longo de 70 anos por aproximadamente 23 países. Ao realizar uma busca no portal, o usuário obterá respostas provenientes de aproximadamente 17 das mais importantes bases de dados médicos disponíveis na Internet.

O profissional pode também acessar o link *UpToDate*, disponível no perfil de usuário, onde irá encontrar respostas às suas questões clínicas. Segundo os próprios desenvolvedores, o *web site* possui uma ideia muito simples de funcionamento, porém única. A ferramenta *UpToDate*, conforme a área de atuação do usuário, seja ele paciente, médico, educador ou representante de uma instituição, propõem responder dúvidas relacionadas com o cuidado da saúde do paciente. Para isso o *web site* possui um corpo docente de especialistas que disponibilizam respostas as perguntas, além de fornecer as informações básicas para entender por que as recomendações foram feitas.

A EBSCO também disponibiliza o portal DynaMed, criado para médicos. Conta com aproximadamente 3.000 tópicos clínicos dispostos em 36 categorias. O Dynamed também se diferencia dos outros portais por não oferecer uma busca direta a artigos técnicos ou livros e revistas, o *web site* oferece a busca a um material resumido e revisado, como uma enciclopédia médica.

O leitor poderá sentir-se confuso no momento de escolher qual será a fonte de informações para suprir suas necessidades. Sendo assim o Quadro 17-1 apresenta um comparativo com os tópicos que consideramos mais importantes em um portal médico. Esta tabela compara os principais portais médicos de acordo com as seguintes características:

Fig. 17-6. EBSCO.

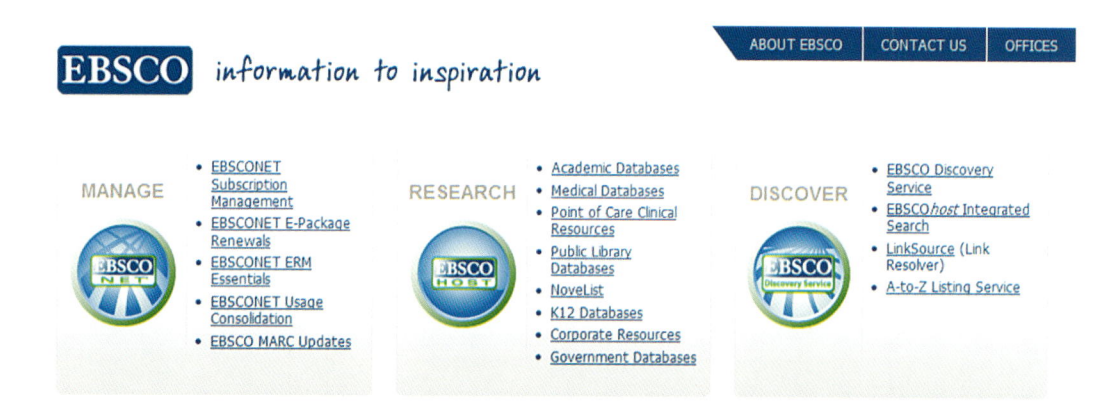

Quadro 17-1 Comparativo entre os portais médico-educacionais apresentados

Web sites	Dedicado a assuntos específicos	Acesso gratuito	Assinatura	Artigos	Teses	Livros	Revistas	Entrevistas	Multimídia	Fórum	Conferências	Casos clínicos	Debates	Glossário	Informações para pacientes	Cursos	Congressos
Bibliomed	X	✓	✓	✓	✓	✓	✓	X	✓	X	X	X	X	X	✓	X	X
WebSurg	✓	✓	X	✓	✓	X	✓	✓	✓	X	✓	✓	✓	X	X	X	✓
BoaSaúde	X	✓	X	✓	X	X	X	X	X	X	X	X	X	✓	✓	✓	X
abcMedicus	X	✓	X	✓	X	X	X	✓	X	X	X	X	X	✓	✓	X	X
LapSurg	✓	✓	X	✓	X	X	X	X	✓	X	X	X	X	X	X	X	✓
MedCenter	X	✓	X	✓	X	X	✓	X	✓	X	✓	X	✓	X	✓	X	✓
EBSCO AtoZ	X	X	✓	✓	X	✓	✓	X	X	X	X	X	✓	X	✓	X	X
EBSCO UpToDate	X	X	✓	✓	✓	X	✓	X	✓	X	✓	✓	✓	X	X	X	X
EBSCO DynaMed	X	X	✓	X	X	X	✓	X	X	X	X	✓	X	X	✓	X	X

- *Dedicação a assuntos específicos:* define se o *web site* aborda tópicos específicos da área médica.
- *Acesso gratuito e assinatura:* define se o *web site* possui áreas restritas a assinantes e/ou possui áreas de acesso gratuito.
- *Artigos, teses, livros e revistas:* define se o portal possui áreas de pesquisa, leitura, *download* ou aquisição desses trabalhos técnicos.
- *Entrevistas:* define se o portal oferece entrevistas com especialistas.
- *Multimídia:* sinaliza se o portal oferece acesso ou *download* de arquivos de fotos, vídeos ou materiais didáticos relacionados.
- *Fórum:* define a presença de fórum de discussão entre médicos ou médicos e pacientes.
- *Conferências, cursos e congressos:* informa se o *web site* possui área para disponibilização de informações sobre conferências, cursos e congressos ou realiza os mesmos de forma *online*.
- *Glossário:* define se o portal oferece glossário com informações detalhadas sobre doenças ou sintomas.
- *Debates:* define se o *web site* oferece acesso a debates realizados entre especialistas, médicos ou pesquisadores, porém sem a interação com os usuários.
- *Informação para pacientes:* informa se o *web site* possui área de informações para pacientes ou possui linguagem adaptada ao uso de pessoas leigas.

PORTAIS DE BUSCA E DE TRABALHOS CIENTÍFICOS

Esta seção visa a apresentar diversos portais que permitem a pesquisa e fornecem o acesso a trabalhos técnico-científicos para seus usuários.

A UNIFESP – Universidade Federal de São Paulo – disponibiliza a biblioteca *online* do Departamento de Informática em Saúde, na qual o usuário pode realizar buscas de artigos, livros e revistas. A biblioteca conta com 514 artigos em destaque, 689 livros, 2007 revistas (internacionais), 116 revistas brasileiras e 27 bases de dados para a realização das buscas.[15]

A Elsevier disponibiliza a ferramenta de busca *ScienceDirect*. Por meio desta é possível realizar buscas a artigos ou imagens que foram ou não publicados em periódicos ou livros. Seu portal possui uma estrutura simplificada que facilita as buscas à base de dados e ferramentas que agilizam a navegação, como: busca rápida, histórico de *links* e navegação na página inicial. O *ScienceDirect* possui uma máquina de busca eficiente, retornando ao usuário artigos de forma classificada: artigos publicados, artigos aceitos porém não publicados, artigos com título aberto e pagos.[16,17]

Além do *ScienceDirect*, a Elsevier disponibiliza também o portal *Scirus*, ferramenta de busca científica *online*. O *web site* recebeu o prêmio "*Best Specialty Search Engine WebAward*" oferecido pela *Web Marketing Association*, que premia portais de Internet segundo várias classificações.

O portal de busca *Scirus* mostra-se o mais completo *site* de buscas: conta com mais de 410 milhões de trabalhos técnicos indexados e conta com aproximadamente 27 repositórios. Muitos dos repositórios utilizados pela *Scirus* são provenientes de universidades ou instituições de pesquisa, como é o caso do *Indian Institute of Science* e *Cogprints*. O *web site* oferece também algumas ferramentas para facilitar o uso do serviço de buscas, como: caixa de buscas para inclusão em *web pages*, barra de ferramentas para navegadores de internet e um *plugin* para uso no navegador Firefox.

Apesar de completo, o portal possui uma interface simples, muito próxima ao que se encontra nas ferramentas de buscas generalistas mais comuns, como o Google. O *web site* conta com a tecnologia de buscas FAST, disponibilizada pela Microsoft e utilizada em serviços de buscas aplicadas a corporações.[16,17]

A BVS – Biblioteca Virtual em Saúde – é resultado da união entre Ministério da Saúde, Ministério da Educação, Secretaria da Saúde do Estado de São Paulo e Universidade Federal de São Paulo ao Bireme – Centro Especializado da Organização Pan-americana de Saúde. A BVS disponibiliza de forma gratuita uma ferramenta de busca a informações relacionadas com a área da saúde. Sua rede envolve países latino-americanos, africanos e europeus, redes de busca como: a própria BVS, *ePORTUGUESe*, GHL e *SciELO*, englobando temas desde adolescência até influenza aviária.[18,19]

A ProQuest® é um repositório de publicações eletrônicas. Possui uma interface simples e intuitiva, muito semelhante à interface do *web site ScienceDirect*. Além da busca a sua própria base de dados, a ProQuest realiza a pesquisa em outros *sites* fornecedores de conteúdo. O usuário pode fazer sua busca por intermédio das ferramentas de busca: básica, avançada, por tópicos e por publicações. O *web site* também oferece a ferramenta Tesauro ProQuest® com a qual o usuário poderá inserir assuntos a busca por meio de uma lista de vocabulário controlada pela ProQuest®. A ferramenta "Minha Pesquisa" é uma opção em que o usuário poderá guardar resultados de buscas, periódicos ou outros trabalhos durante uma sessão ou no perfil de usuário. Essa opção torna a busca mais ágil quando o mesmo precisa consultar recorrentemente trabalhos em particular. Outro tópico relevante da ferramenta "Minha Pesquisa" é a criação de bibliografias dos trabalhos marcados que podem ser exportadas, enviadas por correio eletrônico ou disponibilizadas pelas páginas da *web*, que podem ser partilhadas ou utilizadas para a pesquisa posterior. O serviço oferecido pela ProQuest® é pago e voltado a instituições. Desta forma as ferramentas disponíveis podem variar de acordo com o tipo de assinatura.[20]

A ASTM – *American Society for Testing and Materials* – criada por engenheiros e cientistas a mais de 1 século, também disponibiliza seu portal de buscas, o SEDL – *Standards and Engineering Digital Library*. O portal de buscas da ASTM possui um foco diferente dos *web sites* descritos anteriormente. O *web site* se preocupa em prover uma máquina de buscas voltada às áreas das engenharias, portanto, materiais voltados a bioengenharia e biomedicina, por exemplo, são facilmente encontrados.

O profissional que não dispõem de conhecimento das áreas tecnológicas não usufruirá de maneira satisfatória deste serviço, porém o *web site* abre portas aos que procuram interar-se das pesquisas da área.[21]

O IngentaConnect™ é um serviço, oferecido pela *Publishing Technology*, que procura oferecer visibilidade a publicações de usuários que pela 1ª vez disponibilizarão seu trabalho de forma *online*, além de oferecer um serviço de buscas de ótima qualidade. Para isso o *web site* conta com uma média de aproximadamente 25 milhões de usuários, uma base de dados com mais de 13 mil publicações, 255 publicadores e mais de 4 milhões de artigos. O portal de buscas oferece acesso gratuito, porém alguns resultados podem ser classificados como fechados para a leitura livre, exigindo a compra do trabalho para a leitura integral do mesmo.[22]

O Prossiga é um programa do governo brasileiro, em união ao Ministério de Ciência e Tecnologia e o IBICT – Instituto Brasileiro de Informação em Ciência e Tecnologia – criado em 1995, com o objetivo de promover o uso e criação de serviços da informação de forma *online*. O programa oferece metodologias de organização e tratamento da informação na *web*, de forma a gerenciar as necessidades de informações em ciência e tecnologia no Brasil. O Prossiga mantém coleções de documentos eletrônicos sobre determinadas áreas do conhecimento. Ao acessar o Prossiga, o usuário pode selecionar temas de interesse para sua busca, bem como pode acessar a Biblioteca Virtual de Notáveis da Ciência e Tecnologia no Brasil, onde encontrará biografias sobre os mais importantes cientistas brasileiros.

Nos tópicos relacionados com as áreas biológicas, o usuário encontrará diversos itens pelos quais poderá navegar e realizar pesquisas. Estão disponíveis tópicos com especialistas e pesquisadores, livros, artigos e outros textos, fóruns, periódicos e outras publicações seriadas, programas de pós-graduação, projetos e programas diversos. Apesar de não possuir uma interface totalmente fácil e ágil, o *web site* ganha pontos positivos pela diversidade de conteúdo e por seu conteúdo ser mais adaptado à realidade dos profissionais brasileiros.[23]

O profissional que deseja buscar periódicos científicos brasileiros não pode deixar de visitar o *SciELO – Scientifc Electronic Library Online*. O *SciELO* é uma biblioteca eletrônica composta por uma coleção de periódicos científicos brasileiros e criada pela FAPESP – Fundação de Amparo à Pesquisa do Estado de São Paulo – em parceria com a BIREME e o CNPQ – Conselho Nacional de Desenvolvimento Científico e Tecnológico.

O usuário do *SciELO* pode acessar uma ampla gama de periódicos e visualizá-los fascículo a fascículo, com acesso aos textos completos. Os periódicos e artigos podem ser classificados por assunto, autores (somente para artigos) e lista alfabética (somente para periódicos) ou podem ser encontrados pela ferramenta de busca.

O portal *SciELO* também conta com uma página com informações e *links* para avaliação de periódicos e procedimentos para a inclusão dos mesmos na coleção do *web site*.[24]

Com o objetivo de distribuir e promover a distribuição de livros e periódicos aos médicos a empresa *Flying Publisher* desenvolveu os *web sites*: *Freebooks4doctors* e *FreeMedicalJournals*.

Os 2 portais possuem a mesma interface e oferecem os mesmos serviços, porém são voltados à distribuição de materiais distintos. O profissional pode navegar pelos tópicos, impacto ou título do material. Caso essas opções não sejam suficientes para encontrar o material desejado, o usuário poderá, a qualquer momento, informar o conteúdo, o assunto ou o título do trabalho que procura e realizar a busca pela ferramenta de buscas no *web site*.

O portal *FreeMedicalJournals* possui aproximadamente 1.709 periódicos disponíveis, enquanto o *web site FreeBooks4Doctors* conta com cerca de 365 livros (Flying Publisher Books4Doctors, 2010).[25,26]

Para os profissionais que procuram publicar e encontrar publicações *online*, o CogPrints é a ferramenta ideal. O portal, desenvolvido pela Universidade de Southampton – Inglaterra – oferece o serviço de "auto arquivamento", ou seja, o usuário, ao se cadastrar, tem possibilidade de incluir seus trabalhos na base de dados do *web site*. Podem ser publicados no portal trabalhos que se encaixem nas seguintes classificações: capítulo de livro, papéis de conferências, relatórios de departamentos técnicos, periódicos *online* ou publicações em papel, artigos de revistas, teses ou outros trabalhos. Apenas usuários cadastrados podem realizar a publicação de arquivos, porém o cadastro é gratuito.

O portal *Cogprints* é capaz de classificar os trabalhos publicados pelo ano de publicação ou pelo tema abordado, desobrigando o usuário a utilizar a ferramenta de buscas. Caso o usuário queira buscar por parte do texto, título, autor ou outra informação contida no trabalho em questão pode utilizar a ferramenta de busca informando o que deseja buscar.[27]

A NCBI – *National Center for Biotechnology Information* – disponibiliza aos usuários a ferramenta PubMed. A PubMed é uma ferramenta de buscas vinculada a *U.S. National Library of Medicine* e ao *National Institutes of Health*, conta com aproximadamente 20 milhões de citações biomédicas provenientes do MedLine, livros e periódicos *onlines*.

Quadro 17-2 *Sites* das sociedades médicas brasileiras

Sociedade médica	Website
Sociedade Brasileira de Anestesiologia	www.sba.com.br
Colégio Brasileiro de Cirurgiões	www.cbc.org.br
Sociedade Brasileira de Cancerologia	www.sbcancer.org.br
Sociedade Brasileira de Clínica Médica	www.sbcm.org.br
Sociedade Brasileira de Coloproctologia	www.sbcp.org.br
Sociedade Brasileira de Genética	www.sbg.org.br
Sociedade Brasileira de Cirurgia Cardiovascular	www.sbccv.com.br
Sociedade Brasileira de Cirurgia Plástica	www.sbcp.org
Sociedade Brasileira de Videocirurgia	www.sobracil.org.br
Sociedade Brasileira de Oncologia Clínica	www.sboc.org.br
Sociedade Brasileira de Patologia Clínica	www.sbpc.org.br
Sociedade Brasileira de Urologia	www.sbu.org.br
Sociedade Brasileira de Cirurgia Torácica	www.sbct.org.br
Associação Brasileira de Transplantes	www.abto.org.br
Sociedade Brasileira de Atendimento Integrado ao Traumatizado	www.sbait.org.br
Sociedade Brasileira de Hérnia	www.sbhernia.com.br

Fonte: Az Soluções, 1998-2010.

O PubMed conta com trabalhos técnicos que envolvem as mais diversas áreas da medicina, como: cirurgia, taxonomia, genética e medicina, genes, genoma e análise de sequenciamento.[28]

O profissional que queira manter-se informado pode acessar os periódicos publicados pelas sociedades médicas e disponibilizados pela *SciELO* e também pelos *sites* das sociedades. O usuário poderá encontrar os *sites* de algumas sociedades médicas brasileiras consultando o Quadro 17-2.

REVISTAS MÉDICAS *ONLINE*

Esta seção apresenta algumas das mais importantes e completas revistas científicas médicas da Internet.

O *Index Copernicus Journals* é uma ferramenta de buscas, da *Index Copernicus International*, que disponibiliza informações a respeito de publicações impressas ou não. As publicações podem ser encontradas pelos seus títulos, áreas, ISSN, localização ou perfil.

O *web site* disponibiliza informações tais como: título, ISSN, *web site*, idioma de publicação, frequência de publicação, idiomas dos resumos e informações editoriais. É importante ressaltar que o objetivo do portal *Index Copernicus* é trazer ao usuário informações com as quais ele poderá acessar, tirar dúvidas ou adquirir as publicações de tal revista e não disponibilizar as publicações da mesma. De forma semelhante, a *Index Copernicus International* disponibiliza um serviço de *networking* entre cientistas, no qual pesquisadores e cientistas podem criar perfis e grupos de pesquisa virtuais, possibilitando a comunicação entre os mesmos.[29]

O profissional da área de urologia pode consultar a revista *UroVirt*, 1ª revista virtual de urologia da América Latina. A *UroVirt* está disponível, de forma *online*, desde 2006, possuindo 13 volumes. A revista também é disponibilizada pelo portal *Index Copernicus International*. A revista traz ao leitor casos clínicos e informações relacionadas com, por exemplo, uropatologia, uroncologia, uroginecologia. Disponibiliza, também, uma seção em que o leitor pode aprender por meio de imagens resultantes de casos clínicos.[30]

O *Medical Services* é um portal que possui como objetivo fornecer aos profissionais de saúde brasileiros informação, atualização e notícias de cunho científico. O *web site* fornece aos seus usuários cursos *online*, literatura médica comentada, notícias, pesquisas clínicas, revistas médicas, simpósios, palestras e agenda de eventos. O portal é de uso restrito a médicos, acadêmicos ou profissionais da saúde e as informações são disponibilizadas somente a usuários cadastrados. O cadastro pode ser realizado gratuitamente.[31]

A revista *Annals of Internal Medicine* foi criada a mais de 83 anos pelo Colégio Americano de Médicos e é considerada uma das 5 revistas com mais impacto na área de prática clínica. Seu objetivo é manter os profissionais da medicina, e áreas afins, informados dos principais avanços na área de pesquisa e desenvolvimento da prática clínica, além de auxiliar, de forma direta e indireta, na melhora do atendimento médico e nos cuidados ofertados aos pacientes.

O periódico traz ao leitor: artigos originais e revisados, opiniões de especialistas, saúde pública, política de cuidados com a saúde, educação médica, ética e métodos de pesquisa. O periódico está disponível em versão impressa sob ISSN 0003-4819 e em versão *online* sob ISSN 1439-3704. O acesso à revista *online* é pago, limitando acessos livres a apenas versões reduzidas e resumos dos artigos. Atualmente, o acesso por 1 dia custa 15 dólares, porém o *web site* da revista oferece assinaturas com preços diferenciados.

A revista *Annals of Internal Medicine* é uma publicação da maior organização de especialidades médicas e a 2ª maior organização médica dos Estados Unidos. Conta com aproximadamente 129.000 membros, entre estes: médicos internos, especialistas e estudantes estão incluídos.[32]

A JAMA – *The Journal of The American Medical Association* – é uma revista consolidada na área médica, publicada continuamente desde 1883 com uma frequência de 48 publicações por ano. Em 2009 alcançou fator de impacto 28.9, valor calculado pelo número de citações globais e pelo número de citações da revista. Aproximadamente 9%, apenas, dos artigos recebidos pela revista são publicados, o que mostra que a equipe editorial é altamente crítica, mantendo o alto nível de qualidade da revista, além de salientar o alto número de submissão de trabalhos. As publicações impressas pela revista JAMA são identificadas pelo ISSN 0098-7484, enquanto as publicações *online* são identificadas pelo ISSN 1538-3598. O acesso a revista *online* é parcialmente gratuito, alguns artigos são livres enquanto artigos originais e outros são pagos. A JAMA oferece acesso por 1 dia no valor de 30 dólares.[33]

O *The New England Journal of Medicine* periódico dedicado a trazer o melhor das pesquisas e inovações da área médica, foi criado em 1812 impulsionado pela 1ª publicação do 1º periódico da Nova Inglaterra por John Collins Warren.

Sua publicação está presente em 177 países e conta com aproximadamente 600 mil leitores. É considerada a revista com mais citações em trabalhos técnicos. O NEJM é o único periódico americano a ganhar o *Polk Award* por mérito jornalístico. Suas publicações têm acesso liberado após 6 meses da publicação oficial para aproximadamente 100 países de baixa renda, auxiliando assim no desenvolvimento médico do país. As edições do periódico sempre trazem artigos originais e revisados, bem como descrições de práticas clínicas, imagens da medicina clínica, casos clínicos, casos resgatados de hospitais, opiniões de especialistas e espaço editorial. Suas publicações impressas são identificadas pelo ISSN 0028-4793 e as publicações *online* são identificadas pelo ISSN 1533-4406 (NEJM, 2010).

REFERÊNCIAS BIBLIOGRÁFICAS

1. Lima CM, Monteiro AM, Ribeiro EB *et al.* Videoconferências: sistematização e experiências em telemedicina. *Radiol Bras* 2007 Set./Out.;40:341-44.
2. Conselho Federal de Medicina. Portal Médico. Acesso em: 8 Dez. 2010. Disponível em: http://www.portalmedico.org.br/resolucoes/cfm/2004/1718_2004.htm
3. CRMPR. Conselho Regional de Medicina do Estado do Paraná. Acesso em: 12 Out. 2010. Disponível em: www.crmr.org

4. RUTE. Rede Universitária de Telemedicina. Acesso em: 8 Dez. 2010. Disponível em: http://rute.rnp.br
5. Telemedicina da Bahia. Telemedicina. Acesso em: 8 Dez. 2010. Disponível em: http://www.telemedicina.com.br/index.php
6. Pennella AD, Schor P, Roizenblatt R. Descrição de uma ferramenta digital e de um ambiente virtual para fins de segunda opinião em oftalmologia. *Arq Bras Oftalmol* 2003 Set./Out.;66:583.
7. França GV. Telemedicina: breves considerações ético-legais. *Rev Bioética* 2000;8(1):107-26.
8. LapSurg Institute. LapSurg. Acesso em: 2010 Set. 2010. Disponível em: http://www.lapsurg.com.br/front/
9. Marescaux J. WebSurg. Acesso em: 21 Set. 2010. Disponível em: http://websurg.com/
10. Companhia de Internet Bibliomed. Bibliomed. Acesso em: 20 Set. 2010. Disponível em: http://www.bibliomed.com.br
11. ABC Medicus. (setembro de 2010). Acesso em 20 de Setembro de 2010, disponível em: http://www.abcmedicus.com/
12. WebMD. MedCenter MedScape. Acesso em: 22 Set. 2010. Disponível em: www.medcenter.com
13. EBSCO. DynaMed. Acesso em: 4 Out. 2010. Disponível em: http://dynaweb.ebscohost.com
14. EBSCO. EBSCO. Acesso em: 4 Out. 2010. Disponível em: www.ebsco.com
15. UNIFESP. Biblioteca - DIS/Unifesp/EPM. Acesso em: 4 Out. 2010. Disponível em: http://www.unifesp.br/dis/bibliotecas/index.php
16. Elsevier. ScienceDirect. Acesso em: 4 Out. 2010. Disponível em: www.sciencedirect.com
17. Elsevier. Scirus for scientific information only. Acesso em: 12 Out. 2010. Disponível em: www.scirus.com
18. BIREME - OPAS - OMS. BVS - Biblioteca virtual em saúde. Acesso em: 4 Out. 2010. Disponível em: http://regional.bvsalud.org
19. BIREME - OPAS - OMS. BVS homeopatia - Biblioteca virtual em saúde. Acesso em: 7 Out. 2010. Disponível em: http://homeopatia.bvs.br/html/pt/home.html
20. ProQuest. ProQuest. Acesso em: 5 Out. 2010. Disponível em: www.proquest.com
21. ASTM. ASTM SEDL Standards and engineering digital library. Acesso em: 5 Out. 2010. Disponível em: http://www.astm.org/DIGITAL_LIBRARY/index.shtml
22. Publishing Technology. Ingenta connect. Acesso em: 5 Out. 2010. Disponível em: www.ingentaconncet.com
23. IBICT; MCT. Prossiga informação para gestão de ciência, tecnologia e inovação. Acesso em: 7 Out. 2010. Disponível em: www.prossiga.br
24. FAPESP, CNPq, UNIFESP *et al.* SciELO - Scientific electronic library online. Acesso em: 7 Out. 2010. Disponível em: www.scielo.br
25. Flying Publisher. *Free Med Books.* Acesso em: 7 Out. 2010. Disponível em: www.freebooks4doctor.com
26. Flying Publisher. *Free Med J.* Acesso em: 7 Out. 2010. Disponível em: www.freemedicaljournals.com
27. Eprints - University of Southampton. *Cogprints.* Acesso em: 12 Out. 2010. Disponível em: http://cogprints.org
28. NCBI. *PubMed.* Acesso em: 12 Out. 2010. Disponível em: www.pubmed.gov
29. Index Copernicus International. *Index Copernicus J.* Acesso em: 12 Out. 2010. Disponível em: http://journals.indexcopernicus.com
30. Urovirt. *Rev Virtual Urol Am Lat.* Acesso em: 12 Out. 2010. Disponível em: www.urovirt.org.br
31. Sanofi Aventis. *Med Serv.* Acesso em: 12 Out. 2010. Disponível em: www.medicalservices.com.br
32. American College of Physicians. *Ann Internal Med.* Acesso em: 15 Out. 2010. Disponível em: http://www.annals.org
33. JAMA. *Jama, J Am Med Assoc.* Acesso em: 15 Out. 2010. Disponível em: http://jama.ama-assn.org/
34. NEJM. *N Engl J Med.* Acesso em: 15 Out. 2010. Disponível em: http://www.nejm.org/

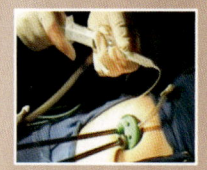

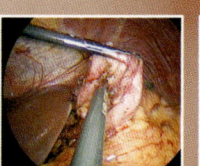

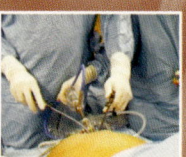

ÍNDICE REMISSIVO

Os números em *itálico* são referentes a Figuras.
Os números em **negrito** são referentes a Quadros.

A

Ablação
  mucosa, 103
    endoscópica, 103
      técnica, 103
Acesso
  endoscópico, 32
    transgástrico, 32
    TV, 32
  rotas de, 131
    endoluminais, 131
    NOTES, 131
  único, 43-51
    cirurgia por, 43-51
      evolução, 43
      plataformas de, 47
        comparativo, 47
Air-Seal® (SurgiQuest, USA), 45
Analgesia
  pós-operatória, 14
Apêndice
  base do, *69*
    introdução na, *69*
    do nó pré-formado, *69*
    colocação do, *70*
    no envoltório plástico, *70*
Apendicectomia
  minilaparoscópica, 90
    técnica de, 90
Artéria
  cística, **86**
    cauterização da, **86**
    correta, **86**
ASGE (*American Society for Gastrintestinal Endoscopy*), 5, 44, 132
Autofluorescência, 100

B

Balão
  duplo, 99
    enteroscopia por, 99
  intragástrico, 109
    para restrição endoluminal, 109
  plataforma com, *55*
BGA (Banda Gástrica Ajustável), 80
BIB (BioEnterics Balão Intragástrico), 110
Biópsia
  hepática, *13*
    NOTES TV, *13*
Bypass
  gástrico, 81

C

CAM (Cirurgia por Acesso Mínimo), 1-3
  novas abordagens, 1
  tecnologias cirúrgicas, 1
Cicatriz
  aspecto final da, *70*
    na SALN, *77*
    na SATLA, *70*
  tamanho final da, *64, 77*
    na SATLC, *64*
Cirurgia
  bariátrica, 79-81, 115
    BGA, 80
    bypass gástrico, 81
    o futuro da, 115
    perspectivas atuais, 79-81
    sleeve gastrectomy, 80
  de incisão única, 133
  endoluminal, 97-106
    endoscopia, 97
      e tecnologia da imagem, 97
    perspectivas atuais, 97-106
    técnicas endoscópicas, 102
      terapêuticas, 102
  NOTES, 21-28, 31-40
    em ginecologia, 31-39
      acesso endoscópico TV, 39
        contras, 39
        prós, 39
      contraindicações, 37
      dificuldades, 39
      estudo, 32, 34, 35
        em animais, 32
        em cadáveres, 34
        em humanos, 35
    híbridas, 21-28
      fatores preponderantes, 25
      posicionamento da equipe, *24*
      procedimento de escolha, 22
      próximos passos, 26
      resultados, 25
      técnica cirúrgica, 23
      via de acesso, 22
  por acesso único, 43-51
    evolução, 43
    plataformas de, 47
      comparativo, 47
  por portal único, *49*, 79-81, 133
    BGA, 80
    bypass gástrico, 81
    perspectivas atuais, 79-81
    sleeve gastrectomy, 80
    treinamento em, 49
      simulador, *49*
  retroperitoneal, 13
  robótica, 117-121
    estado atual, 117-121
      interação na arte operatória, 117
  urológica, 13
CLC (Colecistectomia Laparoscópica Convencional)
  CML e, **89**
    metanálise entre, **89**
CML (Colecistectomia Minilaparoscópica)
  descrição da técnica, 85
  e CLC, **89**
    metanálise entre, **89**
  resultados da literatura, 89
Coagulação
  gancho para, *54*

Colecistectomia
  NOTES, 11
    transgástrica, *11*
  SITRACC, **48**, 53-59
    a técnica, 53-59
  TV, *8*
    com endoscópio flexível, *8*
      para dissecção, *8*
      para visualização, *8*
Colonoscopia
  autopropulsada, 101
CPRE (Colangiopancreatografia Retrógrada Endoscópica), 5
Cromoendoscopia, 97

D

Dispositivo(s)
  de estímulos, 112
    elétricos, 112
  de grampeamento, 110
    para restrição, 110
      endoluminal, 110
  neurológicos, 112
Dissecção
  retroperitoneal, 35
DJBS (Manga de Desvio Duodenojejunal), 111
Drenagem
  de pseudocistos pancreáticos, 5
DRGE (Doença do Refluxo Gastroesofágico)
  terapia para, 105
    endoluminal, 105
Ducto
  cístico, *56, 57*
    clipado, *57*
    secção do, *57*
    isolamento do, *56*
      pela pinça de dissecção, *56*
      articulada, *56*

Índice Remissivo

E

ELITE *(Endoscopic-Laparoscopic Interdisciplinary Training Entity Model)*, 133
EMR (Ressecções Endoscópicas de Mucosa)
    para câncer, 5
        de cólon, 5
        de estômago, 5
    técnica, 102
        com com *lift* salino, 102
        suck-and-cut, 102
        suck-and-ligate, 103
Endocone® (Karl-Storz, Germany), 45
Endoscopia
    e tecnologia da imagem, 97
        microendoscopia fluorescente confocal, 100
        colonoscopia autopropulsada, 101
        o futuro, 100
        autofluorescência, 100
        espectroscopia por luz dispersa, 100
        o presente, 97
        cromoendoscopia, 97
        enteroscopia por duplo balão, 99
        imagem por banda estreita, 98
        OCT, 98
    intervencionista, 5
    atual, 5
Endoscópio
    flexível, 8, 13, 37
        colecistectomia transvaginal com, 8
        para dissecção, 8
        para visualização, 8
        NOTES TV com, 13
        estadiamento via, 13
    TV, 39
        acesso, 39
        contra, 39
        prós, 39
E-NOTES *(Embrionary Natural Orifice Translumenal Endoscopic Surgery)*, 45
Ensino
    em videocirurgia, 123-127
        RV e o, 123-127
            aplicações atuais, 124
            arte operatória, 123
            olhando para o futuro, 126
    médico, 139-148
        cirúrgico, 139-148
        e a era da Internet, 139-148
        telemedicina, 139
        casos de uso, 139
Enteroscopia
    por duplo balão, 99
Equipe
    cirúrgica, 24, 62, 68, 74
        posicionamento da, 24, 55, 62, 68, 74
            NOTES híbrida, 24
            SALN, 74
            SATLA, 68
            SATLC, 62
ESD (Dissecção Endoscópica Submucosa)
    técnica, 103
ESM *(Endoscopic Sewing Machine)*, 110
Esôfago
    inferior, 75, 76
Espectroscopia
    por luz dispersa, 100
Estadiamento
    de neoplasia abdominal, 13
        via NOTES TV, 13
    do câncer, 12
        NOTES no, 12
Estudo
    em animais, 32
        acesso endoscópico, 32
        transgástrico, 32
        TV, 32
    em cadáveres, 34
    em humanos, 35
        com endoscópio flexível, 37
        com óptica rígida, 35
EVG (Gastroplastia Vertical Endoluminal), 110

F

FDA *(Food and Drug Administration)*, 110
Fertiloscopia, 36

G

Gancho
    articulado, 57
        dissecção pelo, 57
        da vesícula, 57
    para coagulação, 54
Gastrectomia
    sleeve, 9
    TV, 9
Gastrofundoplicatura
    de Nissen, 73-78
        laparoscópica, 73-78
            por acesso único transumbilical, 73-78
GCM (Modulação da Contratilidade Gástrica), 112
GelPort® (Applied Medical, USA), 45
Ginecologia
    NOTES em, 31-40
        acesso endoscópico TV, 39
            contras, 39
            prós, 39
        contraindicações, 37
        dificuldades, 39
        estudo, 32, 34, 35
            em animais, 32
            em cadáveres, 34
            em humanos, 35
Grampeamento
    para restrição, 110
    endoluminal, 110
        dispositivos de, 110

H

Hérnia
    inguinal, 91
        minilaparoscópica, 91
            descrição da técnica, 91
            resultados, 92
Hernioplastia
    inguinal, 91, 92
        minilaparoscópica, 91, 92
            disposição dos portais na, 92
            pós-operatório imediato, 92

I

IGS (Implante de Estimulação Gástrica), 112
Imagem
    por banda estreita, 98
    tecnologia da, 97
        endoscopia e, 97
            microendoscopia fluorescente confocal, 100
        o futuro, 100
        o presente, 97
IMC (Índice de Massa Corporal), 110
IMTN *(International Multicenter Trial on Clinical NOTES)*, 6, 14
Instrumental
    articulado, 47
    flexível, 47
Instrumento(s)
    curvos, 61-65, 67-71, 75
        colocação dos, 75
        conceitos dos, 64
        reutilizáveis, 61-65, 67-71
            SATLA com, 67-71
            SATLC com, 61-65
    disposição dos, 49
        SITRACC, 49
    reutilizáveis, 74

L

LESS *(Laparo-Endoscopic Single-Site)*, 45, 130, 131, 133
Ligadura
    tubária, 38
        bilateral, 38
        por NOTES TV, 38
Linfonodo-Sentinela
    remoção do, 34
    retroperitoneal, 33
        por NOTES TV, 33
        em modelo animal, 33

M

Microendoscopia
    fluorescente, 100
    confocal, 100
Minilaparoscopia, 134
    apendicectomia, 90
        técnica de, 90
    CML, 85
        descrição da técnica, 85
        resultados da literatura, 89
    estado da arte, 83-94
    hérnia inguinal, 91
        descrição da técnica, 91
        resultados, 92
    instrumental, 84
    justificativa da, 84
    simpatectomia, 92

N

Nefrectomia
    NOTES TV, 13
Nissen
    gastrofundoplicatura laparoscópica de, 73-78
        por acesso único transumbilical, 73-78
            discussão, 77
            posição da equipe, 74
            técnica, 73

NOSCAR

NOSCAR *(Natural Orifice Consortium of Assessment and Research Committee)*, 21, 44, 132
NOTES *(Natural Orifices Translumenal Endoscopic Surgery)*, 1, 130
    aplicações clínicas, 7, 9, 10, 11, 17
        desenvolvimento das, 7
            TC, 11
            TE, 10
            transgástrica, 9
            TV, 7
            TVES, 10
        resumo de resultados de, 17
    cirurgia, 13
        retroperitoneal, 13
        urológica, 13
    estadiamento do câncer, 12
    casuística humana em, **6**, **7**
        disponível na literatura, **6**, **7**
    em ginecologia, 31-40
        acesso endoscópico TV, 39
            contras, 39
            prós, 39
        contraindicações, 37
        dificuldades, 39
        estudo, 32, 34, 35
            em animais, 32
            em cadáveres, 34
            em humanos, 35
    evolução do conceito, 5
    experiência clínica, 5-17
        e perspectivas futuras, 5-17
        resultados da, 14
            analgesia pós-operatória, 14
            complicações operatórias, 15
            IMTN, 14
            tempo operatório, 14
    híbridas, 21-28
        fatores preponderantes, 25
        posicionamento da equipe, 24
        prática clínica da, **22**
            barreiras potenciais, **22**
        procedimento de escolha, 22
        próximos passos, 26
        resultados, 25
        técnica cirúrgica, 23
        vantagens da, **22**
            teóricas, **22**
        via de acesso, 22
    recomendações gerais, 15
    rotas de acesso, 131
        endoluminais, 131
    TV, 7, 38
        biópsia hepática, 13
        estadiamento via, 13
            de neoplasia abdominal, 13
        ligadura tubária por, 38
            bilateral, 38
        nefrectomia, 13
NOTUS *(Natural Orifice Trans-Umbilical Surgery)*, 45

O

Obesidade
    mórbida, 109-115
        opções de tratamento para, 109-115
OCT (Coerência Óptica-Tomográfica), 98

Índice Remissivo

Óptica
  rígida, 35
  utilização de, 35
OPUS (*One-Port Umbilical Surgery*), 45

P

PDS (Polidiaxona), 61, 67, 73
PEG (Gastrostomia Endoscópica Percutânea), 5, 10
Pinça
  de dissecção articulada, *56*
    isolamento pela, *56*
      do ducto cístico, *56*
  de fundo de vesícula, *48*
    SITRACC, *48*
      flexível, *48*
  de preensão II, *75*
    curva distal da, *75*
  para fundo vesicular, *56*
    flexível, *56*
  preensora, *54*
Plataforma(s)
  com balão, 55
  de cirurgia, **47**
    por acesso único, **47**
      comparativo, **47**
  SITRACC, 54, 55
    disposição da, 55
      externa, 55
      interna, 55
      multicanal, 54
PNA (*Perirectal NOTES Access*), 11
  retossigmoidectomia transcolônica com, *12*
Portal(is)
  abdominais, 24
  de busca, 144
  de trabalhos científicos, 144
  médico-educacionais, 140, **144**
    comparativo entre os, **144**
  único, *49*
    cirurgia por, *49*
      simulador para treinamento, *49*
Procedimento(s)
  endoluminais, 109-115
    cirurgia bariátrica, 115
      o futuro da, 115
    obesidade mórbida, 109-115
      opções de tratamento para, 109-115
    primários, 109
      dispositivos, 112
        de estímulos elétricos, 112
        neurológicos, 112
      endoluminais disabsortivos, 111
      para a revisão endoscópica, 112
      restrição endoluminal, 109, 110

R

Restrição
  endoluminal, 109, 110
    balão intragástrico para, 109
    grampeamento para, 110
    dispositivos de, 110
    sutura para, 110

Retossigmoidectomia
  transcolônica, *12*
    com PNA, *12*
Revisão
  endoscópica, 112
    procedimentos para, 112
Revista(s)
  médicas, 147
  online, 147
RFA (Ablação Endoscópica por Radiofrequência), 103
Robótica
  cirurgia, 117-121
    estado atual, 117-121
      interação na arte operatória, 117
R-Port System® (*Advanced Surgical Concepts, Ireland*), 45
RV (Realidade Virtual)
  e o ensino em videocirurgia, 123-127
    aplicações atuais, 124
    arte operatória, 123
    olhando para o futuro, 126

S

SAGES (*Society of American Gastrintestinal Endoscopic Surgeons*), 5, 44, 132
SALN (Fundoplicatura de Nissen Laparoscópica por Acesso Único), 73
SALS (Cirurgia Laparoscópica por Acesso Único), 73
SATLA (Apendicectomia Laparoscópica por Incisão Única Transumbilical)
  com instrumentos curvos, 67-71
    reutilizáveis, 67-71
      discussão, 70
      técnica, 67
  posicionamento, 68
    da equipe cirúrgica, 68
    do paciente, 68
SATLC (Colecistectomia Laparoscópica Transumbilical por Acesso Único)
  com instrumentos curvos, 61-65
    reutilizáveis, 61-65
      discussão, 64
      técnica, 61
  equipe cirúrgica, 62
    posicionamento da, 62
Secção
  do ducto cístico, 57
    clipado, 57
SILS (*Single Incision Laparoscopic Surgery*), 45
SILS® (Covidien, USA), 45, *46*
Simpatectomia
  minilaparoscópica, 92, *93*
Simulação
  novas tecnologias cirúrgicas, 129-136
    como ensinar, 129-136
      LESS, 133
      limites individuais, 135
      minilaparoscopia, 134
      novas abordagens, 135
      rotas de acesso endoluminais, 131

Single-site Laparoscopic Access System® (Ethicon Endo-Surgery), 45, *46*
SITRACC (*Single Trocar Access*), 45
  colecistectomias, **48**, 53-59
    a técnica, 53-59
    flexível, **48**
      pinça de fundo, **48**
      de vesícula, **48**
    plataforma, 54, 55
      disposição da, 55
        externa, 55
        interna, 55
      multicanal, 54
SITRACC® (Edlo, Brasil), 45, 47
  disposição do instrumentos, *49*
Sleeve
  gastrectomia, 9
  TV, 9
  gastrectomy, 80
Sociedade(s) Médica(s)
  brasileiras, **147**
  sites das, **147**
SPA (*Single-Port Access*), 45
SPIDER System® (TransEnterix, USA), 45
Stents
  endoscópicos, 103
    aplicação de, 103
    tecnologia para, 103
Sutura
  para restrição, 110
  endoluminal, 110

T

TC (Transcolônica)
  NOTES, 11
TE (Transesofágica)
  NOTES, 10
Técnica(s)
  endoscópicas, 102
    terapêuticas, 102
      EMR, 102
      ESD, 103
      futuro das, 105
      para DRGE, 105
      RFA, 103
    stents endoscópicos, 103
Telemedicina
  casos de uso, 139
  portais, 140, 144
    de busca, 144
    de trabalhos científicos, 144
    médico-educacionais, 140
    revistas médicas, 147
      online, 147
TEM (*Transanally Endoscopic Microsurgery*), 5, 11
Tempo
  operatório, 14
TEPP (Técnica Extraperitoneal Total), 91
Terapia(s)
  endoluminal, 105
    para DRGE, 105

endoscópicas, 105
  futuro das, 105
TOGA® (Sistema de Gastroplastia Transoral), 111
Transgástrica
  acesso, 32
  NOTES, 9, *11*
    colecistectomia, *11*
Treino
  novas tecnologias cirúrgicas, 129-136
    como ensinar, 129-136
      LESS, 133
      limites individuais, 135
      minilaparoscopia, 134
      novas abordagens, 135
      rotas de acesso endoluminais, 131
TriPort System® (Advanced Surgical Concepts, Ireland), 45
Trocarte
  para NOTES TV, 25
  híbrida, 25
TTS (*Through-The-Scope*), 103
TUES (*Transumbilical Endoscopic Surgery*), 44
TV (Transvaginal)
  acesso, 32
  endoscópio, 39
    acesso, 39
    contras, 39
    prós, 39
  gastrectomia *sleeve*, 9
  NOTES, 7, 38
    biópsia hepática, 13
    estadiamento via, 13
    de neoplasia abdominal, 13
    ligadura tubária por, 38
      bilateral, 38
    nefrectomia, 13
TVES (Transvesical)
  NOTES, 10

V

VBG (Gastroplastia Vertical Endoscópica), 110
Vesícula
  biliar, *58*, *63*
    dissecção da, *63*
      do leito hepático, *63*
    retirada da, *58*
  dissecção da, *57*
    pelo gancho articulado, *57*
  fundo de, *48*
    pinça de, *48*
      SITRACC flexível, *48*
Videocirurgia
  ensino em, 123-127
    RV e o, 123-127
      aplicações atuais, 124
      arte operatória, 123
      olhando para o futuro, 126
VLP (Videolaparoscopia), 21

X

X-Cone® (Karl-Storz, Germany), 45, *46*